U0232642

医道同源

王易中 编著

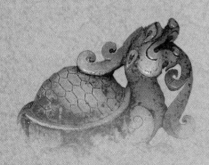

山西出版传媒集团
山西科学技术出版社

前　言

　　源于《周易》的道家学派，是易学的一个重要支脉，对易学的推动表现突出，长期以来，道教和道家的学术思想从客观上促进了易理的发展，道家的学术思想对中国文化产生了深远的影响，尤其道教和道家的哲学观念对中华传统医学的影响甚为深远。

　　中医学是中华传统文化的瑰宝，中医与在中国土生土长的道教之间其实存在着血肉关系，民间历来就有"医道通仙道""十道九医"之说。道教高扬"生为第一""尊生贵德"和"以医弘道"的旗帜，初为道者，莫不兼修医术。道教出于习医自救、济世利人之目的和宗教情怀，自创立之日起就重视研习医药方技，从而形成道教崇尚医药的传统。所以，道教"医学"实际上就是中华传统医学的一个重要流派。

　　老子《道德经》第四十二章云："道生一，一生二，二生三，三生万物。万物负阴而抱阳，冲气以为和。"老子强调"道"为万物之本源，并在《周易》一分为二的基础上提出了"一分为三"，老子"一分为三"源于《周易》的卦爻。《周易》之八卦由初、中、上三爻组成，表示阴阳消长的三个阶段。六十四别卦也分三象，以每两爻为一象，自下而上分为三位，分别象地、人、天，实为"一分为三"的模型。老子的"一分为三"源于《周易》，不过老子把它更明确化了。所谓"一分为三"，实际上是"一分为二"的进一步发展，其优点在于把阴阳消长转化的阶段更精确化，更具

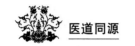

有实用价值，对中医的三位辨证理论影响更为突出。

老子"一分为三""三生万物"的论说，对中医的"三阴三阳"理论影响很大。《黄帝内经》中阴阳一分为三的理论很多，如三阴三阳经开阖枢理论、三阴三阳标本中气理论、热病的三阴三阳传变理论等。《素问·热论》用阴阳一分为三理论，把三阳病分为太阳、阳明、少阳；三阴病分为太阴、少阴、厥阴等。这体现了阴阳消长的三个阶段，为《伤寒论》"三阴三阳"理论奠定了基础。

老子"一分为三"理论对中医的十二经脉而言，就有手三阳经与手三阴经之分、足三阳经与足三阴经之分。手足三阳经主阳、表、上、背、四肢外侧和皮毛、六腑、气；手足三阴经主阴、里、下、腹、四肢内侧和筋骨、五脏、血。

老子"一分为三"理论对中医影响较大的还有"三焦"。三焦是中医脏象学说中的一个特有名称，三焦是上焦、中焦、下焦的合称，为六腑之一。三焦是中医根据"易卦三位"和孔子"阴阳三才"及老子"一分为三"的理论，根据人体生理现象的联系建立起来的一个功能系统，也就是说把人体最重要的脏腑分成三个区划部分，即膈以上为上焦，包括心与肺；横膈以下到脐为中焦，包括脾与胃；脐以下至二阴为下焦，包括肝、肾、大小肠、膀胱、女子胞等。实际上，三焦就是五脏六腑全部功能的总体，之所以"一分为三"，其目的就是中医诊断病情时将"一个"整体划分为"三个"部分，以便分辨病情部位。

中医学深受道家学派的影响，并接受了道家宇宙本体论的认识。如《素问·阴阳应象大论》曰："阴阳者，天地之'道'也，万物之纲纪，变化之父母，生杀之本始。"即强调"道"为"万物之宗"。《黄帝内经》还极为重视"知道""法道"和"奉道"，如《素问·上古天真论》曰："知其道者，在人为道。"《素问·生气通天论》曰："谨道如法，长有天命。"《素问·天元纪大论》曰："谨奉天道。"其意皆为人类要顺从自然法则，正如老子在《道德经》中所说："人法地，地法天，天法道，道法自然。"说明《黄帝内经》受道家的影响，认为道为自然规律，应遵循之。《重广补注黄帝内经素问》的作者王冰，就是一个崇道的中医学者，其对《黄帝内经》的注释渗透了道家"道"的观念，其他如葛洪、陶弘景、刘完素、孙思邈等中医大家，也皆为道家，他们在传统医学思想中皆汲取了道家"道"的观点。

老子推崇《周易》坤、坎二卦，取其柔顺，提出"以柔克刚"的观点，如曰："天下莫柔弱于水，而攻坚强者莫之能胜。"其发展了《周易》阴阳、动静、刚柔中的阴、静、柔、顺的一面。两千多年来，老子的思想一直是中国思想史上的一大派别。

中医把道家的养生原则应用于中医摄生是其最为突出的成就。老子重视《周易》的坤、坎二卦，以地的阴顺、水的阴柔来强调养生最重要的一面。其"清静无为""至虚极、守静笃"的虚静观对中医"静性养生"的影响很大，如《素问·至真要大论》所说"恬淡虚无""精神内守"，即是道家静性养生的体现。

道教及道家学术思想是中国文化的原始宗教思想、哲学思想、科学理论与科学技术的总汇。道教学术思想广博，贯穿了中国古今文化。因其流传久远，加之后来驳而不纯的因素，便变得"支离破碎、怪诞杂乱"，有些说法使人感到可望而不可即。但是，任何一种学术思想，正如天下的事与物一样，都有其正反、好坏的两面。我们不能因噎废食，应不断挖掘其精华，使之为我所用。

目　录

第一章 中国的三教文化

　　儒、道、佛三教文化对中国文化都产生过极其重要的影响，所以，对中国厚重而深邃的宗教文化，绝对不能细分单列地彻底分开来讲，应该三教合一，综合成为中国文化的大系统。儒、道受易学文化的影响，各自创立了一套教化的文化体系，其理论的根源均系一脉，都以《周易》理论为基础。佛教自汉代引入中国以后，又吸取了儒、道二教的思想精髓，逐步形成了中国式的佛教文化，对中国文化也产生了深厚的影响。也就是说，中国三教文化的总源头在《周易》，三教只是从不同角度对《周易》理论的推动和体现。所以说，三教文化都属于中国文化的范畴。

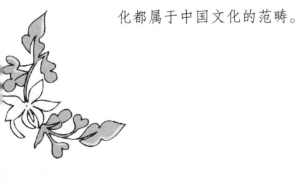

一、中国的三教文化

在儒、道、佛三教文化历史中，儒、道是中国本土的文化，佛教是外来文化。佛家为了让佛教在中国这个古老的国度中站住脚，纳入了大量的儒、道文化思想，形成了中国式的佛教文化。虽然儒、道、佛三教各成体系，但各家学术思想却相互影响，由此形成了三教合一的中国文化大体系。

三教文化中，儒、道二教创立于春秋战国时期，道教创立于汉代，其思想理论基础是中国早期道家的学术思想，佛教创立于两千五百多年前，于汉代传入我国。它们都是在约 2000 年前始创及兴起，正处于中国上下五千年文化承前启后的时期，也可说它们是中国文化的分水岭。三教文化的兴起，对中国文化产生了非常重要的影响，起到了推波助澜的作用。三教文化已在中国文化这片肥沃的土壤里深深地扎下了根，至今仍枝繁叶茂。

世上有些东西会随着历史的变更及潮流的发展被淘汰，三教文化同样也经历过无数次的大劫难，奇怪的是，三教文化不但没有退出历史的舞台，反而还是那么有活力，并且精神焕发，更加光辉灿烂，而且还有再造现代三教文化辉煌的趋势。可见，三教文化已在炎黄子孙心中深深地扎下了根。

二、道教及道家思想与中国文化

道家与道教的学术思想对中国文化的影响巨大而深远。例如，佛教经典等佛学内容被翻译时，有许多名词术语，以及注释与疏述，借用了许多道家学术思想的名词和义理。当然，后来道家与道教也融合了许多佛教的学术思想，这也是不容否认的事实。至于儒家学术思想，更离不开道家思想，尤其是老子、庄子、列子的学

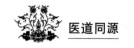

问。其他如政治、军事、经济、社会、文学、工业、农业等，无不与道家学术思想有关。例如，过去人们对五候、六气、二十四节气之间的关系非常重视，将其与整个生活紧密联系在一起，这就是由于传统道家学术思想的影响所致。又如，过去民间岁时的伏腊、送灶、元旦、祭天地祖宗，正月初七的人日、正月初九的九皇诞、正月十五的元宵、春社的宴会、二月十二的花朝、三月初三（后来指清明节）的上坟扫墓、五月初五端午节的插菖蒲、六月初六的晒曝、七月初七的乞巧、七月十五的中元鬼节、八月十五的中秋节、九月初九的登高、十月初一的送寒衣、十月初十的庆丰、腊月初八的腊八粥、腊月廿三的祭灶神等，不尽细说的风俗习惯，都受道教的思想影响很大。

至于说到道家及道教思想与中国文化教育之间的密切联系，就更为重要了。我们知道中国过去的教育以儒家孔、孟思想为主，为建立人伦道德，致力于"修身、齐家、治国、平天下"的教育，所谓功名科第仅是它的余事而已。然而，因为后儒对于道、佛两教，素有视为异端的因袭观念，所以对于道家与道教在中国文化教育上的功劳一向都是阴奉阳违，忘其所以。据考证，中国过去的教育大多都以儒家的思想为规范，以道家与道教的精神为基础，这是为什么呢？这便是道家两本书的力量：一本是《文昌帝君阴骘文》，另一本是《太上感应篇》。这两本书的内容其实就是道家与道教的信条，也就是中国文化教人为善去恶的教育范本。它以天道好坏、福善祸淫的因果律为依据，列举了许多做人做事和待人接物的条规。它主张道德重在阴德的修养，所谓阴德便是民间俗话所说的阴功积德。阴功，是指不求人知、不被人所见、不被人所知的善行，如明求人知，就已不是在积阴德了。由于此思想观念的影响，过去人们认为功名科第的中取与否，除了文章学问以外，更重要的是靠为善去恶、阴功积德。因此，世代很多书香之家，尽管大门口贴着"僧道无缘"的标语，但他们在案头上却放着家庭教育子孙的范本，即

《文昌帝君阴骘文》与《太上感应篇》等。如果一个立志上进要读书求取功名的青年不照这个规矩去做，即使你的文章学问有多么好，也难以求得功名。

中国文化关于人伦道德的基本哲学，自始至终都建立在因果报应的观念上。无论儒家与道家，都没有离开这个范围，只是程度的深浅不同而已。儒家的思想中程度比较浅，道家的思想中程度比较深。后来加进佛家的思想，更注重三世因果的观念，所以其在人生道德的修养方面，与儒、道思想不谋而合，很容易就互相辅掖而并行了。但在隋唐以后，直到现在，佛家的三世因果观念与道家的因果观念始终互相冲突。这是什么原因呢？因为儒、道的思想都是根据《周易》的"积善之家，必有余庆。积恶之家，必有余殃"与"善不积，不足以成名。恶不积，不足以灭身"而来，所以形成的因果观念是讲究祖先、父母、子孙宗祖族统的三世因果报应。佛家的三世观念是以个人为基点，形成前生、今世、来生的三世因果。从祖孙父子的宗族三世而论因果，有时容或可据，使人易信，而从生前身后而言因果，更加使人茫然，不易相信。但无论属于道、佛两家哪种观念，汉代司马迁在《伯夷列传》中已提出部分的怀疑，他对道家的"天道福善祸淫"理论产生疑问，然而他在别的传记中又很肯定地相信这一理论。

道家与道教从魏、晋开始，到唐、宋以后，它与中国文学的因缘正像佛学与禅宗一样，有着不解之缘。如果勉强地以时代来划分界限，魏、晋的文学含有道家的思想比较多，无论诗歌还是散文都是如此。唐代文学，道、佛两家的气息并重，尤其是唐诗，而唐代的笔记小说，却以道家的成分居多。宋代文学，似乎偏向于禅，无论诗词还是散文都是如此。元代的戏曲、小说等，佛学的成分多于道家，明、清以来，文学风格才慢慢走上融合的道路。

唐诗中有关道家与道教的意境随处可见。如李商隐的一首《无题》，处处可见到他所饱含的道家情绪："来是空言去绝踪，月斜楼

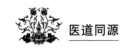

上五更钟。梦为远别啼难唤，书被催成墨未浓。蜡照半笼金翡翠，麝熏微度绣芙蓉。刘郎已恨蓬山远，更隔蓬山一万重。"又如他的《锦瑟》一律："锦瑟无端五十弦，一弦一柱思华年。庄生晓梦迷蝴蝶，望帝春心托杜鹃。沧海月明珠有泪，蓝田日暖玉生烟。此情可待成追忆，只是当时已惘然。"他在这两首诗中用到的刘郎、蓬山、庄生梦蝶、望帝托杜鹃、沧海珠泪、蓝田暖玉等，无一不是与道家、道教有关的典故。李商隐若无此修养、无此意境、无此情感，便写不出这种诗境。王维的一首《积雨辋川庄作》诗也具有道家意境。"积雨空林烟火迟，蒸藜炊黍饷东菑，漠漠水田飞白鹭，阴阴夏木啭黄鹂。山中习静观朝槿，松下清斋折露葵。野老与人争席罢，海鸥何事更相疑。"至于唐代笔记小说中的斐航遇仙、云英谪嫁的仙人艳迹，给后世平添许多神仙眷侣的幻想与佳话，那都是道家与道教给予中国文学的生命活力，并无颓唐、哀愁、灰色的情调。宋代著名诗人苏东坡、王安石、黄山谷等的作品，更与道、佛思想紧密联系。如苏东坡的名词《水调歌头》："明月几时有？把酒问青天，不知天上宫阙，今夕是何年？我欲乘风归去，又恐琼楼玉宇，高处不胜寒！起舞弄清影，何似在人间！转朱阁，低绮户，照无眠。不应有恨，何事长向别时圆？人有悲欢离合，月有阴晴圆缺，此事古难全！但愿人长久，千里共婵娟。"可见，道教及道家思想对中国文学的影响很深。

三、三教文化的今天

儒、道、佛三教文化源远流长，在中华文化中已根深蒂固。三教文化虽然对中国文化产生过极其重要的影响，但它们毕竟是中国的早期文化。随着时代的发展和新文化的冲击，原汁原味的三教文化已不能符合现代文化的发展要求，我们必须正确认识三教文化，将不符合现代文化的思想摒弃。比如道教的"修道成仙""长生不老"，以及佛教的"修成真佛"等思想，我们应该选择对当今社会能产生积极影响的思想，如儒、道、佛理论对中华医学产生的积极影响，以及教化人们清心寡欲、顺其自然的思想，真正将传统文化与现代文化相融合，做到古为今用，为现代社会服务，为大众营造一个健康向上的文化环境。

博大精深的《周易》对诸子百家的学说影响深远，五经与文化史上大体都以《周易》作为"群经之首"。

易学不仅奠定了儒家的思想体系，同时更为道家所尊崇，并渗透较深。儒、道两家各取《周易》的一面进行了充分的发展，各自形成了具有特色的思想体系。《周易》理论的发展正是儒、道两家思想体系的综合。

尤其道家对《周易》的推动表现得更为突出，长期以来，道家的学术思想从客观上促进了易理的发展，并对中国文化产生了深远的影响。

第一节 《周易》与道家思想

因为中国文化历史很久远，有些上古历史已无法考证，如传说中的上古历史文化思想，确实说不清、道不明。在可查证的历史资料中，有关五经文献的文化思想，最主要的就是两部书，即《周易》与《尚书》。自汉以后，提到五经与文化史，大体都以《周易》作为"群经之首"。因为传统学者历来认为中国文字与文化学术的起源是伏羲画八卦，为有书契的开始，《周易》就是从八卦演变而来，进而成为文化学术思想的一部书。它与医药等方术书一样幸运，在秦始皇焚书时被认为是属于卜卦一流的术书，所以没有被烧掉。易的学术思想的发展，据传说，有连山、归藏、周易三种易学流派，然而连山易与归藏易，原始确切的陈迹久已难寻，现在所流传的易学典籍只有《周易》一书。那么，连山易和归藏易这两个流派的著作，究竟有没有被秦始皇烧掉，至今仍是一个谜，因为在后世所谓江湖上的风水家、卜筮者及民间中医都还在用其中的学术思想。但是现在只能根据《周易》来说伏羲画八卦以后上古文化的演变。

八卦是以八个符号来表示物理宇宙的图记。其中含有阴阳互变，用来归纳万事万物变化的迹象，因而产生八八六十四卦，作为分析归纳人事与物理的法则。它与黄帝时代所发明天文上的天干、地支符号，与唐虞以后而历夏、商、周的五行术数一样，由上古伏羲时代而经五帝至三代，都各自有其独立的系统，各自代表上古氏族社会的地区文化。把八卦、五行、天干、地支完全综合起来，加上天神与人事合一的观念与计算方法，演变为中国原始的物理理论科学，同时又变为神秘而类似宗教性的学说，都是两汉学者与道士

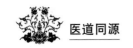

们的杰作。八卦复因此而成为占卜、谶纬等术的源泉，更使易学半明半晦，永远入于秘籍之林了。可是，我们研究《周易》时发现，由上古圣人伏羲所画八卦的易学，经过周文王的造辞与他儿子周公的解释，这类原始宇宙物理理论性的学术内涵经选用大部分的内容后，便变为发扬人文道德、奠定伦理道德标准的人文思想了。后来经历五百年左右，孔子又继文王、周公以后研究《周易》，融会贯通地用《周易》来说明人事哲学的原则。于是，后世便言易学有理、象、数的分途之学。专论人事通义的就归于易理的范围；专门研究天文、物理、生理等阴阳变化的，就归于象、数的范围。讲易学象、数的，独推道家，言事理的，兼及儒家，这便成为魏、晋以后道家学术思想与修道理论的哲学依据。从此以后，道家的学术思想由科学到哲学的根据，是从《周易》学术的源流而来的，但也可以说是上接伏羲、三皇、五帝的传统。若要从《尚书》所载三代以来的文献中查找，除了《洪范》一篇提到五行的思想以外，再找不出更多有关于易学的资料了，所以说要研究道家的学术思想，必须要追寻周代以前文化之根。

大家都知道中华民族文化先由西北高原开始，逐渐向黄河下游发展，形成中原文化。这一系统文化大致可上推自伏羲画卦开始，以黄帝轩辕为中心，终以文王演绎八卦的易学，奠定了自伏羲，经黄帝，至于文王一系的学术思想。这里我们姑且称它为《周易》学系的文化学术，或者中国上古西北高原文化思想。前者是以经学为中心，后者是以地理和历史为代表，它与孔子所搜集编著而成的《尚书》文化，俨然是两个系统。因为《尚书》所保留的政治历史文化资料中，自唐、尧、虞、舜、夏禹，至商汤、周代的文化，除了经过周公的融会而集其大成，制定出周代的礼、乐、文教、政治以外，从三代至商汤，大致都源于黄河中心流域东北方的文化思想，所以我们也可称其为《尚书》学系的文化学术，或者为中国上古黄河中心流域东北方的文化思想。

中国文化统一于秦汉时期。至于在此之前的文化学术，与西北高原文化息息相通。如果忘了这个历史演变的陈迹，对于道家的学术思想当然就会陌生或者有种无因而突起的感觉了。而后世以孔子为代表的儒家学术思想，侧重于人文道德伦理的文化，受周公的礼、乐、文教、政治思想的影响，从《尚书》的三代文化中来。这在孔子之孙子思所著的《中庸》中有很好的体现，如"仲尼祖述尧舜、宪章文武，上律天时，下袭水土"。

一、道家思想与伏羲、黄帝

据旧史记载，伏羲生在"华胥之渚"，后来定都于"陈"。"华胥"就是现在陕西西安附近的蓝田县，所谓"陈"就位于河南的开封所辖区域。伏羲之后的神农，旧史称为炎帝，出生在姜水，后来继伏羲而定都于陈，再迁山东的曲阜。姜水就是现在陕西省的岐山县西。伏羲是渔猎社会时代的领导者，神农是农业社会时代的领导者。渔猎社会的生活是由西北高原向黄河上游发展的必然。农业社会自然必须步入平原地带，这便是由伏羲到神农时代文明进化的必然。

至于黄帝轩辕时代，文明已经进入初期集成的时期，也就是后世判断历史文物时，裁定上溯于黄帝的原因。黄帝生于"轩辕之丘，因名轩辕"。所谓轩辕，就是河南新郑市西北，包括山西晋南的盐池地区，后来因蚩尤作乱，加之炎帝神农氏族的衰败，于是，黄帝与蚩尤展开了一场"逐鹿"之战，打垮了蚩尤，黄帝因此被各诸侯推尊为天子，继炎帝神农氏族而治天下。

中华民族共祖的黄帝，在草昧初创的时代，就表现得无比伟大。他不但征服了蚩尤，平定了天下之乱，而且建立了中国原始自然科学的规范。他发现了磁场，制作出了指南车，发现了中国天文、数学的规律，为古今中外自然科学史上的发明先锋。他创造了

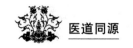

占星术、天文仪规，制作出了盖天仪，测定风向以候气象，创建历法，以定时间与日月在天体运行的标准。同时命大挠做甲子与奇门遁甲之术，建立天文与宇宙物理理论的学术。他研究医药，制作交通工具，制定服饰制度，以及确立建筑、货币，划分土地，确定地方政治制度等，为中华民族的文明发展奠定了基础。

黄帝不但建立了中国原始科学文化体系，同时创造了文字，发明了音乐，制定了度量衡，建立了政治体制，而且首先设立"史官"的制度。总之，黄帝的功德太高了，所以司马迁云："黄帝，学者所共术。"

道家者言，除了上述对黄帝的伟大倍加推崇以外，黄帝曾经拜过七十二位老师，学习各种学问，最后西上甘肃的崆峒山，问道于广成子。后来他又到四川峨眉山，广成子才传道于他，因此便有"黄帝问道于崆峒，得道于峨眉"说法。黄帝的功业起于黄河平原的东方与北方，而他的文化学术思想，主要得之于西北高原的系统。所谓广成子，是道家供奉的上古神仙，究竟有无其人无法考证。然而道家人物的名号也和佛家菩萨的名号一样，往往寓意丰富，"广成子"便是广集中国文化大成的意思，这与"黄帝，学者所共术"的观念就不谋而合了。黄帝自得道以后，活到一百一十岁，在位期间近一百年。后来因修道有成，便在鼎湖白日飞升上天，做神仙的共祖了。听了道家的这则神话故事式的黄帝史，想必大家难以置信。无论如何，道家这种传说向来是对于功德永垂人间者的尊崇。凡是德在人心、功垂千古者，后人大多都把他们列入神仙范围，这一观念对后世儒家对于忠臣孝子、节妇义夫们的庙祀，乃至传统文化观念所谓"聪明正直，死而为神"的精神有很大影响。透过这个观念，我们便可以了解到道家说黄帝是"鼎湖仙去"，作为天上"神仙共祖"的说法具有无比崇敬与仰慕的情怀，岂可一律视为道家之谬论？

二、道家思想与尧、舜、禹

从伏羲画卦，到神农而至黄帝，均属于《周易》学系的学术思想，而尧、舜、禹三代文化则属于《尚书》学系的学术思想，这便是黄河中心流域的东方与北方的思想体系。

帝尧是黄帝的曾孙，生在丹棱，后来迁移到山西祁县。十三岁便佐帝挚封植，有功而受封在山东的定陶。他到了十五岁，复封于河北保定附近的唐县，所以后世便称唐尧。他十六岁时，践天子之位于山西的平阳。据《尚书·尧典》记载，帝尧为政的第一政务，就是整理天文与历法，于是形成后世文化与历史"正朔"的观念。帝尧为政的方针是在针对农业社会的基础上，仍然着重于天文、历法等自然科学的建设与人文文化的建设并进。当时，辅助帝尧行政的是他所选拔的虞舜。虞舜辅助帝尧整理天文、历法，创建礼、乐、文教、政治等许多制度，同时又整理自上古以来的自然科学与人文文化等要务，与黄帝施政的方针很相似。可是就在这个时代，中国有了洪水之患，出现了"浩浩怀山襄陵"的状况，高山被大水所环抱，大水淹没地面至高原丘陵地带，呈现出惨不忍睹的局面，先后持续一二十年之久。后经夏禹努力，开山浚川，才将洪水之患变成河渠水利。夏禹的成绩，不但功在当代，而且德及万古。因为在中国文化史上，由上古到大禹治水的成功，才算正式奠定中华民族以农业立国的坚强基础。有了原始农业经济的成就，才算完成夏、商、周三代确立的中国文化系统。从《尚书》的《尧典》《舜典》中可以看出，由于大禹治水的成功，才能完成尧、舜相承文治的大业。所以，孔子说："禹，吾无间然矣！"他的确够得上孔子所说的无话可说的圣人了。

大禹是黄帝的玄孙，因有平定全国水患、整治水利的大功德，便受舜的禅让，继承天子之位，定都于山西平阳附近的安邑。这就

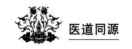

是上古公天下的禅让时期。自大禹以后，便是夏、商、周三代文明的发展。

道家的学术思想是如何与三代及三代以后的文化接流的？大家都知道尧舜建国初期的大事，除了建立天文、历法以外，对于人文文化的建设，正如《周易》所谓建立了一种"圣人以神道设教"，类似宗教而富有哲学的规模。后世道家、儒家的"天人合一"思想都是由这种历史文化而形成的。尤其在大禹治水阶段，《尚书》等正史传记中只是列述了许多可证可信的史料，对于一些怪诞不经的传说，全被删除，概不采纳。可是在上古的民间传说里却不是如此。道家从《周易》文化系统的立场，阐述大禹治水的成功是因为他接受了上古仙人（隐士）的传授，得到了自黄帝所传的河图易学，还能很好地运用阴阳八卦的卦象、五行、干支等天文、物理的学问。所以，道家认为大禹的成功是道家正统学术思想的结晶。而道教除了全盘接受道家对于大禹的说法以外，还认为他即是继承天命的圣人，他是黄帝以来流传下来的所有神仙法术的继承人。道教认为大禹治水的成功，是因为他擅长符箓等法术，能遣使六丁、六甲等天上神将，能呼风唤雨、撒豆成兵。凡是一切极其神秘、怪诞、荒谬的能事，都套在了大禹的头上，因此大禹与道家、道教的因缘特别深厚。

大禹治水之后，夏代后裔继续执掌天下的政权达四百余年。其秉承上古的天文、历法等原始宇宙的学术思想，用金、木、水、火、土五行变换的物理学原则，配合农业社会的人文文化而形成夏代的文化精神，即历史上有名的"夏尚忠"的文化精神。到了商汤，一改夏文化朴实的形态，偏向于天道的观念，走入"以神道设教"，类似宗教的精神，即历史上有名的"殷尚鬼"，是一种崇信鬼神意志的文化精神。到了西周文王的时期，他承继了西北高原传统易学文化的系统，参酌古今之宜，演扬易学而成《周易》一书的基本学术思想。之后，经过他儿子周武王的革命成功，周公扩充了

《周易》的学术思想，融会了三代以来的人文文化，部分承继了殷商天道鬼神等思想，从而完成周代礼、乐、文教、政治等人文文明的体系建立。这个才称得上是集上古以来所有文化的大成，也就是后来孔子所赞颂的"郁郁乎文哉，吾从周"的文化精神。

由周初分封建国，直到春秋战国的七八百年间，中华民族的文字、语言并未统一，诸侯各国的文化学术也各自保有他的传统，虽然国家统一了，但各地的风俗、习惯、方言在其同中也各有其异。所谓"书同文，车同轨"的局面，在秦、汉之间才得以正式实现。因此，我们在读周、秦之际的诸子百家之言时，凡有关于道家学术思想的典籍，大多都如司马迁所谓"其文不雅驯，荐绅先生难言之"，便是因为方言的不同，文学格调没有统一，所以便被秦、汉以后且自称为儒家的文人一笔勾销，认为不值一顾。其实，道家的学术思想偏于自然科学理论的成分居多，不像儒家的学说以人文思想为主。凡是近于自然科学的著作，必然缺乏文学修辞优雅的情调。有关人文学术的著作，无论如何浅薄，它与文学毕竟不可划分开来。

道家"方士"学术思想，以及诸子百家有关原始科学理论的学说，就在这个原因之下被埋没在"异端"的学术之中，长达两千余年之久。例如墨翟生活在宋国，受宋国信天文化及"殷人尚鬼"思想的影响，所以他既崇尚"天志"，又信鬼神的权能。至于他苦节劳形以利天下学说与作风，那是继承了夏代大禹的精神，可能也受到宋国的邻封夏禹之后杞国思想的熏染。至于曾子、子思、孟子、荀子等人的一系列思想，当然是孔子以后的鲁国文化与鲁国文学的正统。兵家著作如孙、吴兵法是战国时期齐国的传统学术思想，是齐国文学的进步与升华。另如纵横家、法家、名家等学术思想，大多都是秦、晋之间后起的思想，正如司马迁所说："三晋多权变之士，夫言纵横秦者，大抵皆三晋之人也。"杂家的学术思想与秦、晋、齐、楚有关，也可以说是秦、晋、齐、楚思想杂集的回旋。阴

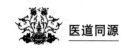

阳家之言，当然就是燕、齐"方士"学术的源流。阴阳、兵、农、医、老、庄、墨、名、法、纵横、杂家等，其学术思想互相为用，从战国到秦、汉以前统统归入道家学术思想的范畴。

自孔子以来，一系列的儒家文化学术传承于三代以下，起于中原与东方、北方的《尚书》文化系，到了战国、秦、汉时期，便形成鲁国文化，以孔、孟思想为中心。所谓继承尧、舜、禹、汤、文、武、周公的传统，则用于人文社会有关礼、乐、文教、政治的领域。儒家《尚书》文化系统犹如堂堂之阵、正正之旗的"正规军"。而用于因应时变，借以拨乱反正的，道家《周易》文化系统才是出奇制胜的法宝，这便是中国文化史上有名的"外示儒术，内用黄老"的君师之道。

三、道家思想与《周易》理论

道家思想对于开辟以后的天地，属于精神世界与物理世界理论的基础，即是上古与三代文化思想的渊源，那就是《周易》学术体系的阴阳八卦学术与《尚书·洪范》五行思想的集合，以及上接黄帝传统的天文（天干、地支）等学术。可惜我们后来的人有些不明白这些原始科学理论的价值，便用一句"迷信"说辞来为自己遮羞，并且将其作为扼杀传统文化的挡箭牌，这实在是过于轻率了。在此必须说明这些构成道家学术思想的内容，以免大家盲目地否定它的价值。

1. 阴阳

"阴阳"这个名词，在上古文化学术里出现得最早，比五行、八卦、天干、地支等还要古老。在五经文化系统里，阴阳是组成《周易》文化系统的中心思想，《尚书》中也有提到，但地位不像在《周易》中那样重要。阴阳是自上古以来，人们对于天地万物与人、事、物、理的观察所发现的事物之间互相对立、互相消长的法则，因此，便在现象界中的人、事、物、理上确定阴阳互变的定律，用以统率说明万有变化的原则。孔子在《周易·系辞上》里提到"一阴一阳之谓道"，便是用它来说明道体流行演变而成为万有规律的，万事万物都不外乎一阴一阳的互变作用。阴阳是一个抽象的概念，用它来说明对待流行和代表符号的名称，绝不可以把它当成实体来用。它在物理的作用上代表动静，在物质的作用上代表刚柔，在宇宙的观念上代表天地，在天体的运行上代表日月，在人类的观念上代表男女，在动物世界里代表雌雄，在理念领域中代表正反等。总之，它抽象地代表一切，可以适用于任何事物和理念。它是天地开辟以来，万物的总法则，所以后来儒、道两家根据《周易》学术体系的思想，便把天地未开的混沌用《周易》里所说"太极"做代号。于是，"太极"动则生两仪（即阴阳），两仪再动又生四象（即少阴、少阳、太阴、太阳），四象生成八卦的观念便由此建立起来。同时，老子也提到万物各有一"太极"，"太极"各有一负阴而抱阳的阴阳理念。

阴阳是中国的上古文化，是自然物理科学理论的先驱，是用处最多而又最普通的一个学术名词。上古的天文学家与星象学家用阴阳互变的原理来阐明他们对一些物理理论的观点。战国时期的阴阳家们，实际上就是当年原始科学形态理论的科学家。秦、汉前后的占卜家所使用的龟策术者，以及后来的卜筮太数与选择时间的"择日"者，以及魏、晋以后的堪舆家（俗名风水师），乃至唐、宋以后的命相家（俗称算命的），统统都是从战国时期阴阳家的系统中分化而来的。然而，阴阳毕竟是一个抽象的概念，能较具体地说明抽象的阴阳变化法则的便是五行的观念了。

2. 五行

在五经文化里，"五行"这个名词最初出现在《尚书》的《大禹谟》与《洪范》篇中。《洪范》是箕子述说殷商人文学术思想的哲学基础，具体的说明是根据物理的五行思想而来，也是夏禹继承

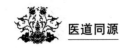
尧舜文化传统观念的中心思想，但在《周易》的学术思想里并不多见。其实，五行是上古原始的科学思想，是宇宙物理理论的哲学基础。所谓五行的"行"同《周易》乾卦象辞"天行健"的"行"字一样，都是用来说明宇宙天体永无休止、运行不息的道理的。因此，五行学说认为人事、物理等现象世界是一个"变动不居"的变化世界。之所以以金、木、水、火、土这类物质为代表，是因为在原始的科学观念里，凡作为科学依据的，都是采用人类的耳、目等感观、知觉等轻易可见的东西来代表。中国的上古文化是如此，希腊、埃及、印度的上古文化也是如此。

道家认为，木代表生发力量的性能。在物理世界里，体现生命延续不断最明显的就是草木等植物，正所谓"野火烧不尽，春风吹又生"。只有草木生发的生机可以表示宇宙万物生生不息。火代表生发力量的升华，具有光辉而有热力的性能。土是万物生长与人类立足的基础，也代表着地球，因为我们所有的文明都是地球上的成果，所以后世的阴阳家有"四象五行皆藉土"的思想。金代表固体的性能，凡物生长以后，必会达到凝固的状态，所以以金的坚固性为符号。水代表冻结封藏的性能。

五行的观念与阴阳学术思想一样，是道家形成阴阳家等的基本理论。它在天文上，代表太阳系的五星；它在气象上，用来说明春、夏、秋、冬四季的状况；它在地理上，用来说明东、南、西、北、中五个方位；它在人体上，是心、肝、脾、肺、肾的归属。秦汉以后，许多明儒暗道的学者，以及由道家者流与阴阳家支派相结合者，便有专讲谶（预言）的术士们，把五行的演变理论用在政治思想上，将其作为历代帝王政权变更的理论依据，便有"五德相始终"的说法，借以取媚于人主。

3. 甲子

甲子的学术思想，根据上古史料记载，创建于黄帝时代，用来说明天体日月运行的规则，即一年分四季、十二个月，一月三十天，每天十二个时辰，错综交互而成一年二十四个节气。根据这种天地自然的规律与日月运转的规则，黄帝命大挠研究观察，结果认为由于天的五行自分阴阳的功能，而且是有直接"干扰""干预"着地球的作用，便定了天干为十位名称，即"甲乙丙丁戊己庚辛壬癸"，并把十天干分了五行的属性和阴阳，即"甲乙属木、丙丁属火、戊己属土、庚辛属金、壬癸属水"，"甲丙戊庚壬"为五阳干，"乙丁己辛癸"为五阴干，并把十天干作为太阳五星与地球物理关联规律的符号。唐宋以后的阴阳家，把天干叫作"天幹"，这个意义便略有不同了。同时他们认为地球物理的变化，由于承受天干的功能，自身又有阴阳互变的作用，便定出十二地支的名称，即"子丑寅卯辰巳午未申酉戌亥"，作为太阴月亮的盈亏出没与太阳及地球关系的规律符号。至于十二地支的观念，在印度上古的天文学说中，也有同样的意思，不过他们不是以抽象名词为代表，而是用十二个动物来表示。到了汉代，印度学术思想随着佛学传入中国，彼此互相融合，便有用十二生肖来代表十二地支的作用，因此就为十二地支各附上了一个动物名称，即"子鼠、丑牛、寅虎、卯兔、辰龙、巳蛇、午马、未羊、申猴、酉鸡、戌狗、亥猪"。"地支"这个名称，本来的意思是说地球本身既承受了天干的关系，又互变而产生地球自身支持万物生命的功能。而后来的术数家们，又改称其为"地枝"，便与"天干"相匹配，因此便把它的作用看成是像一棵树的枝干一样了。

上古对于天干、地支的学术思想，正如五行、八卦一样，都是数理逻辑、符号逻辑的结晶。古人以科学的精神，将自然现象的数理观念归纳为系统理念，便创造了这种抽象的逻辑符号，使人们对于错综复杂的宇宙和万事万物变化的法则，都能够在其中找到答案。古人把一个非常复杂的问题，用最简明扼要的干支学说就解决了，不仅容易记忆，而且也便于普及。然而，由于后来的人们不知道这些学术思想的背景，于是就将其视为江湖末技的术数，所以它

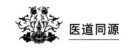

的价值降到了最低。

古人把天干、地支的数理概念综合起来，构成一套代表时间、空间、统计象数的方式，把天干十位和地支十二位阳数和阴数联合起来，正好六十个数为一个周期，叫六十花甲子。从甲子开始到癸亥结尾，循环轮转。宇宙万物的开始，都具有如草木生发的力量，欣欣向荣，那便是甲子的意义。最后的归结犹如水性冻结的作用，那便是癸亥的意义。这种六十位数轮换的法则，构成一整套理念。到了汉代道家和儒家把它和阴阳、五行、八卦等术数理念联合起来，归纳到以《周易》的卦象为代表的符号中，于是便有易学象数"纳甲"的名称。用它来解释中国历史哲学，统计人事、世事过去的情形，推测未来的演变，便形成了两汉的谶纬（图谶）之学。后来，这些理论愈演愈繁，而且各家的计算方式又不相同，所以其真正的价值被轻易送进荒唐的档案里。

不管道家与道教对于原始科学的天人宇宙观发生怎样的转变，它的原始本质是从天文物理与地球物理的观察研究中而来，毫无疑义，绝非虚构托空之言。

四、道家"方士"与易、象、数合流

在两汉文化史上，除了有名的儒家经学家的训诂占主流以外，在科学方面，西汉最大的成就就是天文与历象的发展。例如，才情洋溢、多艺多能的司马迁，也曾参与过修改历象的工作，并以完成先人的遗志为荣。到了东汉，由于两汉易学象数派的演变，使易学的象数更加抽象化。例如孟喜的卦气、京房的变通、荀爽的升降、郑率的爻辰、虞翻的纳甲，以及费直以象象系辞文言解说上下经等，受其影响而形成荀氏的易学。至于乾坤消息卦象的由来，开始于文王及周公的周代文化学术思想的传统，以《礼记·月令》为证，经过郑玄采用道家的思想注释《月令》，使其内容更加充实，便构成东汉象数学术思想的大系，受其影响而形成图谶等谶纬之学。不过，谶纬之学的兴盛，还受其他学术思想的影响。这里简略地说明了两汉易学象数理论的内容，实际上是为了说明乾坤消息卦象学说对东汉以后医学气脉的学理与养生家修炼术的影响。当然，这一学问涉及的内容太多太广，我们无法一一加以专论。

汉代的易学象数学家，从中国上古天文学的观念中，承接了传统的思想，认为天地宇宙间日月的运行，以及天地日月与地球万物和人类本身的关系，就是一个大生命的活动，而且是有一定规律可循的活动。天地宇宙是万物大生命的根源，日月与地球便是这个大生命分化成的小生命，人与万物便是分化成的小小生命。但是无论生命大小，其根源是同体的，生命活动也遵循同一规律，其原动力都是气机变化的作用。但是这个无形无状的气，虽然看不见、摸不着，却在天地日月运行的法则上和人类生命的延续上有迹象可寻，还可以找出其中的规则。于是，十天干、十二地支、二十八宿、十二律吕、五行、八卦等重重归纳，层层圈入，从而形成道家一套易学的象数，与天文、地理、物理、人事相关的学问。后来医学上提出九九八十一个问题，有关人身气脉的《难经》学说，又配合《黄帝内经》中"营卫血气"的理论，认为人身十二经脉和十五络脉、三焦、奇经八脉的气血流行与天地日月气机的运行属于同一规则。

下面浅谈道家所认为的天地的气机与人身气脉之间的关系。他们认为，人的气机在一呼一吸之间，一呼脉行三寸，一吸脉行三寸，脉自运行六寸。一个人在一天一夜之间，共呼吸一万三千五百次，叫一息，气脉运行经过五十度而行遍一身，用汉代的计时标准来说，也正是铜壶滴漏经过一百刻的时间。但是，这种所谓的脉动是以营、卫来讲的。所谓营卫，"行阳二十五度，行阴二十五度"，如果勉强借用现代医学观念来讲，可以说这个生命气机，流行阳性的中枢神经系统二十五度，又流行阴性的自律神经系统二十五度

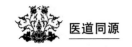

（这只是借现代医学名词加以说明，不可以此为准）。再详细分析，便把心、肝、肺、脾、肾、胃、胆、大肠、小肠、膀胱、三焦、心包络等十二经脉，配合气机往来呼吸的次数，各自进行数目分类的说明，然后加上十二地支和二十四节气来归纳，便使这个养生、医药、生理的学说走入神秘玄妙的圈子里。其实，这也不是道家或古人故弄玄虚，而是那个时代的人们习惯用这些代号进行分析，最后归纳成容易记忆的符号而已。总之，东汉以后，直到唐宋之间，在正统丹道派魏伯阳的修养心性以锻炼精神的方法以外，最普遍而有力量的便是服气、炼气术等养气的理论与方法，成为神仙丹诀的主流。这种类似实验派理论的渊源，应该是庄子的"天地一指，万物一马""野马也，尘埃也，万物之以息相吹也""真人之息以踵，众人之息以喉"等学说的蜕变，由此引申演绎而来。

到了宋元以后，修炼内丹的神仙道法，接受佛家禅宗明心见性的妙理，同时又受到南北印度传入密宗修法的影响，便在方法和理论上产生了两个极其重要的关键：一是主张性命双修，是丹道的定则，为成仙的极果。二是特别注重"炼精化气，炼气化神，炼神还虚"的三个步骤，是修炼丹法不二的程序。因此，宋元以后，所有丹经的著作，无论为正统的道家思想，或为旁门左道的小术，在理论基础上都是遵循这个原则，抄袭《参同契》或《悟真篇》的名言，牵强附会，用作引证的根据。所以，明清以后的丹道观念，便有"修命不修性，此是修行第一病。只修祖性不修丹，万劫阴灵难入圣"的传说。而且最妙的是，丹道的所有传统一律都奉唐末的神仙吕纯阳为祖师，犹如佛家的学术思想自唐以后，大多都入禅宗之林，这实为中国文化学术思想史上的奇迹。明清以后的丹道学术，虽分为四派，即南宗主双修阴阳、北宗主单修清静、西派主单修、东派主双修等四大宗，但它的宗旨仍然不离性命双修的理论基础，有时又援引宋儒理学，或《大学》《中庸》的思想，讲究"尽人之性，尽物之性""穷理尽性以至于命"等理论，以及变化性情作为丹龙虎、铅汞等的妙论。

总之，神仙丹道的学术思想，从周、秦以来的养神，一变为汉、魏以后的炼气，再变为宋、元以后的炼精，已经与原始质朴的道术大异旨趣。它虽然宗奉黄老，但与老子的清静虚无之说大相径庭，何况后来的丹道家掺入房中采补等邪术，加上种种装妖捏怪的花样，一一都自尊为无上的丹法，各自号称得到正统丹道的秘传，或说自己的师承都是已经活到几百年以上的人，可以达到"祛病延年，长生不老"的妙术，尽在此矣，只要读《抱朴子》所列魏、晋以来方术之士们所说的谬论，便可知晓千古妄语皆同出一辙。

明清以后的丹道修炼的方法，距离汉、唐、宋、元以来的正统丹道愈远，所走的道路也愈仄，一般所说的丹道，大多都以伍冲虚、柳华阳一系的伍柳派丹道为主。伍冲虚著有《金仙证论》，柳华阳著有《慧命经》等书，他们参合儒、佛、道三家论证形而上妙道的学说和思想，极力证明他们的丹法为道家正宗的嫡传，但是错解佛学、臆造佛言之处，反而使人望而却步，实为虚诳可笑之极。这一派的丹道，纯粹主张"炼精化气"为初步入手的根基，尤其视性生理这一性行为的功能为修炼的妙法。从此处下手修炼，或用眼神回光返照，或用调理呼吸，紧撮会阴（二阴之间的会阴穴），导引了精循督脉（中枢脊髓神经）而返还于上丹田的泥洹宫（间脑部分），所谓"还精补脑，长生不老"的作用，到此便发生效用。这也就是丹头一点的先天之气，到了上丹田以后，化为华池神水（口腔与淋巴腺内分泌的津液）、循十二重楼（喉管部），下降至下丹田（脐下），便称为打通任脉，如此任督二脉的循环运转，牵强配合易学象数的甲子等天干、地支的说法，便称为运转一次小周天，也称为转河车的方法。然后如何由小周天转大周天，配合青龙、白虎、铅、汞、阴、阳等注释，玄之又玄，神之又神，遂使向往长生不老而欲做神仙者，无不奉为无上的道术丹法，勤修不辍，最后以炼到马阴藏相（男性生殖器官收缩，女性乳房返还童身）为

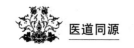

目的。从此再进一步达到炼气化神的功夫，做到阳神出窍，神游身外而通灵的地步，才是炼成金仙的效果，种种说法流传影响极大。武侠小说中所谓打通任、督二脉和"走火入魔"等观念，都从这一派丹法的理论而来，贻害不浅。

对这一派丹法"炼精化气"的理论与方法，它的弊端非常可怕，体现在以下四个方面。

第一，因为学习修炼的人，一般都不通道家医理学有关精、气、神的真正原理，也不了解传统医学（中医）十二经脉与奇经八脉的学理。更重要的是，若修炼者不了解道家关于心性之学与性命之学的真正理论，只是为了达到祛病延年、长生不老的目的，于是拼命地吸气提神，行之有效者，虽从表面上看来筋骨坚强、童颜鹤发、红光满面，但修炼到后期，十之八九都因脑充血而亡，或者弄得半身麻痹。这种现象就是求荣反辱，求寿反而不得安享天年的说明。

第二，道家富有高深的学理，与天文、地理、物理、化学、心性修养、伦理道德等自然科学与人文科学相结合，走入哲学形而上的最高境界。如果一个人不通达其理，凭一点儿旁门小术，或修炼呼吸，或守窍（守眉心、丹田、中宫、海底等），认为就是无上秘诀，那是非常可笑的事。因此，在修炼这种丹法的过程中，有人因生理的变化而引起心理的错觉与幻觉，有人因心理的幻觉而引起生理的变态，甚至精神失常、精神分裂。其实，魔从心造，妖由人兴，都是庸人自扰的事。

第三，因为伍、柳派的丹法极力注重炼精的作用，而且专以生殖器官的精虫为丹药的主要成分，于是便有捏穴撮精，类似手淫的行为，或交而不泻等房中术入于此道之中。他们讲究男女双修，形容成素女之术的也谓炼精化气，种种名目，各立门户，都以伍、柳派为依据，为求祛病延年、长生不老而成病者，修炼精气而发狂者不乏其人。

第四，黄老之道，以谦虚自处与涉世为主旨，以清静虚无、无求无欲为道德。但是，明清以后，修炼伍、柳派丹道入手者，大体都走入骄狂、狭仄、神秘、愚昧无知的境地，实在可叹。

这一派流行的丹法，妄认为精虫、血液的作用等同于道家所说精神的精，这是最基本的错误。一般人由静坐入手，多多少少都有些生理反应，觉得身上气脉在流通，部分肌肉在跳动，于是便把这些认为是丹法的效验，认为自己已经打通任、督二脉或奇经八脉。事实上，这些是在静态的心理状态下所发生的生理反应，不足为奇。其实，督脉的功能是脊髓神经、中枢神经系统的作用，任脉的功能是自律神经系统的作用，精是肾上腺与性器官的分泌物，华池神水是脑下垂体和淋巴腺的分泌物。如果对现代生理医学知识稍有了解，具备一定心理哲学的修养，融会科学的理论和实验，便可知道这是一种很平常的养生方法，是精神与心理融合的作用，并非是什么正统丹道神仙的秘密。

道家养生之道，以清心寡欲入手，而至于寂灭无为，正如道教的《清静经》所说："人能常清静，天地悉皆归。"可是，现实生活中的人，很难做到这一点。

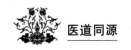

第二节 《周易》与儒家、道家学派

博大精深的《周易》受诸子百家所推崇，不仅奠定了儒家的思想体系，同时也渗透入道家，为道家所尊崇。儒、道两家各取《周易》的一面并进行了充分的发展，各自形成了具有特色的思想体系。《周易》理论的发展正是这两种思想体系的总和。长期以来，儒家和道家的思想，从客观上促进了易理的发展，对中国文化产生了深远的影响，同时对中医学的发展也产生了极其重要的影响。儒家以孔子、孟子的思想为中心，代表作有《易传》《论语》；道家以老子、庄子的思想为中心，代表作有《道德经》和《庄子》。孔、孟、老、庄"四圣"成了中国文化思想的"四杰"，他们对中国文化都产生过深远的影响。

儒家与道家的思想皆源于《周易》，儒家以乾卦为首卦，道家以坤卦为首卦。因乾卦象天、主动、性刚健，坤卦象地、主静、性柔顺，从而派生出对立且相联系的儒、道两大思想体系。

有人说儒家主争、主上进；道家主柔、主静。其实不然，儒家以功为主，而道家则是以守为功。实际上，道家是柔中有刚，静中蕴动。还有人说儒家注重社会群体，而道家则择于自然、个（单）体。这就是说，儒家着重于讨论社会伦理、道德，即社会与人二者之间的关系，而道家则强调人的修炼，即人与宇宙自然的关系。可以说儒家是突出人类社会关系学，而道家则强调人类宇宙关系学。然而，《周易》的易理却是这两大思想的源头和总纲。

一、儒家与道家思想的异同

道教的学术思想完全从道家的内容蜕变而来，所谓道家的思想、道教的观念和内容是根据秦汉以后的分类，如在周秦之际，不但儒、道不分家，就是诸子百家的学术思想也都脱胎于道。不过，这个道的观念，却非秦汉分家以后的道家之道。但无论道家或道教，大家都习惯以老子、庄子的学术思想为宗。其实，我们把时光遥远地回溯千载以上，深切体会春秋战国时代的历史背景与地理环境的关系，对于道家的老子思想与儒家宗奉的圣人孔子的思想，除了文辞、语言等表达方式，以及主张济世救世的方法有异以外，实在没有多大的冲突。后人把他们的思想观念和人格塑造得太过对立，形成门户之见，犹如水火不能相容，那都是儒家与道家之徒自己制造的是非，与原本两家的思想无关。

儒、道两家的"天"字含义：我们在孔子所著述的五经学术思想里，知道孔子哲学思想的根据，是从中国上古传统文化的天道理念而来。然而，古人著作由于受时代思想的局限，分类和定义并不严格。例如对于"天"字，归纳起来大约有五类观念，都混在天的一字名词之中。其一，天字是指有形象可见的天体。其二，天字是指形而上的天，纯粹为抽象的概念。其三，天字是指类同宗教性神格的天。其四，天字是最高精神的符号。其五，天字是心理升华的表示。所以，读秦汉以后的书，"天"字所用之处必须要贯穿上下文义，甚至要了解全篇，才能弄清楚其所在之处代表的意思。《尔雅》与《说文解字》等书注释的字义具有权威性的参考，但是要从时代思想的意义来讲，也有未必尽信之处。

儒、道两家的"道"字含义：关于"道"字，也有类似于"天"字的复杂含义。周秦之际学术思想所用的"道"字，大概可归纳为五类观念，也都混在"道"字之内。第一类，形而上的本体

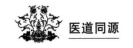

观念，简称为道。第二类，一切有规律而不可变易的法则也统称为道。第三类，人事社会共同遵守的伦理规范也称为道。第四类，神秘不可知，奥秘不可测，凡是不可思议的事也称为道。第五类，共同行走的路径也叫道。于是，儒道等学，诸子百家之言，也便各自号称为道。例如阴阳家、名家、法家、兵家等，统统都有提到这里所说的道。这些各家之言，除了在某些地方特别讨论到形而上以外，大多数都归到第二类规范之道的道字范围，不可与形而上道混为一谈。有些地方在同一观念当中，或属于第一类，或属于第五类，变化不同。因为古代名词简单，词汇不够用，而且古人都很习惯于根据语境区别理解，只是后人读起来混淆不清而已。例如《老子》一书，他所用的道字，就不可视同一例来读。所以，千载以下注释《老子》，各自成一家之言者，对于道字的解释和理解不同，也正如我们现在对于事物的观察一样，因立场不同而观点各异。

（一）老子的天道无为思想

老子学术思想中的"道"与"天"，因为概念的混淆不清，使千载以下的注释百般摸索，莫衷一是。例如人尽皆知的老子名言"道可道，非常道。名可名，非常名"，以及"人法地，地法天，天法道，道法自然"，如果我们不是很信赖后来的注释，甚至认为它们都是借题发挥的一些理论，那么，只要我们读透原文，以经注经，以本文的思想来了解本文，就可理解其中的意思。老子要人效法天，天为什么值得效法呢？老子在原文中很明白地告诉我们：天于"万物作焉而不辞，生而不有，为而不恃，功成而弗居"，"天地所以能长且久者，以其不自生，故能长生"。这就是说，天地生长万物给予人，它不自私，也没有对立条件的要求，更没有利害、是非等功利作用，它只有施舍和给予，万物从它而生、而灭，都是自然的现象。它不辞劳苦而长远地生作万物，可它不居功，不自恃，不占为己有，所以人能效法天地大公无私、仁慈的精神，才是道德的标准，这也便是形而上的境界与形而下宇宙世界的自然法则。于是他便认为自然才是天与道的根本。

老子的"无为"学说，是天道自然的至理，用来说明天道的境界。"无为"并非不为，老子强调的"无"，并非"真无"，而是指总体的"无"存在于千千万万个个体之中，因此，"无"实质上是"有"，"无"即无始无终、无穷无尽，用以强调宇宙无边无量、至大无穷，物质是永恒的、不灭的。因此，老子所说的"无"并非"虚无"。在这种哲理的指导下，老子的"无为"实际上是一种尊重客观的反映，并非消极，实质上是"无不为"。他提出天道的"无为"而"无不为"，也是说明人应效法天地，行其所当行，止其所当止，真正做到无私而大公，才是天理的固然。所以，他所说的"功成，名遂，身退，天之道"的胸襟和气度，便是根据这个原则而来。我们试把他与文王、周公、孔子的学术思想进行比较，他们应该同是上古传统文化的一贯思想，实在找不出什么不同的地方。例如，《周易》思想的"天行健，君子以自强不息"，以及孔子的"为政以德，譬如北辰，居其所，而众星共之""毋意，毋必，毋固，毋我"等，简直如出一辙。

（二）老子对于仁义与圣人的观念

老子和孔子所处的春秋时代，当时世风败坏，王政不纲，诸侯兼攻掠地，据权夸势，互争雄长的霸业思想已经勃兴，功利观念普遍流行，但是那些争王称霸的作为，也都是以行仁由义为号召，以圣人之道宣传。春秋战国时代诸子百家的著述，动辄称圣人、随口仁义的理论屡见不鲜。那些专以学术思想来追求功名富贵的知识分子，也都是以圣人之道辅助明主期许，于是弄得圣人遍地，仁义变为权谋的话柄，因此老子不得不严加驳斥，形同谩骂，诸如"圣人不死，大盗不止""绝圣弃智，民利百倍，绝仁弃义，民复孝慈，绝巧弃利，盗贼无有"等理论，随口而出。老子讽刺仁义，讥笑圣人，那是对当时社会病态矫枉过正的说辞，并非针对孔子所说的仁

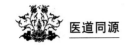

义与圣人而言，后儒者拿老子这种说法入之以罪，不免有欠公允。

老子说天地生万物，不分是非，都照生不误，它对万物与刍狗都是平等的，不分轩轾，而真正的圣人，济世救人，犹同天地之心一样，平等无私，更无目的与条件，行其义所当为而已，正所谓："天地不仁，以万物为刍狗；圣人不仁，以百姓为刍狗。"因为他认为天地自然是无心之主而常用的，所以他认为真正圣人的用心，也是"无为"而"无不为"的，如说："圣人无常心，以百姓之心为心，善者，吾善之，不善者，吾亦善之，德善。信者吾信之，不信者，吾亦信之，德信。圣人在天下，歙歙为天下浑其心。百姓皆注其耳目，圣人皆孩之。"这岂不是他对真圣人的自注自解吗？《周易》中说的"大人者，与天地合其德，与日月合其明，与四时合其序，与鬼神合其吉凶"，岂不是与老子同一类型的思想？只是表达方式不同而已，其所说的"大人"等同于老子所谓的"真圣人"。

（三）老子的政治思想

《老子》一书自从被唐朝帝王们改为道教的《道德经》以后，后世讲到《老子》就会把《道德经》的观念联系在一起。其实，《老子》的原文中，道与德是各自分开并不合一的，道是其体，德是其用，但是体用有别。所以，研究老子的政治思想，应当了解他涉及德字的思想。诸如，"上德不德，是以有德。下德不失德，是以无德"，就是说上品的德行，即使做了有功德的事，但在自己的心中并不觉得有德；如果是下品的德行，他做了功德，便把自己已做功德的观念或得失的观念存在心中。老子早已说过："前识者，道之华，愚之始。以大丈夫处其厚，不居其薄。处其实，不居其华，故去彼取此。"由此可见，老子的道家思想，贬斥权谋，主张以长厚自处，这与孔子的儒家思想，又何尝有不同呢？

老子的政治思想，不但贬斥权谋，而且不主张退化到如原始社会的政治。他所说的"小国寡民"，是他全部学术思想中涉及当时诸侯建国分治，实行地方自治的政治思想之一而已。虽说他推崇"小国寡民"地方自治的理想，但他也有"治大国如烹小鲜"等政治论调。

除此之外，老子对于天下（指后世国家）的政治观念是主张统一的德治，正如他所说："天得一以清，地得一以宁，神得一以灵，谷得一以盈，万物得一以生，侯王得一以为天下贞。"这里老子所谓的"得一"，并不足以说明老子的主张必是统一的思想，"得一"与"统一"是不同的。他这里所用的"得一"，同时还包括了人修养的成分，因此他又说："故贵以贱为本，高以下为基，是以侯王自谓孤寡不榖，此非以贱为本耶？非乎？人之所恶，唯孤寡不榖，而侯王以自称。故致誉无誉，不欲球球如玉，珞珞如石。"由此而知，老子德化一统的政治思想在他所有的著述中都有充分的表现。可见，老子的思想，扶摇三代以上，远绍黄帝之先，用为君师之道，足可当之无愧。

二、道家与道教的学术体系

"道"是道家的学术体系。道家学派，主要以《道德经》《庄子》《管子》为代表著作，这三部具有代表性的经典著作中所论述的"道"，形成了道家的学术体系。

《道德经》主要是在论述"道"，八十一章中有十章专门论"道"，全书论述"道"的地方就有七十四处。

如《道德经》开首篇第一章云："道可道，非常道。名可名，非常名。无，名天地之始；有，名万物之母。常无欲，以观其妙；常有欲，以观其微。此两者，同出而异名，同谓之玄。玄之又玄，众妙之门。"

第六章云："玄牝之门，是谓天根。"

第二十一章云："道之为物，唯恍唯惚。惚兮恍，其中有象；恍兮惚，其中有物；杳兮冥，其中有精。其精甚真，其中有信。"

第二十五章云："有物混成，先天地生。寂兮寥兮，独立而不改，周行而不殆，可以为天下母，吾不知其名，字之曰'道'，强为之名曰大。大曰逝，逝曰远，远曰反。故道大，天大，地大，王

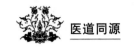
亦大。或中有四大，而王居其一焉！人法地，地法天，天法道，道
法自然。"

第二十七章云："道常无为而无不为。"

第四十章云："反者，道之动。弱者，道之用。天下之物生于
有，有生于无。"

第四十二章云："道生一，一生二，二生三，三生万物。万物
负阴而抱阳，冲气以为和。"

第五十一章云："道生之，德畜之，物形之，势成之。是以万
物莫不尊道而贵德。道之尊，德之贵，夫莫之爵而常自然。"故道
生之，德畜之，长之育之，成之熟之，养之覆之。"

第五十五章云："物壮则老，是谓不老。不道早已。"

第六十二章云："道者，万物之奥。"

老子《道德经》提出天地万物造化于"道"，并强调"道"是
一种物，所以"道"是《道德经》最核心的思想。为什么老子要
强调这个"道"呢？因为老子坚信宇宙万物来源于一种物，而不是
什么神鬼，这是唯物的，是老子光辉的无神论思想，也是老子思想
的主要成就。同时，它代表着两千多年前中国人已经开始探讨"世
界的本原"这一哲学界最基本的问题了，这是中国人的骄傲。

老子的"道"究竟是什么？根据《道德经》的论述："道之为
物，唯恍唯惚""惚兮恍""恍兮惚"，可知老子的"道"是一种说
不清、看不见，而又确实存在的东西。说明老子虽然已经认识到万
物是由"道"而化生，但究竟"道"是什么，老子自己也说不
清楚。

《道德经》曰："道生一，一生二，二生三，三生万物，万物
负阴而抱阳。"老子的"道生一"说明"一"生于"道"，"一"
是万物之始，那么"道"便是开始之前的开始了，这个开始之前的
开始究竟是什么？《道德经》中没有讲，老子只是含糊地说："道，
强之名曰大，大曰逝，逝曰远，远曰反。"道的开始究竟是无极还
是无，谁也说不清楚。《周易》的"太极生两仪，两仪生四象，四
象生八卦"肯定了万物是由太极阴阳运动而产生，并没有再认为太

极（"一"）之前还有什么物（"道"），因此对宇宙本体论及宇宙运动的认识，《周易》比《道德经》要先进得多。《道德经》虽然也提出"万物负阴而抱阳"（"一"），却在"一"之前还有一个物——"道"，并且还一再强调"先天地生"，因此，《道德经》认为天地化生运动之前还有一个"道"的东西，从而使《道德经》有了唯心之嫌，一直被后世定为客观唯心主义。那么，老子的这个"道"，我们该如何认识呢?

庄子对老子的"道"进行了进一步的认识和发展。庄子肯定了老子的"道"不是神灵，如《庄子·大宗师》曰："夫道有情有信，无为无形，可传而不可受，可得而不可见，自本自根，未有天地，自古以固存。神鬼、神帝、先天地生，在太极之先而不为高，在太极之下而为深，先天地生而不为久，长于上古而不为老。"其中，"神鬼、神帝、先天地生"即言庄子的"道"已经肯定为在鬼、神之前，说明"道"绝非神鬼、神帝之辈。说明这个"道"（物）是无限远、无限久的，这些对宇宙起源的认识都是唯物的，是先进的，并且比老子又进了一步。但《庄子》又说："道有情有信，无为无形，可传而不可受，可得而不可见。"可见，《庄子》指出"道"绝不是鬼神之类的东西，进一步肯定它是一种物质。

庄子在老子"有物混存，先天地生……独立不改"的基础上，把这个独立的物（道）进一步进行了形而上学的发展。如"自古以固存""长于上古而不为老"，认为这个独立的"道"千古不变，又是非辩证法的。事实上，世间万物都处于不停的运动变化之中，老子、庄子虽然皆认为客观事物处于不断发展变化之中，但还认为在这运动之前，还有一个至高、至远、永存不变、为天地万物之母的"道"。

老子的"道"涉及的是一个世界起源的问题，这个问题本来就是一个模糊难解的谜。老子虽然指出"道"是物，却又认为"先天地生"，应该肯定的是，老子否定了万物造化于神鬼，至于那个物具体是什么，应用历史的观点去看待。

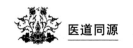

三、孔子的"道"与老子的"道"

"道"始出于《周易》。"道"是儒家宇宙观的本体，"道"是道家学术体系的核心。

孔子在《易·系辞》里说："一阴一阳之谓道。""道"在这里为阴阳相互作用的概括。"'易'与天地准，故能弥纶天地之道"说明道是宇宙的本体。孔子又曰："百姓日用而不知，故君子之道鲜矣。""道也者，不可须臾离也，可离非道也。"说明"道"就在我们身边，就看我们知"道"不知"道"了。孔子在《易·系辞》里一共讲到"道"的地方有二十六处。"道"是孔子论述《易》体系的重要辩证本体。

老子在《道德经》里讲："道可道，非常道。""道，万物之母，有物混成，先天地生。""道生一，一生二，二生三，三生万物。万物负阴而抱阳，冲气以为和。"老子在《道德经》里共讲到"道"的地方有七十四处，"道"是老子学术体系的核心。老子讲的"道"比较复杂，但总结起来有两个含义：一是指宇宙化生的本体；二是指事物发生发展的规律。

那么，孔子在《易·系辞》里讲的"道"和老子讲的"道"有什么不同呢？实际上是同一个概念、同一个宇宙观、同一种对事物发生发展的认知。孔子说："易与天地准，故能弥纶天地之道。"这是孔子从宏观的角度论述《周易》这部伟大著作的思想广度和深度及其哲学意义。他说《周易》的象征与天地相准拟，所以能普遍包含天地间的道理。换言之，《周易》这部书是依照天地的法则而成，是天地的摹本，"故能弥纶天地之道"。

对于我们寻常百姓，天天与"道"打交道，却根本不知"道"为何物。正如孔子所说："百姓日用而不知，故君子之道鲜矣！"为什么道离我们这么近，真正懂它的人却很少呢？因为只有具备大智慧的人才能懂它，然而大智大慧的人太少了。

仁者发现"道"与"仁德"相通，就谓之仁，智者发现"道"与智慧相通就谓之智，百姓日常应用此"道"却茫然不知，因此君子所谕示的"易"之"道"的全面意义就很少有人懂得了。

四、无处不在的"道"

道充满了整个世界，"百姓日用而不知"。四书的《中庸》里在开头就讲："天命之谓性，率性之谓道，修道之谓教，道也者不可须臾离也，可离非道也。"《中庸》是孔子的学生子思所作。他在文章的开头就提到天命、性、道，子思告诉我们"天命之谓性"，他说的这个"天"，并不是我们抬头就可看到的那个天，这个天是儒家思想的一个"代号"，也叫道，儒家是用"天"这个代号来表示本体的。这个生命是自然生出来的，就叫性（《三字经》中的"人之初，性本善"的"性"指的就是这个性）。也就是说我们的生命是自然来的，是天命。但是，这个自然不是大自然的自然，而是自性当然的那个自然。人生来就自然会成为这个样子，所以说"天命之谓性"。

"率性之谓道"中的"率"是说天命的性从道那里来，是直道而行，但是，人一进入后天的这个世界便不是如此了。比如，刚降临到这个世上的婴儿，只要张口就已受到后天的污染，已经不是原来的率性了。儒家文化里经常用"赤子之心"来形容率直，赤子婴儿无知的心就是道。赤子之心纯洁、干净，既无喜欢的，也无烦恼的，无正也无邪，那就是道，所谓的"率性之谓道"。可是，人到了后天已经做不到赤子那样率性了，于是就需要修道，靠自己慢慢地修行，一点一点地纠正自己的行为，尽量使它返还"天命之谓性"的道，即所谓"修道之谓教"。

"须臾"用于形容刹那之间（刹那间，也就是我们常说的弹指

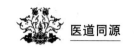

之间，有人说一弹指为六十个刹那间），就是很快的意思。这里说道是"不可须臾离"的，意思是说修道并不是你修它就有，不修它就没有，修时它才来，不修它就走，如果是这样，那就不叫道了，道随时随地都存在。

"可离非道也"，是说人若离开了道，然后修道时才能得到道，那就不合乎自然道理了，道本来人人都有，无论是好人或坏人都有道，因为道是本体之性，再凶悍的坏人也有善心。所以说，道一刻也没有离开过人。有些人本来就在道中，却不自知，还在拼命地去求道。道在哪里？就在自己这里，这就是我们所说的"百姓日用而不知"。

五、儒家与道家的"道"

老子在《道德经》里说："道之为物，唯恍唯惚，惚兮恍兮，其中有象；恍兮惚兮，其中有物；窈兮冥兮，其中有精；其精甚真，其中有信。"其中，老子说的"象"是指什么？孔子在《易·系辞》中对"象"的论述为："易者，象也，象也者，像也。""圣人有以见天下之赜，而拟诸其形容，象其物宜，是故谓之象。""圣人设卦，观象，系辞焉！而明吉凶。刚柔相推而生变化。是故吉凶者，失得之象也。悔吝者，忧虞之象也。变化者，进退之象也。刚柔者，昼夜之象也。六爻之动，三极之道也。"

老子《道德经》曰："人法地，地法天，天法道，道法自然。"孔子《易·系辞》曰："有天道焉，有人道焉，有地道焉……三才之道也。""弥纶天地之道。""法象莫大乎天地，变通莫大乎四象，县象著明莫大乎日月。"

老子说"道"，"其中有物"，"其中有精"。孔子《易·系辞》曰："易与天地相似……周知乎万物而道济天下……曲成万物而不遗，通乎昼夜之道而知，故神无方而易无体。""精气为物，游魂为变，是故，知鬼神之情状"。

老子说"道"，"其精甚真"，"其中有信"。孔子《易·系辞》曰："寒往则暑来，暑往则寒来，寒暑相推而岁成焉。往者屈也，来者信也，屈信相感而利生焉。""尺蠖之屈，以求信也。""自天佑之，吉无不利……天之所助者顺也；人之所助者信也。"

老子在《道德经》里讲："道生一，一生二，二生三，三生万物。万物负阴而抱阳，冲气以为和。""道可道，非常道。""道，万物之母，有物混成，先天地生。"孔子《易·系辞》曰："易有太极，是生两仪，两仪生四象，四象生八卦，八卦定吉凶，吉凶生大业。""显道神德行，是故可与酬酢，可与佑神矣。知变化之道者，知其神之所为乎？""法象莫大乎天地，变通莫大乎四象，县象著明莫大乎日月。"什么叫法象？就是事物现象的总称。《易经来注图解》说："天成象，地效法之，故曰法象。万物之生，有显有微，皆法象也。而莫大乎天地。"法象就是宇宙的法则、宇宙的现象。挂在那里最大的图案就是天地，天地最大的变化就是一年的春夏秋冬四时，一切变化通达再没有比一年四季更大的了。春夏秋冬、寒暑交替，是上古能看到的最大的变化。万物都脱离不了大自然的影响，所以说变通莫大乎四时。这是天地变化的象。

六、儒家与道家的"德"

老子曰："上德不德，是以有德。下德不失德，是以无德。"又说："圣人无常心，以百姓之心为心，善者，吾善之，不善者，吾亦善之，德善。信者吾信之，不信者，吾亦信之，德信。圣人在天下，歙歙为天下浑其心。百姓皆注其耳目，圣人皆孩之。"

孔子《易·说卦》曰："和顺于道德而理于义，穷理尽性以至于命。""履，德之基也；谦，德之柄也；复，德之本也；恒，德之固也；损，德之修也；益，德之裕也；困，德之辩也；井，德之地

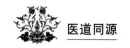

也；巽，德之制也。

孔子在《易·系辞》中利用《周易》的九个卦象来阐述德，认为人们应以此为德的修养。履卦是德的基础；谦卦是德的枢纽；复卦是德的根本；恒卦有利于德的稳固；损卦有利于德的传播；益卦表示增益德行，就可以长久宽裕而不困难；困卦表示处境艰难而志向坚定，终究会实现愿望；井卦表示处在合适的思维而且能施德于人；巽卦表示处事恰当而用心谦让。用履卦的原则来制约行动；用谦卦的姿态来折中礼节；用复卦的道理来回顾反省；用恒卦的精神来专一道德；用损卦的方式来避开灾祸；用益卦的方法来收取善果；用困卦的思想来减少怨恨；用井卦的义理来辨别是非；用巽卦的智慧来实行权衡。

第三章 道教对中医的影响

道家学术在三千多年历史中，对中国文化产生过全面而深刻的影响，尤其是对中医理论产生的影响颇深。其崇尚自然无为的行为思想，顺应自然的养生观念，追求精神空静的养生方式，以及充满生命气息和律动的民俗文化娱乐活动，对中华民族的心灵和身体安康产生过极其重要的影响。道家的治病方术和炼丹服药，对中国古代化学和药物学贡献了重要力量；道家的行气、存神、内丹等养生方术与中国传统医学和人体科学有着密切的关系；道家"一分为三"的理论是中医"三阴三阳"和"三焦"辨证理论的渊源……

第一节 道与中医学

一、道教学术与黄老关系

道教，完全是以道家学术思想为内容的宗教。道家学术思想的来源及形成，往往是以黄（指黄帝）、老（指老子）为道家的宗祖。我们普遍知道老子是道家的宗祖，这里说黄帝也是道家的宗祖，一般人便有了信与不信的存疑。那么，黄帝究竟算不算道家的宗祖，而且他取得道教创始宗祖的资历又有何根据呢？一般引证古书，号称为黄帝的著述，如中医学经典的《黄帝内经》、阴阳家风水学术的《黄帝宅经》，以及道家流传用于兵法或谋略学的《黄帝阴符经》等，历来学者几乎都公认上述这些著述是后世的伪书。那么，说黄帝是道家的宗祖，又是何缘由呢？我们要想上溯黄帝以前，除了传说的数据值得存疑考据外，实在是缺乏比较可靠的证据，为了学术上的叫实，所以便断定以黄帝为始祖。因此，凡讲到中国文化历史的渊源，便从黄帝讲起了。

道家素以黄、老并称，自认为道家的学术渊源是远绍黄帝，这就表示道家的学术思想是根据中国上古文化正统传承下来的观念，并非是故弄玄虚的谎言。《淮南子·修务训》中说："世俗之人，多贵古而贱今，古为道家，皆托之于神农、黄帝。"道家运用《黄帝内经》的学术思想，以医兴教，以医弘道，以黄、老的学术思想既推动了道教的兴盛，又推动了中国医药学的发展和传承。把黄帝作为宗祖，不但道教与道家如此，就是中国传统医家也是如此，他们把《黄帝内经》作为中国传统医家最有权威的古代经典。这充分

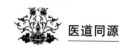

说明黄帝是中国学术上所承认的文化共祖。

二、道家的"道"与中医学

渊源于《周易》的道家学派，是易学的一个重要支脉，其道家的哲学观念对中医的影响甚为深远。

道家的代表著作是《道德经》和《庄子》。道是《道德经》的核心体系，道为万物之本原，德为万物之本性。老子认为，"道"为宇宙的本体，万物变化之源，所谓"万物之宗"，如《道德经》曰："有物混成，先天地生……可以为天地母……故强字之曰道。"即说明道本身是一种物质、一种实体，并没有超越物质之外。老子还指出万物的规律是："道生一，一生二，二生三，三生万物。"老子这个"道"，实际上相当于太极混沌状态，正如《道德经》所说："道之为物，唯恍唯惚，惚兮恍兮，其中有象；恍兮惚兮，其中有物；窈兮冥兮，其中有精；其精甚真，其中有信。"即言道是一种有象可见、有精可存、其精甚真、其真可信的物质，由这样的物质衍生为"一"，"一"即元气，再生化阴阳而成万物，说明"道"如同"太极"，是万物生化之始源。总之，"道生一"是对宇宙本体生成论的又一种表述方法，其中"三生万物"又成为"一分为三"的原胚。老子的"道"既强调了宇宙万物的循环性、运动性，如"周行而不殆"，又突出了它的转化，如"反者，道之动"。同时，强调了事物之间的对立统一规律，如《道德经·第二章》曰："有无相生，难易相成，长短相形，高下相倾，间声相合，前后相随。"又如《道德经·第二十九章》曰："物或行或随，或嘘或吹，或强或羸，或载或隳。"即认为一切事物皆于发展变化之中。因此，"道"是道家对事物发生、发展规律的认识。

老子的"道"还突出了它的客观性——"道法自然"，即事物发展的规律由客观决定，不以人的意志为转移。老子在强调自然的前提下提出"自然无为",并强调了"道常无为无不为"。什么叫"道常无为无不为"呢?道是一切事物发生的原始根源。道,自自然然,没有任何偏执,没有任何意念,什么妄为都没有,什么有意的行为都没有,就是自自然然、浩浩荡荡地演化着,这是它的"无为"形象;然而,宇宙间的一切又都是它所为,一切都是它演化出来的,这就是它的"无不为"。因此,老子的"无为"与"无不为"是辩证的,老子的"虚静观"正是这种辩证观的体现。其"致虚极,守静笃"正是顺应自然发展规律的告诫,这种认识与虚无主义的传统看法是有出入的。

中医学深受道家学派的影响,并接受了道家宇宙本体论的认识,如《素问·阴阳应象大论》曰:"阴阳者,天地之'道'也,万物之纲纪,变化之父母,生杀之本始。"即强调"道"为"万物之宗"。《黄帝内经》还极为重视"知道""法道"和"奉道",如《素问·上古天真论》曰:"知其道者,在人为道。"如《素问·生气通天论》曰:"谨道如法,长有天命。"如《素问·天元纪大论》曰:"谨奉天道。"其意皆为人应顺从自然法则,正如老子《道德经》曰:"人法地,地法天,天法道,道法自然。"可见,《黄帝内经》深受道家的影响,认为道为自然规律,并应遵循之。另外,《重广补注黄帝内经素问》的作者王冰就是一个崇道学者,其对《黄帝内经》的注释也渗透了道家"道"的观念。还有葛洪、孙思邈等中医大家,其医学思想中皆汲取了道家的观点。

中医把道家的养生原则应用于中医摄生是最为突出的成就。老子重视《周易》的坤、坎二卦,以地的阴顺、水的阴柔来强调养生最重要的一面。其"清静无为""至虚极、守静笃"的虚静观,对中医"静性养生"的影响很大,如《素问·至真要大论》曰"恬淡虚无""精神内守",即是道家静性养生的体现。

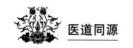

三、老子的"一分为三"与中医的"三阴三阳"

老子最卓著的成就在于对宇宙本体论的建树。如《道德经·第四十二章》云:"道生一,一生二,二生三,三生万物。万物负阴而抱阳,冲气以为和。"老子强调"道"为万物之本原,并在《周易》"一分为二"的基础上提出了"一分为三",老子"一分为三"源于《周易》的爻卦。《周易》之八卦由初、中、上三爻组成,表示阴阳消长的三个阶段。六十四别卦也分三象,以每两爻为一象,自下而上分为三位,分别代表地、人、天,实为"一分为三"的雏形。

老子"一分为三""三生万物"对中医的"三阴三阳"理论具有很大影响。《黄帝内经》中阴阳"一分为三"的理论很多,如三阴三阳经开阖枢理论、三阴三阳标本中气理论、热病的三阴三阳传变理论等。《素问·热论》用阴阳一分为三理论,把三阳病分为太阳、阳明、少阳,把三阴病分为太阴、少阴、厥阴等,体现了阴阳消长的三个阶段,为《伤寒论》三阴三阳理论奠定了基础。

老子"一分为三"理论对中医的十二经脉而言,就有手三阳经与手三阴经之分,足三阳经与足三阴经之分。手足三阳经主阳、表、上、背、四肢外侧和皮毛、六腑、气;手足三阴经主阴、里、下、腹、四肢内侧和筋骨、五脏、血。

老子"一分为三"理论对中医影响较大的还有一个"三焦","三焦"是中医脏象学说中的一个特有名词。三焦是上焦、中焦、下焦的合称,为六腑之一。三焦是根据老子"一分为三"的理论,中医对人体生理现象的联系建立起来的一个功能系统,也就是说把人体最重要的脏腑分成三个区划部分,即横膈以上为上焦,包括心与肺;横膈以下到脐为中焦,包括脾与胃;脐以下至二阴为下焦,包括肝、肾、大小肠、膀胱、女子胞等。实际上,三焦就是五脏六腑全部功能的总和，之所以"一分为三"，其目的是为中医诊断病情时分辨病变部位。

四、老子"坤坎柔顺虚静"观念对中医的影响

道家以《周易》坤卦为首，坤象地，主静性柔，坤属牝，性阴。中医的养阴学派以柔顺养阴为主要宗旨。坤为地，五行属土，在人体表示脾胃，中医将人体的脾胃称为后天之本。《素问·平人气象论》曰："人以水谷为本，故人绝于水谷则死，脉无胃气亦死。""平人常气禀于胃，胃者，平人之常气也。人无胃气曰逆，逆者死。"人当以胃气为本，平人之常，受气于谷，谷入于胃，五脏六腑皆受气，故胃者，平人之常气也。人无胃气，是生机已绝，绝则死矣。

元代名医朱丹溪认为人体"阴常不足"，故创立了"大补阴丸"。明代名医张景岳提出了"元阳元阴"，创立了左归饮，其从根本上养阴，是对朱丹溪养阴学派的发展。

《道德经》曰："天下莫柔弱于水，而攻坚强者莫能胜。"老子提出以柔克刚的观点，取《周易》坎卦柔顺的观点，主张以静、柔养生，其"清静无为""至虚极"对中医"静性养生"的影响很大，如《素问·脉要精微论》的"虚静为保"，《素问·至真要大论》的"恬淡虚无""精神内守"，即是老子静性养生的体现。

《周易》的坎卦为水，水在人体表示肾脏。肾是人体阴阳的根本、生命的源泉，故称"先天之本"。肾藏精，肾精为生命之根，生身之本。肾藏肾精和肾气，肾气是就肾脏的生理功能而言，精化气，故肾气是由肾精而产生的。肾精与肾气的关系，实际上就是物质与功能的关系。综上所述，人之生身源于肾，生长发育基于肾，生命活动赖于肾。肾又是生命活动之本原，肾精不可泻，故中医提出了"肾无实不可泻"的学术观点。

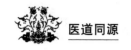

老子取坎卦之水象"清静无为"的养生观点完全符合中医"静性养肾"的养生之道。老子的虚静观念渗透于中医的养生学中，主要体现在"自然无为"方面。所谓"自然无为"，即顺应客观自然，中医顺应四时养生防病的观点和老子的"自然无为"是一致的。《黄帝内经》中的道家思想很浓厚，如《素问·上古天真论》曰："上古有真人者，提挈天地，把握阴阳，呼吸精气，独立守神……此其道生。"其"修真之道""恬淡虚无""精神内守""淫邪不能惑其心"等，与道家的"无欲""清静"的观点相一致。又如《素问·四气调神论》的顺应四季养生和老子的"自然无为"一脉相承。当然，《黄帝内经》的"虚无"与老子的"无欲"都不是指抑制正常生理本能的欲望，而是指防止非正常、非道德、非人性的邪欲，故道家"无为"实为"无不为"。《黄帝内经》提倡的"恬淡虚无"正是人类欲望的高尚境界，也是中医养生学的宗旨，并非消极悲观之谓。

五、道家与中医的精气学说

道家极为强调"气"，老子"道生一"中的"一"指的便是元气。《庄子》曰："人之生，气之聚也，聚之为生，散之为死，故曰通天下一气耳。"管子亦曰："精也者，气之精者也。"《内业篇》曰："精存自在，其外安荣，内藏以为泉源，浩然和平，以为气渊，四体乃固。"上述强调了精气对人体的重要意义，均发展了老子"天道自然无为"的思想，创造了"一元论"思想，强调精气是构成万物的基础。如《黄帝内经》又说："气者，人之根本也。"《黄帝内经》认为气是人体生命活动的物质基础，它汲取了"一元论"哲学思想，将其与医学相结合，创造了有特色的中医"气学说"，成了中医基础理论的核心。

第二节　道家医术对中医的影响

道教作为中华民族的本土宗教，道家与道教之所以会和医学发生极为密切的联系，有其历史和逻辑的必然性。首先，从历史的发展来分析，道教的创立与中国传统医学的起源及体系的建立有共通之处，两者都汲取了先秦诸子百家的哲学思想，特别是先秦道家思想、易学思想，古代巫术、神仙方士的实践活动，都曾经为中国传统医学和道教的萌生、发展提供了充分的养料，这就为两者日后发生联系打下了基础。

一、道教与中医

道教尊崇以黄、老为代表的道家思想，并以《黄帝内经》和老子的《道德经》，作为道教修炼、养生、医理的理论纲领，影响道教发展。以《黄帝内经》为标志建立起来的中医学理论体系，为汉末以来道教义理的建构和发展，以及修仙方术的完善提供了较为直接完善的医学思想和思维模式。另一方面道教出于宗教目的和广纳徒众的需要，十分重视具有济世活人之功德的医术，所以，道教自创立之时就强调并运用了以医传道这一形式，正如葛洪所说："古之初为道者，莫不兼修医术。"

从宗教与医学关系的内在逻辑上分析，生死问题是道家与医学所面临的一个共同的课题。有研究者认为，许多人出于对生的渴望而求助于医学，出于对死的恐惧而信奉宗教。可见医学与宗教的关系，就是渴望与恐惧的统一。生与死是任何人都必须面临的问题，对这一人生重大问题的解决与超越，可以有许多不同的途径和方

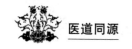

法，而医学与宗教就是芸芸众生通常所求助的两条基本途径。就道教与医学的关系而言，由于长生不死的信仰是道教追求的最高境界，道教的一切宗教活动基本都是围绕修道成仙而展开的，如《汉书·艺文志·方技略》说："神仙者，所以保性命之真而游求于其外者也，聊以荡意平心，同死生之域，而无怵惕于胸中。"对于长生成仙的追求，道教形成了重生恶死的生死观，所谓"生为第一""早亡非道也"，道门也素以"仙道贵生"来标榜自己。从这一立场出发，必然会形成崇尚医药的传统，以重生为信仰的道教思想也必然含有重视医药的观念，这是道教区别于其他宗教的一个显著特征。道教的宗教诉求，无论是长生还是度人，都离不开医术和方药。正如葛洪在《抱朴子》中所说："百病不愈，安得长生？"这是道门认为的"养生者以不损为本，进道以无病为先"。并且道门历来尊奉"道人宁施人，勿为人所施"的祖训，修道的方士又喜云游或隐居于远离市井的"洞天福地"，故多习医以自救，这也是道教尚医的一个重要原因。此外，道教认为修炼成仙必须做到功行双全。道家将各种炼养方术统称为"功"，并认为在练功的同时，应广泛行善施仁积德，即所谓"行"，只有做到"功行圆满"方能得道成仙。而行医施药自然是济世救人的一大功德，这无疑也会促使道门中人自觉研习医术，将方药纳入道法作为自救与救人的前提条件，如《医道还元·序》所谓："自医又复医人，医医不已，达道堪传妙道，道道皆通。"正因如此，道教与传统中医学必然会发生某种形式的关系。

纵观道教发展历史，历代兼通医术的道教名士层出不穷，同时在道教史和中国医学这两个领域中都享有盛誉的医家不乏其人。如道家董奉、葛洪、鲍姑、陶弘景、杨上善、王冰、孙思邈、王怀隐、马志、崔嘉彦、刘完素、赵宜真、周履靖等就是其中医家的代表人物。道教专著《道藏》中，载录了许多医学论著和大量涉及医药养生内容的道家经典，大大丰富了中国医药学。尤其是极富实用价值的道家养生、卫生方法和抗老延龄的秘方，更是中国传统医学的瑰宝。道教中蕴涵了极有价值的医学科学思想，道教的符箓、咒术、辟谷、服饵诸术虽然掺杂有不少神秘的内容，但也不乏合理内核和医学底蕴。道教医家在其虔诚的宗教信仰驱动下，通过长期不懈的医疗实践和对人体生命奥秘的探索，在人体医学、病因病理学、疾病辨证学、治疗学、食疗学、心疗学、疾病预防学、药物学、性医学、性卫生学和医学伦理等广涉基础医学、临床医学和预防医学等领域积累了丰富的医学思想和经验。这些思想带有鲜明的道教特色，丰富并推动了中国传统医学的发展。当然，限于历史条件，道教医学作为中国传统医学文化的一部分，它的内容也是鱼龙混杂、良莠不齐的，其中包含一些宗教的神秘观念，今天我们研究道教与中国医学的关系，应该以科学的态度、理性的观点，以及根据历史时代的特征并结合中国传统医学的源流来分析与看待，汲取其有现代医学价值的东西，古为今用，为人类的健康事业贡献力量。

道家的医学是中国传统医学史上一个颇具特色的医学流派，其思想和医术曾经为中国传统医学的发展产生过极其重要的影响，医、道两家在各自发展的过程中，一方面，道家医学出于宗教信仰的目的和需要，以医传教、借医弘道，不断"援医入道"；另一方面，传统医学界的医家也不断汲取、借鉴道家医学养生和药理思想，许多医家也"援仙入医"。因此在长达近两千年的历史发展中，道家医学与传统医学之间，形成一种互融互摄、相互促进的双向作用和关系。所以，深入研究道家医学与传统医学之间的内在关系，对中国医学的发展具有较高的理论学术价值。

二、巫医、巫术与中医

在历史悠久的道家和方士学术思想的影响下，汉代创立了道

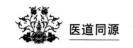

教，道教为了实现其宗教的目的，兼修医术以自救和济世，一方面"以医传教"，另一方面"借医弘道"，这就必然促使道教与医学产生深厚的关系，经过汉魏两晋南北朝道家名士对传统医学不断融摄与探索创新，道教的医学作为中国传统医学的一个流派便形成了。道教创立之后，道教伴随着道门医术的发展，逐步得以完善，这是毋庸置疑的。但是，中国传统医学和道教医学的历史源头，可以溯源到原始社会的巫术医学。因为道家和道教的思想渊源可追溯到古代奴隶社会的原始宗教形态即"巫术"，可以说巫术及巫术思想是道教产生的一个重要渊源，这已是学术界的一种共识。而巫术医学正是原始社会巫术文化的一个重要产物，是中国传统医学早期发展的一个历史形态。

中国传统医学源远流长，有着悠久的历史。中华民族千万年来在维护生命，在同疾病和死神相抗争的过程中，不但积累了丰富的医学知识和医疗经验，而且形成了深刻的医学思想和独特的医学理论体系，在世界医学发展史上独树一帜，中国医学堪称中华传统文化的瑰宝。中国医学的起源是很早的，有关医药创造的传说很多，其中尤以伏羲制九针、神农尝百草、黄帝创医药流传最为广泛。虽然这只是传说，但在中国文字产生之前，它是我们追溯中国医药学发展的一个渠道，我们也可从中在一定程度上窥视远古时期先民医疗活动的轨迹。总之，中国传统医学是在远古的祖先们进行医疗活动的基础上，经过长期的经验积累逐步形成的。从出土的甲骨文字记载来看，大约在公元前十三世纪的商代中叶，我国就有关于对腹内寄生虫病和蛀齿等病症的认识。但在原始社会里，由于医药水平还很低下，许多疾病无法解释病因，也无法医治，最初知识形态的医药知识，在很长一个时期内和原始宗教形态的巫术结合在一起，医治疾病是以巫医的形式和面目出现。正如《古今医统》中所说："以巫而替医，故曰巫医也。"巫医是我国传统医学发展过程中的一个重要阶段，巫医对我国传统医学和道家医学都产生过极其重要的影响。

巫术，也称"做法"或"法术"。它是建立在某种信仰或信奉的基础上，是人类为了有效地控制外部世界与想象的鬼灵世界所使用的手段。巫术的方法有祈求式、比拟式、接触式、诅咒式、灵符式、禁忌式和占卜式等。巫术所要控制的对象基本分两类，一是利用尊敬、屈服、讨好等手段，希望祖先或鬼神保佑，免灾降福，这是对一般善神的法术；另一类则通过歧视、诅咒、鞭挞、驱赶等手段，驱邪护身，祈求除疾太平，这主要是针对恶神而采取的手段。这些巫术手段和仪式在汉代道教兴起后，大都为道教中的符箓派所汲取，成为道术的一部分。巫术及巫术行为，从宗教学的角度分析，是人类宗教行为的最早期形式或前期形态，它与完善的人为宗教相比较，属于原始宗教的范畴，是原始宗教的表现形式。巫术起源于原始社会的早期，它的产生不仅有社会历史方面的原因，而且有人类认知方面的因素。具体说来与人类早期的原始思想有着密切的关系。

我们的先民在原始社会早期，由于认知能力还处于低下阶段，因而先民对许多的自然现象和人体生理、病理现象，如日月、山川、风雨、雷电、梦幻、疾病、生死等都感到十分困惑和难以理解，更谈不上正确处理人与外界的关系，包括人与自然、人与社会、人与人及其身心内外等诸多关系。由于知识和智力水平的限制，人类原始思维明显带有想象思维的特点，认为在纷繁的自然现象和人事现象后面都有相应的神灵在主宰及操作，由是萌生某种敬畏的心理，产生对自然和祖先的崇拜，进而出现图腾、灵物崇拜，以及鬼神崇拜，因此，便形成了鬼神信仰之类的原始宗教意识。有了崇拜和信仰观念，就形成了一种信念，即深信宇宙自然和人事中存在着人们看不见的种种相互影响的关系，因此，古人认定只要借助某种仪式，采取相应的方法，就可以与外界主宰沟通，并按照人的意愿去控制它，如此巫术便产生了。从一定意义上来说，巫术是

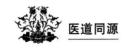
早期人们试图控制自然和外界环境的一种尝试与努力，并在心理上产生一种愿望而得到一定的心灵上的安慰。

巫术与巫是紧密结合的，巫术的实施主要由巫来进行。原始宗教起先并无专职的巫师，当时每个氏族成员都可以成为巫术的实施者。但随着原始宗教的发展，宗教仪式繁杂化，客观上要求有专人来实施宗教活动，这样专职的巫婆和巫师便应运而生了。汉代许慎在《说文解字》中说："巫，祝也。女能事无形，以舞降神者也，像人两袖舞形，与工同意。古者巫咸初作巫。凡巫之属皆从巫……能斋肃事神明者。在男曰觋，在女曰巫。"巫是人与神灵世界的沟通者，巫能通神灵，古文字灵的写法为"靈"，灵字上面是雨字头，表示天际；下面是个巫字，表示巫师与天上神灵能沟通；中间是三个口，表示巫者口中或唱、或说、或喊、或咒等，口中发出各种不同语音就可以与神灵对话，即可表达要对神灵诉说的愿望，其意《说文解字》曰"巫以玉事神""灵，巫也"。巫师自称能与神灵交通，上达民意，下传神旨，具有通神灵的功能。典籍中有关神巫的记载很多，如《列子集解》中说："有神巫……命曰季咸，知人生死、存亡、祸福、寿夭，期以岁、月、旬、日，如神。"古代的巫主要分官巫和民巫两大系统，官巫主要测算国运、预卜战争、司掌宫廷祭祀、记辑王言、编纂史册等。民巫主要为民间祈禳、求福、驱邪免灾、预测丰歉、医疗疾患等。而其中以各种巫术手段兼用药物来为人治病，是原始社会巫师的主要功能。古代巫医是巫术活动的一个主要方面，这是因为原始人的生存环境极为险恶，也是原始人们对健康的一种追求，正如《庄子·盗跖》说："古者禽兽多而人少，于是民皆巢居以避之，昼拾橡栗，暮栖木上。"如《礼记·礼运》中对古代先民早期艰难生活的描述："昔者……未有火化，食草木之实、鸟兽之肉，饮其血，茹其毛；未有麻丝，衣其羽皮。"对于远古时代先民最大的威胁是疾病和死亡。据考古研究发现，原始人的体质和平均寿命都不高，死于童年的概率高得惊人。如北京

周口店发现的 22 具北京猿人遗骨中，判定死于 14 岁以下的有 15
人；死于 15 至 30 岁，以及 40 至 50 岁的各有 3 人，而死于 50 至 60
岁的则有 1 人。造成原始人早夭的原因，不外乎自然生活条件的恶
劣导致原始人疾病丛生。由此可见，疾病的产生是古代先民最大的
祸害，而疾病产生的原因又是原始人最为困惑的事情。从巫术产生
的原理分析，巫术所担负的都是人的现实能力所不能及的事。越是
力所不能及，越不能直接控制，便越产生出控制的要求，于是便借
巫术来达到这个目的。所以对生存和死亡的忧患，就使得古代先民
想方设法通过各种手段去控制和影响那些让他们蒙受疾患痛苦的
"超自然力量"，从而驱邪除鬼，消除致病蛊毒，治愈疾患。这样巫
术和医药学就自然而然地结合到一起了，形成人类医学文化史上的
医巫混杂的现象，也使中国早期传统医学发展进入一个特殊的历史
阶段，即巫术医学阶段。

　　学术界关于中国医药学起源的问题，历来存在"医源于生产劳
动""医源于圣人""医源于巫""医源于动物本能"之争，确实这
是个较难说清的问题。不过应当承认，作为人类渴望健康的医药的
起源肯定是很早的，可以说自人类的最早期，由于生存本能的需
要，就开始了简单的医治疾病的探索。例如，以各种形状的砭石去
刺疗身体的疼痛部位，懂得用某种草木去敷护伤口等，但这只是最
初级的医药活动，只是一些简单的医疗经验而已，还谈不上形成有
知识形态的"医药"。从追溯医源的历史来分析，作为人类早期知
识形态的医药知识，应该是包容在原始宗教之中的，原始宗教是人
类医学知识的最初载体，它的具体表现形式就是巫医。我国著名的
史学家陈邦贤在《中国医学史》一书中指出："中国医学的演进，
始而巫，继而巫和医混合，再进而巫和医分立。以巫术治病，为世
界各民族在文化低级时代的普遍现象。"此论对后世多遭非议的巫
术及巫医，在人类早期医学发展史上的开源作用给出了中肯的评
价，事实上也正是如此。

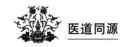

巫师作为原始社会最初的"知识分子"，其独特的社会地位，决定了他们不仅充当部落祭祀大典活动的祭司，而且充任并发挥了原始社会医师的职责。巫师都受过一定的专门训练，他们善于汲取和收集民间关于辨别、采集药物的知识和治病经验，加以整理使之完善、提高，并能针对不同的疾病实施法术和药物。

我国最早有文字记载古代医疗知识和经验是在出土的甲骨文卜辞中，甲骨文是殷商宗室的占卜档案，也是我国现今发现最早的文字记载，铭刻在甲骨文上有关疾病的卜辞占有相当的比例，《甲骨文合集》收录的 320 片甲骨中，记载病例 1000 条左右，卜辞内容涉及内、外、妇、儿、眼、口腔、耳鼻喉、传染病等各类疾病 40 多种。如病首、病目、病自（鼻）、病口、病舌、病言（咽喉）、病齿、奶执（相当于现在的乳腺分泌受阻）、腹不安（腹部疾病）、病骨、病软（浑身无力）、病心（神经官能症）、病旋（眩晕）、祸风（中风）、病疫（传染病）、病蛊（寄生虫）、病蛔、病疟、病育（难产）、病子、病酒（酒精中毒）等。现据《甲骨文刻辞摹释总集》资料的统计和分析，甲骨文记载的巫医有吹、（官）、亘、古、争等，其中以武丁时代的巫吉最为著名，在《甲骨文合集》收录的 320 片卜辞中，有近 1/3 出自巫吉之手。

从甲骨文卜辞记载的内容来看，殷商时期的巫医已懂得使用药物和艾灸来治病。如卜辞"丙戌卜，贞，疗，用鱼""甲戌卜，中（有）疟，秉枣"等记载，说明殷商时的巫医知道用鱼的"行水"特性来化散瘀血，用枣的药性来治疟疾，还有巫医用艾条治病的卜辞，如"又（有）乂（艾），今月（夕）""巫妹乂（艾）子"等，当然巫医治病使用药物是一种辅助手段。巫医治病主要是通过各种厌胜、祈禳、禁咒等法术来遣神役鬼、镇魔压邪、驱除病蛊，这些事例在甲骨文卜辞内容中可以看出。如"午卜殳，有疾趾，惟黄尹。""贞，疾肘？贞，惟父甲？""贞，疾舌，崇于妣庚？"卜辞大意是问有个脚趾生病了，大概是黄尹降的病祸吗？又，卜辞问肘生病了吗？大概是父甲致祸吗？又，卜辞是占问舌头生病了，是亡母庚作祟吗？

殷商时期原始宗教的鬼神信仰气氛十分浓厚，殷商人信奉至高无上的天神和各种鬼神，所以遇事都要由巫师通过卜筮、祭祀，向天神请求旨意和乞求福佑。因此殷人凡遇疾患，不论大病小病均要占问卜筮，只不过规格不同而已。小病用占筮，中病用龟卜，大病用御祭，根据病厄的轻重缓急选择进行。由于殷人把一切疾病的原因归于先人或鬼神作祟，或蛊鬼缠身，故占卜的主要目的就是祈求禳解。另外巫师占卜的目的是为了预卜疾病的治疗措施和转归，这种意图在卜辞中很明显，如获得神灵福佑导致病愈称“宠”，病情有好转称“疒正”，病情迁延变化称“徙”，病无法治疗称“死”，病能克愈称“克”，疾病离身称“去”，等等。殷王朝还设有一种称为“小疒臣”的官职，专门掌管宫廷医事政令，负责执行“龟”“筮”的医疗安排，记载国王或王妃的医疗过程，安排巫医进行祈禳和药物诊治，由此可见殷商时期巫医的地位和作用的确非同一般。从这些殷商卜辞记载中，充分地佐证了巫术医学在古代医药诊治过程中曾经起到中国医药知识的积累和传承作用，为中国传统医学贡献了力量。正如《历史上的科学》一书中所说：“官方的医学把植物药材和矿物药材编成条目，有关这些的知识，曾由各原始文化期的巫医们和巫女们传授下来。”

古代文献《山海经》中记载了十六巫，其中就有巫医：“开东明，有巫彭、巫阳、巫履、巫凡、巫相。”“有灵山，巫咸、巫即、巫盼、巫姑、巫真、巫礼、巫抵、巫谢、巫罗等十巫，从此升降，右药爰在。”巫彭、巫咸就是著名的巫医，《吕氏春秋》称“巫彭作医”。《古今医统》所说：“巫彭初作周室官，谓人唯五谷五药养其病，五声五色视其生，观之以九窍之变，参之以五脏之动，遂用五毒攻之，以药疗之。”“中古有巫妨者，立《小儿颅囟经》，以占夭寿，判疾病死生，世相传授，始有小儿方焉。”在我国历史上巫

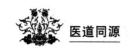

又与祝合称，称巫祝。实际上最初巫与祝的职司是有分别的。《说文解字》对祝的注释："祝，祭主赞词者……兑为口，为巫。"祝者重在口，通过口诵赞词来进行巫术活动。其职司主要是在祭祀仪典方面，故称"祭主赞词者"；而巫的最初行为，专指以舞蹈动作来取媚神灵或降魔伏鬼，后来逐步演变为巫术，配合药物来治病。

巫术医学受其巫术思想的支配，其治病手段除了兼用医药外，主要还是用祈祷、祭祀、诅咒等法术，以祈求先祖的庇佑与鬼神的宽恕，或将蛊毒驱除。由此巫师创立了一套巫术治病法术，后世也称之为"祝由术"或"咒禁术"。

《黄帝内经》中有上古之人运用"祝由"治病的说法，如《素问·移精变气论》云："黄帝问曰：余闻古之治病，唯其移精变气，可祝由而已。"唐代道教医家王冰《素问注释汇粹》注："祝说病由，不劳针石而已。""移谓移易，变谓变改。皆使邪不伤正，精神复强而内守也。"古代以祝由治病，就相当于现在医学上的心理疗法，即通过祝说病由来"移精变气"。祝由的指导思想认为人所遭受的一切祸害疾病，皆由精鬼邪魅作祟，或恶逆之人作蛊毒害之，而天宫的神灵可以降此鬼魅，故要想去病免灾，必须上章奏表天宫神灵，祈请有关职司的天宫下降伏魅驱邪。

总之，道教的医学思想学术，以及用的符咒治病术，与古代巫术医学存在渊源关系，其巫医色彩相当浓厚，无疑可视为原始巫术医学在道教中的延续和发展。当然，由原始巫医向道医演变过程中还有一个中间过渡时期，这个阶段为方士医学时期。

三、方士与中医

我国历史上的"方士"，与"方术之士""方技之士"等的称号，一直被读书的知识分子视为江湖末技，与跑马卖艺、玩把戏、变魔术、巫法之术、走江湖、混饭吃的观念混合在一起了。为什么大家不从历史的正面去研究这些"方士"呢？就是这些方士，他们对中国医学的传承和发展起到了不可忽视的作用，如果当时能称"方士"者，绝非常人，他们各怀方技，否则如何在社会上站住脚？假使说"方士"就是走江湖、混饭吃的一流，虽然多少含有混骗的成分，但也不过是"众庶凭生"，为了生活而所需求，也无什么惭德之处。他们是真正总结实际经验与创新中国医学的开拓者。

春秋末期，秦国医家提出了六致病说，其对病因的解释已突破了巫术医学鬼神致病的观念。而战国时的扁鹊则明确把"信巫不信医"列为"六不治"之一。这表明随着医疗经验的积累、医学思想的进步，传统医学的发展已逐步脱离巫术而独立起来，开始进入一个新的医学时期。但巫术及巫术医学并没有立即消失，巫医的势力仍然很大，它主要是通过方士之术，继续对传统医学发挥着影响。伴随着"方仙道"而产生的方士医学，它的出现是秦汉时期医学发展的一个特点。

周、秦之际"方士"学术的内容，基本上可以将其区分为广义和狭义两种：从广义的范围来讲"方士"的学术内容，凡是春秋战国时期的阴阳家、农家、医家，乃至杂家，都可以归纳在"方士"的学术内容里。倘使只能从狭义的"方士"学术来讲，那便属于专以研究神仙丹药、冀求长生不老，乃至做到"羽化而登仙"的一些专门学术。也就是前面所说的"方仙道"的这一种。不过，我们不要忘记，这种专门学术的研究者，也正是世界文化史上最早期的对于物理与化学等自然科学与药物学的创始者，若是妄加轻视，未免太过遗憾了。关于方仙道的来历，司马迁在《史记》中有一段记载："自齐威、宣之时，驺子之徒论著终始五德之运。及秦帝而齐人奏之，故始皇采用之。而宋毋忌、正伯桥、充尚、羡门高最后皆燕人，为方仙道，形解销化，依于鬼神之事。邹衍以阴阳主运显于诸侯，而燕齐海上方士传其术不能通，然则怪迂阿谀苟合之徒自此兴，不可胜数也。"在这段史料中第一次出现了"方仙道"一词。

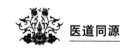

从方仙道善"形解销化，依于鬼神之事"来分析，方仙道与古代原始宗教巫术有着历史继承关系。因此，可以认为方仙道承袭了古代原始宗教之巫术。

春秋战国时，燕齐一带的方士将神仙学说、方技、术数与邹衍的阴阳五行学说融为一体，形成了方仙道，并盛行于世，至于"方"指不死的药方，"仙"指不死的神仙。从方仙道的性质来分析，方仙道与原始巫术医学有一定的关系。大家一提到"方士"就很自然地依循一种传统观念，认为他们就是烧炼神仙丹药之术，服用了"方士"的丹药就可以成为神仙，就可以长生不老，这种观念在古代深入人心，对于这种理念的信仰与追求神仙丹药的风气，一直或明或暗地笼罩着中国古代社会，长达两千年之久，上至帝王，下至平民，历来都很普遍地受到这种"迷信"观念的影响。既然"方士"和"方仙道"是战国时期的产物，大家可以想一想，为什么在那个时期会有这种"方仙道"的产生呢？他们的学术思想的根据难道完全没有可靠的来源，都是凭空捏造，专门欺世盗名而骗人的吗？倘若真是如此，这些所谓的"方士"欺世骗人的谎言与技术也非常值得自豪了，因为他们不但欺骗了过去历史上都属于第一流的聪明人，同时他们欺世骗人的遗风居然能够维持几千年，这不是一件大有可疑的怪事吗？

方仙道及方士的出现绝非偶然，有其历史必然性。从根本上分析，这是"长生不死"观念信仰推动的结果，长生的信仰由来已久，随着医药学的进步，至迟在春秋战国时期，人们就萌发了"长生"与"不死"的观念。此乃古人在经验知识的基础上，经过逻辑推理而得出来的，因为在古人看来，服用药物既然可以治病，可以使人不病，那就可以延年，甚至可以长生不死。这时出现了许多关于长生的神话传说，而且这些长生说往往把长生的愿望寄托在仙药和神仙身上，希望通过服食仙药成为逍遥自在、长生不死的神仙。我国流传甚广的神话故事"嫦娥奔月"就是一例，《山海经》

载有巫彭等十巫，"皆操不死之药"，其中还有"不死之国""不死之山""不死之树""不死之民"等描述。这种对仙境的向往和憧憬，使得春秋战国时期的神仙说大兴，从而出现了许多以求仙、成仙为目的的各种方术，继而形成以求神仙为目标而修习的各种方术的"方士"，蜕变为"方仙道"。

方仙道的"方士"们受神仙信仰的支配，以"长生成仙为务"，故对医学颇为重视，方士兼医是方仙道的一大特征。所以，可以将这一时期方士出身的医家称为"方士医"，以区别于秦汉时期的官医和一般民医。方士医学是秦汉医学发展中的一支不可忽视的力量，它与中国传统医学互为融通，以至于历史上人们常常把医道等同于仙道。明代医家龚廷贤曾在《万病回春·医家病家通病》中指出："医道古称仙道也，原为活人。今世之医，多不知此义。"而在古代文献中也把医术命名为方技，医家传记也载入方技传，这些都与秦、汉方士医学的异常活跃有着密切关系。

马王堆汉墓中出土的医书共十四种，其中有相当一部分属于方士医学的范畴，如《却谷食气》《导引图》《养生方》《杂禁方》《合阴阳》《天下至道谈》等基本属方士医家或神仙家所著，如《足臂十一脉灸经》《阴阳十一脉灸经》《甲乙本脉法》《阴阳脉死候》等书的其中很多内容都与方士医学有关系。秦汉时期方士医学与传统医学的关系及其贡献，主要体现在方士们所创制、修习的各种神仙方术之中。方仙道的方术大体分为三大派别，即"行气、药饵、宝精"，也就是说，古代的养生术也由此分为导引行气、服食炼养及房中养生这三大不同流派。导引也写作道引，是一种以主动的肢体运动为主，并配合吐纳服气（也称行气）或自我推拿（也称按跷或按摩）而进行的一种强身健体、防治疾病的方法。导引行气这一派最为古老，《庄子·刻意》云："吹呵呼吸，吐故纳新，熊经鸟申，为寿而已矣，此导引之士，养形之人，彭祖寿考者之所好也。"过去通常人们对导引的理解是导引神气，以养形魄，是延

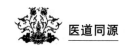

年之道、驻形之术。《神仙传》《淮南子》《楚辞》中都记载了彭祖、王乔、赤松子等神仙方士导引行气的事迹。

战国、秦汉时期盛行的方士医学，在中国传统医学史上占有一定的历史地位，方士医学对传统医学的发展曾经有过积极的贡献。仅载入《古今图书集成》之《医部·医术名流列传》的著名方士医就有凤刚、沈羲、安期生、崔文子、李少君、安丘望之、韩康、葛越、王遥、华佗等。方士医学对传统医学的贡献主要体现在两个方面：一是方士的修仙方术对传统医药养生学的贡献；二是方士医学对本草学和制药学领域的贡献。方士在长生不死的神仙信仰驱使下，积极不懈地寻找各种能延年益寿的天然草本类药物、矿物药及动物药，并且在屡屡寻仙药未果的情况下，至迟在秦始皇时代，方士们就已萌动了人工炼制仙药的思想，这实际上就是中国医学史上化学制药的古代科学，意义非同小可。"方士"们根据阴阳家理论中物理的道理，认为人的生命可以不受自然物理的支配，能够自己自由地控制生命，于是便慢慢发展对于物理变化的寻求，而研究到心物一元的控制方术，因此，便有利用物理的本能产生"方士"修炼神仙法术，再综合物理学与化学的研究，便有医学炼丹术的发明。我们姑且不管"长生不老"的神仙是否真能做到，至少对于以此为目的出发而形成养生学、生理学、药物学、物理治疗学等的雏形，实在是生命科学的先进，也是为好古者所自豪的了。

方士所积极从事的原始炼丹术，扩大了药物的来源与品种，促进了秦汉时期药物学的发展。许多方士都熟谙本草药性，方士医学对本草学的影响及贡献可以从现存的本草学著作《神农本草经》中看到，《神农本草经》和《黄帝内经》一样，并非出自一时一人之手，它是在总结了秦汉以来包括方士医学在内的药物学基础上，经过许多医学者之手，至迟在东汉已成书。从《神农本草经》的内容分析，明显带有方士医学特征，《神农本草经》载有植物药252种，动物药67种，矿物药46种，共365种，以"法三百六十五度，一

度为一日，以成一岁"为原则。在药物的分类上，《神农本草经》
首次提出了上、中、下三品分类法，三品分类法是我国传统医学最
早的药物分类法，这一分类法显然是受到方士服食成仙思想的影
响。其分类是以各种药物的药性是否有助于养性延命和轻身不老作
为划分标准，正如葛洪在《抱朴子·内篇》中引《神农本草经》
所概括的："上药令人身安命延，升为天神……中药养性，下药治
病。"例如《神农本草经》将"丹砂"列为上品之药的第一位，称
"丹砂，味甘，微寒，主身体五脏百病，养精神，安魂魄，益气明
目，杀精魅邪恶鬼，久服通神不老，能化为汞，生山谷"。同样，
方士常用药物太一余粮也是上品药，《神农本草经》说："太一余
粮，味甘平，主咳逆上气、癥瘕、漏下，除邪气，久服耐寒暑，不
饥轻身，飞行千里，成神仙。一名石脑，生山谷。"上品药是毒性
较小的药，多属补养药物，可久服，能"养命"甚至"致仙"。又
如草本药杜仲也被列为上品，称"杜仲，味辛平，主要（腰）脊
痛，补中益气，坚筋骨，强志，除阴下痒湿，小便余沥，久服轻身
耐老。一名思仙，生山谷"。中品药一般是补养而兼有攻治疾病作
用的药物，在《神农本草经》中，雄黄被列为中品药之首。云：
"雄黄，味苦平寒，主寒热、鼠瘘恶疮、疽痔死肌，杀精物、恶鬼、
邪气、百虫毒，胜五兵，炼食之，轻身神仙。一名黄食石，生山
谷。"下药一般有毒，多用于攻治重病。但也有例外，如莨荡子也
称："莨荡子，味苦寒，主齿痛出虫，肉痹拘急，使人健行，见鬼，
多食令人狂走，久服轻身，走及奔马，强志益力，通神。一名横
唐，生川谷。"

综上所述，我们可以清楚地看到方士医学及其医学思想曾对中
国传统医药学产生过深刻的影响，而这足可以视为道教与传统医药
学早期发生相互作用和影响的关系，是中国医药学史不可否认的
事实。

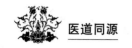

第三节　道教医学与中医的关系

　　道教医学与中国传统医学的关系密切，程度之深，在世界宗教史上是极其罕见的。道教自创立之始就与医学结下了不解之缘。这一方面是由于历史渊源的关系，如前面所说，早期就有巫术与医学、方士与医学紧密联系的历史传统。但更为重要的是道教在创始及发展的过程中，奉行的是一条经医传教、借医弘道的立宗创教模式。随着道教遵循以医兴道宗旨的发展，医道学术必然进一步提高，这对中国传统医学的发展和完善，必然会产生极其重要的影响。

一、以医传教、借医弘道

　　早期道教的创教活动中，就以传统医学思想和医疗学术为发展方向，以《黄帝内经》为代表的传统医学思想在早期道教教义、教理的形成、建构过程中发挥过积极的指导作用。这种传统医学思想对早期道教影响的几部经典如《老子道德河上公章句》《老子想尔注》《太平经》中即能看出来。早期道教的创立，为什么会以医传教、借医弘道呢？

　　道教产生于汉代，东汉末年是中国历史上一个极为动荡不安的年代。由于战乱不断，灾害频繁，导致百姓流离失所，饿殍遍野，疫病大流行，民不聊生。正如诗人王粲在《七哀诗》中所写的那样："出门无所见，白骨蔽平原。路有饥妇人，抱子弃草间，顾闻号泣声，挥涕独不还。未知身死处，何能两相完？驱马弃之去，不忍听此言。南登霸陵岸，回首望长安，悟彼下泉人，喟然伤心肝。"

诗人以极其哀怨的笔锋，将战祸与饥荒给百姓带来的深重苦难泣诉得淋漓尽致。更严重的是伴随而来的各种疫病肆虐流行，汉桓帝时就有三次大疫情，汉灵帝时大规模的瘟疫流行则有五次，到了汉献帝建安年间，疫病流行更是猖獗。在瘟疫的肆虐下，成千上万的百姓被病魔无情地吞噬，甚至形成十室九空的劫难。曹植在《说疫气》一文中曾这样描述当时疫病横行的惨景："建安二十二年，疠气流行，家家有僵尸之痛，室室有号泣之哀；或阖门而殪，或覆族而丧。"面对如此悲惨情景，以"去乱世、致太平"的救世面目应运而生的早期道教，自然十分重视具有济世活人之功效的医术，不仅把医道作为传教弘道、广纳众徒和扩大影响的一种有力手段，而且视医术为其救世、救己的一种必备学术。

其次，从道教的宗教观来剖析，早期道教把"治国太平"与"治身长寿"视为一体，认为人体疾病的治疗与国家衰乱的治理可以相互类比借鉴，二者都遵循一个共同的原则——"道"。《太平经》中明确提道："上士学道，辅助帝王，当好生积功乃久长。中士学道，欲度其家。下士学道，才脱其躯。上士用之以平国，中士用之以延年，下士用之以治家。"在《太平经》的作者看来，治理国家，为国家除患祛弊同治疗疾病的治身之术在本质上是一样的。都要遵循"道"这个天地法则，只不过是治国者为上医，治病者为下医罢了。传授道经、弘扬道法，有济世、利人和利己之功，不仅能救世，而且能救己、疗人疾病，这些思想后来便成为道门中人的一种共识。这一观念迎合了中国下层民众的心理需求，后世道经在民间为民众争相传写、广为流布，这是一个极大的原动力。从认识上分析，道教早期运用了传统的天人合一、天人相应的思维模式分析世界，包括人体疾病在内的一切事物和现象。如《太平经》云："天地病之，故使人亦病之，人无病，即天无病也；人半病之，即天半病之，人悉大小有病，即天悉病之……夫人有病，皆愿速较为喜，天地之病，亦愿速较为善矣。"早期道教把天人关系视为对应

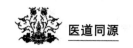

的反映关系，人间疾病是天上病灾的兆示和反映。天地病就会使人也病；反之人无病则天无病。不仅如此，早期道教还进而认为天地之病与人之疾病，在治疗方法上也是相通的，有异曲同工之妙。正是在这种思想的指导下，以标榜顺应人心、治疗天地之大病为己任的道教，必然要高度重视人间疾病的治疗。要想济世，必先济人，也就成为早期道教宗教实践活动的指南。

由于东汉道教的发展传播是从农村下层的群众开始的，而我国农村长期处于愚昧落后缺医少药的境况，尤其是道教发祥地的巴蜀、汉中、东南越人区域，历来就有信巫鬼、重淫祀的传统，其民"俗好巫鬼禁忌"，所以，虽然从秦汉传统医学的总体发展而言，医学已从巫术中分离出来，走上了独立发展的道路，但在这些相对封闭、荒蛮之地，巫医的势力仍然十分强大，在民间乃至社会上层都还很浓烈。所以，以农村群众为对象的早期道教各派，都很重视医术及所谓能治病消灾的巫术，以此来争取和吸收民众入道，也就成为顺理成章的事了。正因为如此，以符咒治病、驱妖捉鬼、祈福禳罪，并以民间巫术、占卜星相图谶活动相结合，就成为道教立宗传教活动的一个主要内容，从而促成了道教以医传教、借医弘道的发展模式。

二、为道者必兼修医术

如果说在汉代道教始创时期，道教与医学的紧密联系只是出于宣传教义、广纳教徒以扩大教势的话，那么，随着魏晋时期葛洪神仙道教体系的建立，上清派、灵宝派的形成，以及南北朝时期道教本身的进一步改造和完善，这种与医学的联系就成为道教自身发展所不可缺少的内在要求了。

东晋时期葛洪神仙道教理论的建立，使道教基本教义从早期"去乱世、致太平"的救世学说，发展成为专注于求"长生久视"

和"度世延年"的学说，这在道教理论的发展史上意义重大。这一转变的完成，使长生不死、羽化登仙成为道教的基本信仰和修炼追求的最终目的。为了达到修道长生这一目的，首先要祛病延年，正如《道藏·真浩》所云："夫学生之道，当先治病。不使体有虚邪及血少脑减，津液秽滞也。不先治病虽服食行气无益于身。"

而医药的作用正是在于治病防病，延长人的寿命，掌握一定的医药知识的技能，是道徒进行自救并进而济人的基础前提，因此，修道者就必先通"医道"。其次，道教本着"内修金丹、外修道德"的宗教伦理实践要求，认为行医施药是一种济世利人的"上功"与"大德"，也是长生的一种先决条件，即所谓"欲求仙者，要当以忠孝和顺仁信为本。若德行不修，而但务方术，也不得长生也"。葛洪在《抱朴子·内篇》中述说："若夫仙人，以药物养身，以求数延命，使内疾不生，外患不入。虽久视不死，而旧身不改，苟有其道，无以为难也。而浅识之徒，拘俗守常，咸曰世间不见仙人，便云天下必无此事……寿命在我者也，而莫知其修短之能至焉。"在葛洪看来，人之寿命长短寿夭操之在我，可以通过药物来养身，以方术来延命，改变身体状况，做到内疾不生，外患不入。又说："夫陶冶造化，莫灵于人，故达其浅者，则能役用万物，得其深者，则能长生久视。知上药之延年，故服其药以求仙，知龟鹤之遐寿，故效其道引以增年。"葛洪在《抱朴子》中还指出："为道者当先立功为上，除过次之。为道者以救人危，使其免祸，护人疾病，令不枉死，为上功也……若德行不修，而但务方术，皆不得长生也。"他说道士掌握医术不仅能自救延年益寿，而且还能济世救人，这是立功德的"上功"。这就是说，为道之人应当积德济世利人，故不可轻视医药，否则只是个平庸的道士，更谈不上"长生"了。他又说道："是故古之初为道者，莫不兼修医术，以救近祸焉。凡庸道士，不识此理，恃其所闻者，大至不关治病之方。又不能绝俗幽居，专行内事，以却病痛，病痛及己，无以攻疗，乃更

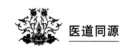

不如凡人之专汤药者。"葛洪在此旗帜鲜明地提出"为道者必须兼修医术"的主张,这对推动道教与医学的发展意义深远。不仅如此,葛洪在《抱朴子》中还猛烈抨击那些"不能修疗病之术"的种种妖道和巫术,他说:"俗所谓道率皆妖伪,转相诳惑,久而弥甚,既不能修疗之术,又不能返其大迷,不务药石之救,唯专祝祭之谬,祈祷无已,问卜不倦,巫祝小人,妄说祸祟,疾病危急。"

正是由于葛洪从道教义理的角度和层次上深刻阐明了医药在长生成仙和济世救人的修道实践中的重要意义,明确提出为道者必须兼修医术的主张,得到道门中人的普遍认同。因此随着魏晋南北朝时期道教的进一步发展,特别是上清派和灵宝派的相继出现,道教与医学的关系更加密切。上清派和灵宝派的修持理论,是结合传统医学理论建构的。这一时期道教逐渐将医学这一手段运用的重心,从"以医传教"转向"借医弘道",这在更深的层次上促进了道教与医学的交融。

三、借医弘道的医学发展时期

(一)上清派的修道思想与医学的关系

魏晋时期道教兴盛起来的上清道新道派,该道派因奉持《上清经》,故名。上清派的出现及兴盛在道教与医学发展史上有着特殊的意义,它开启了后世道教借医弘扬道法之先河。上清派之所以重视医学,能自觉地将医理与道教修炼方术结合起来,这绝非偶然,其原因之一是魏晋时期,道教逐步向上层社会发展,许多高级士族纷纷入道,一改以往道教信徒多出身下层平民的状况。例如晋朝有名的道医殷仲堪就出身于士族,《晋书·殷仲堪本传》记载:"殷仲堪,陈郡人也。祖融,太常、吏部尚书。父师,骠骑咨议参军、晋陵太守、沙阳男。仲堪能清言,善属文,每云:三日不读《道德经》，便觉舌本强。"从这一传记充分说明，殷仲堪出身于名门望族，少奉天师道，精心事神，三日不读《道德经》便觉舌本强之概，可见其奉道之虔诚。殷仲堪因父病，遂"躬学医术，究其精妙"。据记载，殷仲堪曾著有医方书《殷荆州要方》一卷，今已佚。殷仲堪为人治病，除用传统"诊脉分药"的医术外，还擅长用道教章符之术为人疗疾，颇有灵验。如《道藏源流考》记载："殷仲堪者，陈郡人也。为太子中庶子。少奉天师道及正一，精心法事，不吝财贿。家有疾病，躬为章符，往往有应。乡人及左右或请为之，时行周救，弘益不少。"

　　魏晋时期像殷仲堪这种士族家庭出身，又集道法和医术于一身的名道为数不少。这些文化层次较高的道教信徒，对早期道教较为粗陋的修持方术和科仪教诫已不满足，有发展道教修真理法的强烈愿望。上清派本身就是在东晋中叶由江东土著士族奉道世家创立的教派，其主要骨干和传承人有魏华存、杨羲、许谧、许黄民、马郎和马罕等人，他们个人的素养颇高，对《黄帝内经》所奠定的传统医学理论运用相当娴熟，因此具备运用医理来弘扬道法的主客观条件。被上清派尊奉为第一代太师的魏华存（魏夫人），就十分重视医药在修道活动中的作用，这在《魏夫人传》及道书文献中多有披露，如《太平广记》记载："魏夫人者，任城人也。晋司徒剧阳文康舒之女，名华存，字贤安，幼而好道，静默恭谨。读《老》《庄》《三传》，五经百氏，无不该览。志慕神仙，味真耽玄，欲求冲举。常服胡麻散、茯苓丸，吐纳气液，摄生夷静，亲戚往来，一无关见……以晋成帝咸和九年，岁在甲午，王君复与青童、东华君来降，授夫人成药二剂：一曰迁神白骑神散，二曰石精金光化形丸，使顿服之……初，王君告夫人曰：学者当去疾除病，因授甘草谷仙方，夫人服之。夫人能隶书，小有王君，并传事甚详悉。又述《黄庭内景注》……"这些记述，虽说带有许多降受之类的神话色彩，但透过其中宗教渲染的外表，便可以获得一个有价值的信息，

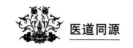

即医药对魏夫人来说，是其修真实践中不可或缺的内容，防病治疾也是其修真历程中所要达到和追求的目标之一。如《上清经述》中有一段魏华存的自白："华存卑贱枯骨之余，自处尘垢，久染浊秽，天地寥邈，高下悬隔，纵恣五浊，翻错臭秽，滞塞灵祇……少好神仙，贪乐长生，心之所诣出于自然，志之所期誓以三光。而值季世俱忌，礼度制置无从脱免，良愿不遂。今形非顾影，体气臭恶，久为垢秽所逼者，徒励节无益。自入刘门，修道日废，须者少闲，内外乖隔，容得斋思，谨按道法，寻求经方入室之制，为欲静护五脏，辟诸疾病耳。"

这段坦露心迹的自白，向世人表明，魏华存从内心深处急于寻找适合修真的"经方"，以便"静护五脏，辟诸疾病"。王明《黄庭经考》曾就《黄庭经》一书的来历进行考析，认为："案黄庭思想，魏晋之际已流行，修道之士，或有密藏七言韵语之黄庭草篇，夫人得之，详加研审，撰为定本，并予以注述；或有道士口授，夫人记录详加诠次。"王明这一考辨很有启发意义，说明《黄庭经》一书原本就是一部魏晋时期的医方之书，后为魏华存所寻获，于是根据道教修真实践的需要而将其改造，并进行了宗教包装，将道法与医理巧妙地结合起来，重新编次，最后写定，遂为后世道门所传诵。

上清派在修持理法上，强调存思存神为修炼大道，这是上清派区别于魏晋时期道教其他道派的最大特色。上清派的修持理论概而言之，即认为天地之间与人体内外存在着各种各样的神灵，尤其是人体的脏腑、五官、脉络和关节之中都有形形色色的神灵镇守，所谓"泥丸百节皆有神"，"凡人身中亦有三官六府，一百二十关节，三万六千神"。这种神灵说在道书中称之为身神，它不仅具有司掌所镇守有脏腑关窍生理功能的职能，而且还司察人间善恶，"人身行恶，身神亦奏之三官；人身行善，则庆其仙品"，足见人法力巨大。修道者若能明了这些神灵各自的名号、服色、形象、职司等，虔诚地存思真神，与诸真交通，配合诵经、祝咒礼仪，外加叩齿、咽津、行气等术，便能感到外神入镇体内，或者保固体内神灵镇身，开生门，塞死户，调畅气机，安和五脏六腑，咏之万遍升三天，千灾以消百病疹。存思存神之术高深者，甚至可以招致仙官前来接引，飞升上清，消除死籍，位列仙班。

从体质上说，身神说是道教上清派修持理法的核心。身神概念由来已久，在老子《道德经河上公章句》及《太平经》中已阐明："怀道抱一，守五神也……人能保身中之道，使精气不劳，五神不苦，则可以长久。"这里所说的五神，相对于形而言，指五脏之神，也即五脏所藏之神，这种说法在《老子道德经河上公章句》中明确指出："谷，养也。人能养神则不死，神谓五脏之神：肝藏魂，肺藏魄，心藏神，脾藏意，肾藏精与志，五脏尽伤，则五神去矣。"显然这种说法是运用了《黄帝内经》的医理对老子思想做阐发的，因《素问·宣明五气论》早已说明："五脏所藏：心藏神，肺藏魄，肝藏魂，脾藏意，肾藏志，是谓五脏所藏。"

《黄帝内经》所谓神的含义，在中医学中，神有外在表现和内心思维两个方面。外在的神，是指整个人体生命活动的外在表现，如整个人体的形象及面色、眼神、言语、应答、肢体活动姿态等，无不包含于神的范围。换言之，凡是机体表现于外的"形态"，都是机体生命活动的外在反映。内心的神，即心主之神志，是指人们的精神、意识、思维活动。

人的精神意识及思维活动是心的又一重要功能。故有"心者，精神之所舍也"的说法。在一些通俗语言中的"操心""细心""痛心""心思""心情舒畅""心事重重""心花怒放""心平气和""心驰神往""心领神会"等都是带有"心"的词，都是指精神、意识、思维而言。因此，精力充沛，意识清楚，思维不乱，即可视为心功能正常的表现。

《黄帝内经》的脏象学说所谓神的生成理论，认为精气是构成

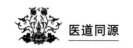

人体和维持机体生命活动的物质基础，也是产生神的物质基础。形者神之体，神者形之用。形存则神存，形谢则神灭。神随着个体的发生、发育、成长、消亡而发生、发展和消亡。神由先天之精气所化生，当胚胎形成之际，生命之神也就产生了。出生之后，在个体发育过程中，神还必须依赖于后天水谷精气的充养。所以《灵枢·平人绝谷》说："神者，水谷之精气也。"

心主神志的生理作用，心藏神，为人体生命活动的中心。其生理作用有二：其一，在正常情况下，神明之心接受和反映客观外界事物，进行精神、意识、思维活动。这种作用称之为"任物"。任，是接受、担任之意，即心具有接受外来信息的作用。有了这种"任物"的作用，才会产生精神和思维活动，对外界事物进行判断。其二，神明之心，为人体生命活动的主宰，在脏腑之中居于首要地位。五脏六腑必须在心的统一指挥下，才能进行统一协调正常的生命活动。所以《医学源流论》说："心为一身之主，脏腑百骸皆听命于心，故为君主。心藏神，故为神明之用。"

心主神志与五脏藏神的关系。中医学从整体观念出发，认为人体的一切精神意识思维活动，都是脏腑生理功能的反映。故把神分成五个方面，并分属于五脏，《素问·宣明五气论》曰："心藏神，肺藏魄，肝藏魂，脾藏意，肾藏志。"人的精神意识思维活动，虽五脏各有所属，但主要还是归属于心主神志的生理功能。故《灵枢·卫气》曰："神生于五脏，舍于五脏，主导于心。"

人的精神、意识和思维活动，属于大脑的生理功能，是大脑对外界事物的反映，这在中医文献中早已有明确的论述。但脏象学说则将人的精神、意识和思维活动不仅归属于五脏而且主要归属为心的生理功能。所以，心主神志的实质是指大脑通过感觉器官，接受、反映客观外界事物，进行意识、思维情志等活动。这种认识是脏象学说的特点所决定的。

以上所述充分说明《黄帝内经》所说的神指的是人的生理与心

理方面，并非道教的神灵，一些道书只是借用《黄帝内经》之辞在自发其义。如《太平经》中对五脏神则更具神灵之义："少年神加，年衰即神灭，谓五脏精神也。千二百二十善神为其使，进退司候，万神为其民，皆随人盛衰。此天地常理，若以神同城而善御之，静身存神，即病不加也，年寿长矣，神明佑之。故天地立身以靖，守以神，兴以道。故人能清静，抱精神，思虑不失，即凶邪不得入矣。其真神在内，使人常喜，欣欣然不欲贪财宝，辨讼争，竞功名，久久自能见神。神长二尺五寸，随五行五藏服饰。君仁者道兴，君柔者德生。中心少有邪意，远方为之乱，神气周流，疾于雷电，急还神明，以自照内，故病自愈人自治。"《太平经》中对五脏神灵的描述，神有较具体的身长、形态、服饰，并且有"斋戒思神救死诀、五神所持诀"的思神法。《太平经》认为神的概念还分为"内神"与"外神"，而且是在具体操作过程中借助思维"画像"进行思神："此四时五行精神，入为五脏神，出为四时五行神精。其近人者，名为五德之神，与人藏神相似；其远人者，名为阳历，字为四时兵马，可以拱邪，亦随四时气衰盛而行。其法为其具画像，人亦三重衣，王气居外，相气次之，微气最居内，皆戴冠帻乘马，马亦随其五行我具为。其先画像于一面者，长二丈，五素上疏画五五二十五骑，善为之。东方之骑神持矛，南方之骑神持戟，西方之骑神持弓弩斧，北方之骑神持镶盾刀，中央之骑神持剑鼓。思之当先睹是内神已当睹是外神也。亦须得师口诀教之……"《太平经》中描述的思想，为上清派所汲取并加以发扬光大，《黄庭经》和《上清洞真经》都将道教神灵思想与传统医学的脏象理论相结合，建构了一个系统和有层次的人体身神理论。

　　《黄庭经》以《黄帝内经》的脏象理论为框架，将《太平经》中的五脏神概念进一步发挥，"散化五形变万神"，从五脏六腑五官诸神名，推及全身，形成"三部八景神二十四真"的身神说系统。即将人体系统分为上、中、下三部，每部各有八景神镇守。上部八

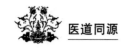

景神镇在人体上元官，中部八景神镇在人体中元官，下部八景神镇在人体下元官。关于八景神二十四真的具体名录《黄庭经》间或有之，但未一一论及，后世道书文献中所记载也不尽一致。据《无上秘要·卷五·身神品》所载上、中、下三部八神名称："上部八神君：脑神名觉元，字道部；发神名玄文华，字道行；皮肤神名通众，字道连；目神名虚监生，字道童；项神名灵谟盖，字道周；脊神名盖历辅，字道柱；鼻神名冲龙玉，字道微；舌神名始梁峙，字道岐。中部八神君为：喉神名百流放，字道通；肺神名素灵生，字道平；心神名焕阳昌，字道明；肝神名开君章，字道青；胆神名龙德拘，字道放；左肾神名春元直，字道卿；右肾神名象他元，字道主；脾神名宝元全，字道骞。下部八神君为：胃神名同未育，字道展；穷肠神名兆滕康，字道还；大小肠神名逢送留，字道厨；胴神名受辱，字道虚；胸膈神名广瑛宅，字道神；两胁神名辟假马，字道成；左阴右阳神名扶流起，字道圭；右阴左阳神名色表明，字道生。"这些名目繁多的身神，都有各自的名字、服饰、形长及僚属，分别是所在部位的主司之神灵，具有调节和控制人体各脏器和关窍生理与心理的功能。上清派修道理法认为，修道之人若能昼夜存念，呼其神名，如《黄庭内景玉经诀》那样："诵之万过使调和三魂，制炼七魄，除去三尸，安和六腑，五脏生华，色返婴孩，百病不能伤，灾害不得干。万过（遍）既毕，自然洞观鬼神，内视肠胃，得见五脏。其时当有黄庭真人、东华玉女教子神仙焉。此文不死之道也。"

《黄庭内景玉经注》指出："黄者，中央之色也；庭者，四方之中也。外指事，即天中、人中、地中；内指事，即脑中、心中、脾中，故曰'黄庭'。内者，心也；景者，象也。外象谕，即日月星辰云霞之象；内象谕，即血肉筋骨脏腑之象也。心居身内，存观一体之象色，故曰'内景'也。"《黄庭经》借医弘道，将道法与医理联系起来，用《黄帝内经》及传统医学理论为指南，建构道教修道的理法。修道法理与《黄帝内经》"人与天地相参，与日月相应"的天人相应的整体医学观是一脉相承的。《黄帝内经》指出天、地、人是一个相互联系的统一整体，人体是一个小天地，人体结构与天地结构相参照，与日月运行节律相应，故认为医学理论应当"法天则地，象似日月，辨别星辰，逆从阴阳"。"黄庭"一词外指"天中、地中、人中"，内指"脑中、心中、脾中"，而"内景"一词"外象谕即日月星辰云霞之象，内象谕即血肉筋骨脏腑之象"，其思想显然仿效《黄帝内经》。

其次，道教上清派借用医理弘道，还突出表现为其身神系统是以传统医学的脏象理论为基础建构的。所谓脏象，即藏于体内的内脏所表现于外的生理功能和病理现象。脏象学说是传统医学的一个重要基础理论，是关于人体脏腑活动规律及其相互关系的学说。它认为人体是以心、肝、脾、肺、肾五脏为中心，以胆、胃、大肠、小肠、膀胱、三焦等六腑相配合，以气、血、精、液为物质基础，通过经络使脏与脏、脏与腑、腑与腑密切联系，外连五官九窍、四肢百骸，构成一个有机联系的整体。《素问·六节脏象论》云："帝曰：脏象何如？岐伯曰：心者，生之本，神之处也，其华在面，其充在血脉，为阳中之太阳，通于夏气。肺者，气之本，魄之处也，其华在毛，其充在皮，为阳中之太阴，通于秋气。肾者主蛰，封藏之本，精之处也，其华在发，其充在骨，为阴中之少阴，通于冬气。肝者，罢极之本，魂之居也，其华在爪，其充在筋，以生气血，其味酸，其色苍，此为阳中之少阳，通于春气。脾、胃、大肠、小肠、三焦、膀胱者，仓廪之本，营之居也，名曰器，能化糟粕，转味而入出者，其华在唇四白，其充在肌，其味甘，其色黄，此至阴之类，能于土气。凡十一脏，取决于胆也。"综合《素问》之《阴阳应象大论》《金匮真言论》《六节脏象论》《五脏生成篇》《五脏别论》中有关脏腑功能论述的各篇，根据其功能活动的脏腑表里的联系，内脏与外在五官组织等的联系规律，脏腑与阴阳五行

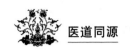

的关系，我们可以得出传统医学脏象理论的核心，即以五脏为主体的五个功能活动系统。

表1　五行配属关系表

五行	木	火	土	金	水	宇宙"五数"的信息与五大系统的对应
八卦	震巽	离	坤艮	乾兑	坎	后天八卦与五大系统的吻合
五季	春	夏	长夏	秋	冬	太阳辐射角与五大系统的关系
五方	东	南	中	西	北	地球自转和公转引起的磁场定位
五气	风	暑	湿	燥	寒	气候易移引起的环境变化
五色	青绿	赤红	黄	白	黑	可见光波长的长短变化
五味	酸	苦	甘	辛	咸	性味与五大系统（包括五脏在内）的变化
五音	角	徵	宫	商	羽	音调清浊间的渐变
五声	呼	笑	歌	哭	呻	外在情绪的变化
五数	3	2	5	4	1	河图天地生数与五行的配属
五体	筋膜	血脉	肌肉	皮毛	骨髓	高等动物机体的五种形态结构
五官	舌	眼	鼻	口	耳	人体面部五行的次级分布
五脏	肝	心	脾	肺	肾	与五体五官（爪、面、宫、毛、发）相同
六腑	胆	小肠	胃	大肠	膀胱	配"三焦"称六腑
五常	仁	礼	信	义	智	源自"五数"的理论规范
五劳	步	视	坐	卧	立	人体五种动静状态
五输	井	荥	俞	经	合	经络的信道与门户（穴位）
五情	怒	喜	思	悲	苦	内在情感（情志）的外显
五精	魄	神	意	魂	志	精神与五脏的内在牵连
五时	平旦	日中	日西	日入	夜半	时间的五个大概阶段
过程	生	长	化	收	藏	万物的发展过程

《黄帝内经》所奠定的中医脏象理论为《黄庭经》所借鉴，成

为《黄庭内景经》建构其存思存神修炼道法的理论框架。现存《黄庭内景经》其中有一半的章节主要阐述脏腑的生理功能，如《肺部章》第九、第三十四节言肺之功能："肺部之宫似华盖……七元之子主调气，外应中岳鼻齐位……喘息呼吸体不快。肺之为气三焦起，视听幽冥候童子，调理五华精发齿，三十六咽玉池里，开通百脉血液始，颜色生光金玉泽，齿坚发黑不知白。"《心部章》第十、第三十一节言心之功能："心部之宫莲含华，下有童子丹元家，主适寒热荣卫和……调血理命身不枯，外应口舌吐五华。心典一体五脏王，动静念之道德行，清洁善气自明光，坐起吾俱共栋梁，昼日曜景暮闭藏，通利华精调阴阳。"其他脏部也都如此。

五脏六腑是《黄庭经》身神系统的核心，在此基础上《黄庭经》又根据《黄帝内经》脏腑与五官、四肢、百骸、诸窍相互对应，以紧密联系的思维模式论述了面部七神，即发神、脑神、眼神、鼻神、耳神、舌神、齿神等，并言："至道不烦决存真，泥丸百节皆有神。发神华苍字太元，脑神明上字英玄，鼻神玉垄字灵坚，耳神空闲字幽田，舌神通命字正伦，齿神腭锋字罗千，一面之神宗泥丸，泥丸九真皆有房。"道教上清派在《黄庭经》五脏六腑用面部七神的基础上，又参照三焦、三关、三丹田的人体部位概念，将人体身神范围加以扩大，最终形成三部八景神二十四真的身神系统。

上清派的身神概念带有很强的生理功能的意味，它实际上是道教神仙思想与《黄帝内经》十二官概念的组合。《黄帝内经》把十二概念用职官比喻的手法，形象地指出五脏六腑的生理分工及其相互协调的论述，如《素问·灵兰秘典论》云："黄帝问曰：愿闻十二脏之相使，贵贱何如？岐伯对曰：悉乎哉问也！请遂言之。心者，君主之官也，神明出焉。肺者，相傅之官，治节出焉。肝者，将军之官，谋虑出焉。胆者，中正之官，决断出焉。膻中者，臣使之官，喜乐出焉。脾胃者，仓廪之官，五味出焉。大肠者，传道之

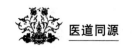
官，变化出焉。小肠者，受盛之官，化物出焉。肾者，作强之官，伎巧出焉。三焦者，决渎之官，水道出焉。膀胱者，州都之官，津液藏焉，气化则能出矣。凡此十二官者，不得相失也。故主明则下安，以此养身则寿，殁世不殆，以为天下大昌。主不明由十二官危，使道闭塞而不通，形乃大伤，以此养生则殃，以为天下者，其宗大危，戒之戒之。"《黄帝内经》运用十二官的概念对脏腑功能进行拟人化的描述，不同的官职就有不同的职能、使命。心为君主之官，君主即过去的皇上，强调了心在脏腑系统中的中心地位和作用，"主明则下安……主不明则十二官危"，《黄帝内经》的这一思想被道教上清派汲取，并从宗教神学的角度加以改造，发展成为运用有名有姓，有服饰、职司、僚属的各种神灵，以此来刻画人体各部位器官组织的生理机能，这也是上清派存思存神修道理法的一个显著特征。

（二）灵宝派的修道思想与医学的关系

灵宝派是以信奉和传承《洞玄灵宝部经》而形成的一个道派，其产生时期与上清派大约为同时期。这一道派重视符箓科教、斋醮科仪，其与医学的关系虽然没有上清派与医学关系那么紧密，但这两个道派在借医弘道方面是一致的。

灵宝派在道教上响亮地喊出了"仙道贵生、无量度人"的口号，这一重生思想，对于道教与医学发展的关系具有深远的影响。灵宝派从仙道贵生、无量度人的这一宗教思想出发，十分强调奉诵《灵宝经》的医疗养生价值和效果，被道门奉为万法之宗、群经之首的《灵宝无量度人上品妙经》声称："元始天尊悬坐空浮五色狮子之上，说经一遍，诸天大圣同时称善，是时一国男女聋病皆开聪；说经二遍，盲者明目；说经三遍，喑者能言；说经四遍，跛痾积逮皆能起行；说经五遍，久病痼疾一时复形；说经六遍，发白返黑，齿落更生；说经七遍，老者反壮，少者皆强；说经八遍，妇人怀妊，鸟兽含胎，已生未生皆得生成；说经九遍，地藏发泄，金玉露形；说经十遍，枯骨更生，皆起成人。是时一国是男是女莫不倾心，皆受护度，咸得长生。"

灵宝派用宣传诵经的医疗养生效果来达到劝善度人之目的，这也是灵宝派借医弘道的一种方式。灵宝派经典中有不少医药方面的内容，其中《太上灵宝芝草品》就是专论草药的道教医学著作。全书共收录 127 种草药，谓食之可以升仙。每种芝草都有附图，并注明该药产地、形状、药性、功用等。灵宝派的修炼方术虽然以符箓咒术、斋醮科仪见长，但该派同样对服食养生之术感兴趣。《太上灵宝五符序》中记载的是各种服食养生、祛疾治病方，多达数十种，有的还冠以"灵宝"之名。主要有"灵宝服食五芝之精""灵宝三天方""延年益寿神方""饵胡麻法""真人绝谷方""出外益体服食方""辨菊亿法""饵杏子法""夏禹受真人方""仙人下三虫伏尸方""神仙修养方""地黄神酒方""松脂酒方""枸杞酒方""五茄酒方""天门冬酒方"等。灵宝派道士中有不少擅长医药疗疾之术，如灵宝派的重要传人，南朝著名道士陆修静著有《云笈七签》，足见灵宝派与医学之关系。

从《灵宝经》修持理法的内容与结构上分析，灵宝派以五方、五帝、五色为模式建构起来的修持理论与传统医学脏象系统有相通之处，尤其是早有灵宝派的"太清五治法""食日月精之道"等修炼之法，更是借医理阐释道法，是以传统医学脏象理论为基础建构起来的。《灵宝五符序》中的主要思想，就是以五方之帝灵配五色、五气、五星、五季，作为其理论的基本构架，在此基础上以传统医学的脏象系统为参照，阐明了古之灵宝派"仙人挹服五方诸天气经""太清五治法""食日月精之道"的存思服气之术，如"太清五始法"借《黄帝内经》的脏象理论而述："行东方之道，木肝王，心为上相，常以立春、春风入靖室，各首。其卧，瞑目存其，内思肝气正青，赤神侍之，黄气养之，随身正青，上与天通，太清

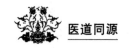

元气下入身中，勾芒来至，老君主之……行南方之道，火心王，脾为上相，常以立夏、夏至入靖室，各首。其卧，瞑目存神，内思心气，正赤如日，黄神侍之，白气养之，随身正赤，上与天通，太清元气下入身中，祝融来至，太一主之……行西方之道，金肺王，肾为上相，常以立秋、秋分入靖室，各首。其卧，瞑目存神，内思肺气正白，黑神侍之，青气养之，随身正白，上与天通，太清元气下入身中，辱收来至，太和主之……行北方之道，水肾王，肝气为上相，常以立冬、冬至入靖室，各首。其卧，瞑目存神，内思肾气正黑，元气漂漂如山，出云浮行着天，上与天通，太清元气下入身中，一身尽热，赤气养之，玄黄五色玄冥来至，道君主之……行中央戊己之道，土脾王，肺为上相，六月土王日入靖室，正向南坐，瞑目存神，内思脾气正黄，白气侍之，黑气养之，随身正黄，上与天通，太清元气下入身中。正黄浑如鸡子，淡泊无为，万物自然，禺疆来至，道君主之……"

从上述"太清法五始法"的内容来分析，对照前文《黄帝内经》脏象系统，我们不难发现这一功法基本是以脏象系统结构为框架建构起来的，并且依据各脏象的五行属性的生克关系来确定每一道的主要脏器（王）和辅助脏器（上相）。如《黄帝内经》认为，肝（木）生心（火），肝藏血以济心，故东方之道以木为肝王，心为上相；心（火）生脾（土），心阳温煦脾土、助脾运化，故南方之道以火为心王，脾为上相；肺（金）生肾（水），肺气清肃下行，通调水道以助肾水，故西方之道以金为肺王，肾为上相；肾（水）生肝（木），肾藏精以滋养肝血，故北方之道以水为肾王，以肝为上相；脾（土）生肺（金），脾气散精，上归于肺，故中央之道以土为脾王，以肺为上相。由此可知，道教灵宝派的修持理法是在传统医理的指导下建构起来的，这种借医弘道的思想在《太上灵宝五符序》所载的另一修炼技法"食日月精之道"中也很突出。文中以"人与天地相参，与日月相应"的医理，详细阐述了"食日月精之道"的人体生理思想，如《太上灵宝五符序》云："人头圆象天，足方法地，发为星辰，目为日月，眉为北斗、耳为社稷，鼻为丘山，口为江河，齿为玉石，四肢为四时，五脏法五行亦为五帝，亦为五曹，上为五星，下为五岳，内为五王，外为五德，升为五云，化为五龙。五脏者谓肺、心、肝、脾、肾也；六腑者，胆为肝腑，胃为脾腑，大肠为肺腑，小肠为心腑，膀胱为肾腑，脐为都乡腑，胆为天子大道君，脾为皇后贵女，心为太尉公，左肾为司徒公，右肾为司空公。八卦神八者并脐太一为九卿，十二环楼神十二人，脾中谏议大夫十二人并三焦神合三人合二十七大夫。四肢神为八十一元士，上元气为冠盖使者，下元气为大鸿胪，上部九变，中部九孔，下部九名，法九州也。三公府、九卿府、二十七大夫府、八十一元士府合为百二十府。府为万八千乡，上神三万六千为三万六千亭，亭有五塿，为十八万塿。又肺为玉堂尚书府，心为降宫元阳府，肝为青阳宫兰台府，胆为紫微宫无极府，脾为中宫太素府，肾为幽昌宫太和府。"

综上所述，道教上清派和灵宝派在其修炼理法的建构中，都重视和发挥传统医理的作用，树立了道门借医理弘扬道法的典范，对后世道教与医学关系的发展产生了深远的影响。其中上清派茅山宗的开创者陶弘景就继承了上清派借医弘道的传统，医道兼通，陶弘景在道教和医学两个领域都卓有建树，成为南北朝时期集高道和名医于一身的代表人物。

四、魏晋南北朝的道教医家及医学发展

魏晋以来，随着道教与医学关系的进一步发展，修道而兼通医术者层出不穷，在道教史和中国医学史这两个领域都享有盛誉的道教医家不乏其人。魏晋南北朝时期较著名并且列入《古今图书集成·医部·医术名流列传》的道士医家有封君达、董奉、负局先生、

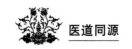

葛仙公、鄞邵、蔡谟、殷仲堪、葛洪、许逊、徐熙、徐秋夫、羊欣、刘涓子、徐嗣伯、顾欢、徐謇、张远游等；此外，葛洪之妻鲍姑，以及上清派茅山宗师陶弘景颇精于针灸、医药和养生术；中国医学史上的第一部制药专著《雷公炮炙论》的作者雷敩也是一位道教医家。

（一）道教医家葛洪对医学的贡献

魏晋时期的著名道教医家首推葛洪。葛洪，字稚川，自号抱朴子，丹阳句容人。葛洪出身于江南士族家庭，祖辈世代为官，在十岁时丧父，家道中落。葛洪少好神仙术，《抱朴子·内篇·校释》说他对"河洛图纬，一视便止，不得留意也。还喜星书及算术、九宫、三棋、太一、飞虎之属。"葛洪曾学过风角、望气、三元、遁甲、六壬、太乙之法。但只是粗知其旨，并不精研。葛洪的从祖葛玄，字孝先，好神仙修炼之术，是东吴有名的道士，号葛仙公。曾师从左元放（左慈），得《太清丹经》《九鼎丹经》《金液丹经》。由于葛洪"尤好神仙导养之法"，于是"悉得其法"。后来葛洪在羁留广州期间，《葛洪传》说他又曾"师事南海太守上党鲍玄"，"玄亦内学，逆占将来。见洪，深重之。以女（鲍姑）妻洪。洪传玄业，兼综炼医术。"葛洪到了晚年，便隐居罗浮山，积极从事采药炼丹活动，并笔耕不辍。

葛洪的医学著作甚多，除了专述养生服食方之外，其医学价值最高的首推《金匮玉函方》一百卷、《肘后备急方》三卷，现存《肘后备急方》一书。其中经陶弘景增补得一百零一方的又名《肘后百一方》，至金代，杨用道又把唐慎微的《证类本草》所载的附方摘录增入，名为《广肘后备急方》，这就是现今传世的版本，收入明代《正统道藏》中。据《葛洪传》言葛洪著的《金匮玉函方》已失传，但从葛洪在《抱朴子·内篇·杂应》的自述中，我们仍然可以窥见这一医书的主旨，如说："余见戴霸、华佗所集《金匮绿秩》《崔中书黄素方》及《百家杂方》五百许卷。甘胡、吕傅、周始、甘唐通、阮河南等，各撰集《暴卒备急方》，或一百十，或九十四，或八十五，或四十六，世人皆为精悉，不可加也。余究而观之，殊多不备，诸急病甚尚未尽，又浑漫杂错，无其条贯，有所寻按，不即可得。而治卒暴之候，皆用贵药，动数十种，自非富室而居京都者，不能素储，不可卒办也。又多令人以针治病，其灸法又不明处分寸，而但说身中孔穴荣输之名，自非旧医备览《明堂流注偃侧图》者，安能晓之哉？余所撰百卷，名曰《玉函方》，皆分别病名，以类相续，不相杂错，其《救卒》三卷，皆单行径易，约而易验，篱陌之间，顾眄皆药，众急之病，无不毕备，家有此方，可不用医。"葛洪的这一自述表明了《金匮玉函方》一百卷的写作动机及其与《肘后备急方》三卷的关系。《肘后备急方》乃《金匮玉函方》的简要本，这从现存《肘后备急方》葛洪所作的序言中可得到证实，如说："余既穷览坟茔，以著述余暇兼综术数，省仲景、元化、刘戴《秘要》《金匮绿秩》《黄素方》近千卷，患其混杂烦重，有求难得，故周流华夏九州之中，收拾奇异，捃拾遗逸，选而集之，使种类殊，分缓急易简，凡为百卷，名曰《玉函》。然非有力不能尽写，又见周、甘、唐、阮诸家，各作备急，既不能穷诸病状，兼多珍贵之药，岂贫家野居所能立办？又使人用针，自非究习医方，素识明堂流注者，则身中荣卫尚不知其所在，安能用针以治之哉……余今采其要约，以为《肘后救卒》三卷，率多易得之药，其不获已，须卖之者，亦皆贱价草石，所在皆有。兼之以灸，灸但言其分寸，不名孔穴，凡人览之，可了其抽用。所用或不出乎垣篱之内，顾眄可具，苟能信之，庶免横祸焉。"

葛洪在他这段自述的序言中，表现出他的一个重要的医学思想，即医家处方用药要以价廉、简便、灵验为原则，选择和实施医疗措施要力求救急、方便、实用。这一讲求实效的医疗思想，是以葛洪为代表的道教医家在继承《黄帝内经》及《伤寒杂病论》所

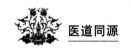

奠定的医学思想诸如辨证论治、调整阴阳、扶正祛邪、因势利导等原则的基础上，在长期的济世行医实践中形成的。并且以其独创性极大地丰富了传统医学的治疗思想。传统医学的治病原则在于辨证论治，尽管临床上的病情千变万化，但只要根据病情的性质、病变的部位和证候的轻重、缓急来采取合适的具体治疗方法，便能取得满意效果。但是葛洪在行医施药的过程中，深感当时医家诊病用药既抓不住主要症状，又喜用贵重药品，远非穷苦百姓所能置办，致使误人。因此，葛洪认为医家在为病人治病用药时，选择方药要以价廉、易得、灵验为准。基于这种医学思想，葛洪在《肘后备急方》一书中所选载的方药多为民间常用的单方、验方，药味简单，便于采用。诸如常山治疟，麻黄治喘，莨菪子治癫狂，海藻治瘿病（甲状腺病），雄黄、朱砂治皮肤病等。像这样一类药物，大都是乡野间的房前室后、沟旁篱下就能采集到的，多数药不必病家花钱。即使有需要大量购买的药，价钱也非常低廉而且易购得，为一般寻常百姓家在经济上所能承受。

葛洪编著的医书《肘后备急方》，就是人们在患病和医治时能及时、迅速查阅之医书，其体例如同现代医学的急症临床手册和验方汇编。葛洪在书中对各种急性传染病、人体各器官的急性病及其他各种疾病，都以简明扼要的形式记载其症状和病因，并详列方药和治术，所谓"众仇之病，无不毕备"，这就大大方便了医家诊断和治疗，患者在仓促发病时能"依言施治"，及时得到治疗，避免病情迁延之误。葛洪在书中除了详记了内服汤药外，还介绍了许多简单易行的外治法，如针法、灸法、角法（拔罐）、推拿、嗪鼻、热熨、蜡疗等。其文语通俗，叙述简练，所列针法、灸法不记穴位名称，只谈具体部位和分寸，使得一般人也易掌握操作，有极强的实用性。这些简易疗法对于治疗中风、心痛、尸蹶、食物中毒及虫蛇咬伤等症都行之有效。可见葛洪的《肘后备急方》体现了"简便、价廉、救急、实用、灵验"的中国医学思想。

葛洪作为一名道医，其对传统医学的融摄与创新，不仅体现在他的医学思想方面，更体现在其具体的医学成就上，尤其是在对疾病的认识方面，葛洪取得了许多堪称一流的成果。在他的《肘后备急方》中，葛洪对伤寒、痢疾、时行、时气（流行性传染病）、瘟疫、疫疠（急性传染病）、狂犬咬人（狂犬病）、骨蒸发尸注（结核病）、丹毒病、沙虱病、马鼻疽、食物中毒等疾病，都有相当深刻的认识和医学创见。如葛洪对天花的流行及发病症状在《肘后备急方》中有这样的描述："此岁有病时行，仍发疮，头面及身，须臾周匝，状如火疮，皆戴白浆，随决随生；不即治，剧者多死。治得瘥后，疮瘢紫黑，弥岁方灭。此恶毒之气……煮葵菜，以蒜齑啖之，即止。"这是世界医学史上公认的对天花这种急性传染病的症状及治疗方法的最早记载，它比阿拉伯医生雷撒斯对天花的描述早了五百多年，这个医学资料在医学史上弥足珍贵。关于结核性传染病肺结核，葛洪已认识到这类病有极强的传染性，并称为"尸注"或"鬼注"，他在《肘后备急方》书中描述："其病变动，乃有三十六种。大略使人寒热淋沥，恍惚默默，不知其所苦，而无处不恶。累年积月，渐就顿滞，以至于死。死后复传旁人，乃至灭门。觉此候者，便宜急治之。"这里的"注"是传染的意思，"尸、鬼"则指病原体。葛洪明确指出患肺痨病者"死后复传旁人，乃至灭门"，因此告诫人们一旦患上此病，应当及时隔离治疗，由此后世医家特别重视对这类"尸注、鬼注"病的治疗，他还创立了不少医治此类病的方法。

　　葛洪还认为霍乱是由饮食传染的疾病，他在《肘后备急方》书中指出："凡所以得霍乱者，多起饮食，或饮食生冷杂物，以肥腻酒鲙而当风履湿，薄衣露坐，或夜卧失覆之所致。"这一认识较前人都更加深入。尤其是葛洪关于对沙虱病的认识，比日本的同类记载足足早了一千多年，在世界医学史上，为最早对这类病的认识和记载。沙虱病也叫"恙虫病"，是远东地区特有的一种地方性传染

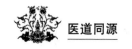

病。该病是由于沙虱螫刺人体后，将寄生于体内的微生物恙虫传入人体而形成的一种疾病，其流行地区多在大溪的丘陵地带，流行季节则在夏季的洪水之后。葛洪在其医著中首次对该病做了正确阐述："山水间多有沙虱，甚细，略不要见。人入水浴及以水澡浴，此虫在水中着人身，及阴天雨行草中，亦着人，便钻入皮里。"关于此病的症状："初得之，皮上正赤，如小豆、黍米、粟粒，以手摩赤上，痛如刺。三日之后，令百节强、疼痛、寒热、赤上发疮。此虫渐入至骨则杀人。"这些描述都与现代临床观察相符合，难能可贵。关于这种病的传染媒介"恙虫"，葛洪在《抱朴子·内篇》中指出："又有沙虱，水陆皆有，其新雨后及晨暮前，跋涉必着人，唯烈日草燥时，差稀耳。其大如毛发之端，初着人，便入其皮里，其所在如芒刺之状，小犯大痛，可用针挑取之，正赤如丹。着爪上行动也。"

葛洪作为一名道教医家，为金丹理论集大成者，他在医学领域的创新还突出表现在制药学方面。道教金丹（外丹）术是以金石矿物为主要原料，用水火相济的方法，人工炼制仙丹，虽然其目标是虚幻的，但它扩大了药物来源的品种，提供了化学制药的技术和设备，客观上促进了化学制药的创始与发展，成为中国乃至世界上化学制药最早的科学实验家。葛洪在长期的金丹实验和济世行医的活动中，十分重视五金八石等矿物性药物的运用，并以此为主要原料炼制丹药。他对一些矿物性药物的药效还做了专门的研究，在传统医学史上，率先将金石类无机药物用化学方法合成的各种丹药应用于临床治疗中。例如以盐水用于霍乱、腹痛、伤寒、中风、胸膈上痰的引吐、疮疡伤口的清洗，水煮磐石渍足治猝死，炼矾石末贮囊置腋下治狐臭，以芒硝、大黄、生地黄汁、荷叶合药治"服石药"过剂，以水银、胡粉、猪脂合药治疮疱等。葛洪还在《抱朴子·内篇》中指出随身携带雄黄，可以防毒蛇咬伤，并且"蛇若中人，以少许雄黄末纳疮中，亦登时愈也"。

道教炼丹术有一整套药物炼制、炮制方法，如飞、升、抽、伏、制、煅、点、炙、浇、研、封、养、淋、渍等，这些方法对传统本草成药的炮制技术产生了深刻的影响。道医雷敩系统地总结了公元5世纪以前的药物采集修治、加工炮制的经验知识，汲取了道教炼丹术的药物加工术法，撰写了中药史上第一部制药专书《雷公炮炙论》，大大地推进了传统制药技术的发展。

（二）道教医家陶弘景对医药本草学的贡献

　　如果说葛洪对传统医学的贡献主要在治疗学领域的话，那么，魏晋南北朝时期另一位著名的道教医家，陶弘景则主要是在药物即本草学及养生学领域著称于医学史。陶弘景，字通明，自号华阳居士。《陶弘景传》称陶弘景"性好著述""尤明阴阳五行……医术本草。"陶弘景一生著述甚多，有《本草经集注》《陶氏效验方》《药总诀》《补阙肘后百一方》《养生延命录》《养生经》《古今刀剑录》等多部著作，可惜多已散佚，但其医学创见仍然可以从其所著的《本草经集注》残存本中窥见一二。《本草经集注》是陶弘景医药著作的代表作，是他在长期采药、用药的实践基础上完成的。自序云："隐居先生在乎茅山岩岭之上，以吐纳余暇颇游意方技，览本草药性以为尽圣人之心，故撰而论之。"大家知道，汉代《神农本草经》是我国药学史上第一次对药物进行较全面、系统地分类著录的本草药学著作。自《神农本草经》问世之后，又陆续有《蔡邕本草》《吴普本草》《李当之药录》等新的本草著作面世。这些著作在《神农本草经》的基础上，增加了魏晋以来所发现的新药，但其体例都不够系统，内容也比较简单，并且有许多失误。如《梁陶隐居序》云："或三品混糅，冷热舛错，草石不分，虫兽无辨。且所主治，互有得失，医家不能备见。"因此，陶弘景下决心勘订整理本草著作，陶弘景经过艰苦努力，在认真整理和校订《神农本草经》三百六十五味药的基础上，又选了《名医别录》所载

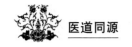

的三百六十五味药，共计七百三十味药。《梁陶隐居序》云："精粗皆取，无复遗落，分别科条，区畛物类，兼注铭时用土地所出，及仙经道术所须，并此序录，合为七卷。"《本草经集注》所收录的药物品种比《神农本草经》多了一倍，其内容包括药物炮制和配制方法、诸病通用药、中毒解救法、服药后的宜忌、药物不宜入汤酒、药物畏恶等是对公元5世纪以前药物学的一次全面综合的大总结。具体说陶弘景对本草学的杰出贡献有三个方面。

第一，陶弘景在《本草经集注》中，改变了《神农本草经》以上、中、下三品进行分类的方法，创立了新的药物分类法。《神农本草经》的三品分类法有很大的局限性，既不能准确区别药物的性能，又难以掌握和寻检，有时还容易造成治疗上的差错。陶弘景对此加以改进，按药物的自然来源和属性进行分类，把七百三十种药物分为玉石、草木、虫兽、果菜、米食、有名未用等七类。这一独创的分类方法，有一定的科学性，后来成为我国古代药物分类的标准方法，一直被沿用了一千多年。唐代官修本草《新修本草》和明代李时珍的《本草纲目》的分类法，都是在陶弘景这个分类基础上发展起来的。与此同时，陶弘景还首创了按药物治疗性能对临床药物进行划分的方法，即总结"诸病通用药"，以病症为纲，按药物的治疗功效，把它们分别归入不同的病症项类，共有八十多类。例如，治风通用药有防风、防己、秦艽等；治水肿通用药有大戟、甘遂、泽泻、葶苈、巴豆、石韦根等；治黄疸通用药有茵陈、栀子、紫草、白鲜皮等。这种划分方法十分便利于医家临床选药和处方参考，为后世历代本草著作所沿用，促进了我国药物学的发展。

第二，陶弘景在药物学术的思想上提出了按病用药、辨证下药的主张。他认为："病生不变，不可一概言之，所以医方千卷，犹未尽其理。"陶弘景指出，同一疾病，症状多种，在每一个人身上的症状及变化不尽相同，所以用药也应有所差别；而且同一药物会因不同病人的具体情况不同而产生不同的效果，医家对药方的配伍要细加斟酌。陶弘景还指出，"按药性，一物兼主十余病者，取其偏长为本"，药"亦有相恶相反者，服之乃为不害，或能有制持之者"。这些思想十分合乎医药道理。如甘草丸中有防己和细辛，其性本来相恶，但二者合用就能消除有害的因素。又如半夏本来有毒，但与其相畏的生姜合用，就能克服它的不良反应，达到治病目的。这些富有辨证因素的药学思想，极大地促进了传统药物学理论的发展。

第三，陶弘景的《本草经集注》在药物的采集、鉴别、加工炮制等方面，也有很大程度的创新。此外，他还在本草学著作的写作体例上首创了以朱点、墨点和无点来分别代表药物热、冷、平属性，为后世本草学者提供了可资借鉴的蓝本。《神农本草经》认为药有酸、咸、甘、苦、辛五味，但由于勉强纳入阴阳五行的框子，所以出现了许多不符合实际的情况。对此，陶弘景并不盲从药味，而是比较注重药性。他把药性更细致地区分为寒、微寒、大寒、平、温、微温、大温、大热等八种，并在书写上用朱、墨点来表示。"诸药主治，唯冷热须明。今以朱点为热，墨点为冷，无点为平，以省烦注也。"这种写法使人对药物性能有了一个清晰的印象，也给后世本草著作以很大的启示。如宋以后的本草书，有的药名就采用阴阳文，实际上就是受此影响而应用于雕版印刷的。由此可见，道教医家陶弘景的本草学术的思想和成就，在我国医药本草发展史上起到了承前启后的重要作用。

陶弘景在医学养生学术方面也有很深的造诣，其所著《养性延命录》一书中蕴涵极为丰富的道教养生学术思想。养生，又称摄生，"摄生"一词最先出自《老子》思想，《道德经》五十章云："盖闻善摄生者，陆行不遇兕虎，入军不被甲兵。"汉代河上公注谓："摄，养也。"养有供养、养护、治疗多种含义。《说文解字·食部》云："养，供养也。从食，羊声。"《周礼·天官·疾医》云："以五味五谷养其病。"郑玄注：养，犹治也。故养生一词引申

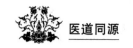

为摄养身心，以期保健延年。先秦道家在养生方面有许多论述和思想。老子《道德经》顺应自然以养生的思想，以及庄周在《庄子》中反复阐扬的"虚静恬淡"的养生思想，都成为后来道教养生学的理论渊薮。

《养性延命录》是陶弘景在系统收集归纳前人养生理论和方法的基础上撰写的一部重要的道教养生著作。该书被收录在《正统道藏》的洞神部方法类，题为《华阳陶隐居集》，其卷首有一则序对此书编撰的由来做了说明："夫禀气含灵唯人为贵，人所贵者盖贵为生……余因止观微暇，聊复披览《养生要集》。其集乃钱彦、张湛、道林之徒，翟平、黄山之辈，咸是好事英奇，志在宝育。或鸠集仙经真人寿考之规，或得采彭坚老君长龄之术。上自农黄以来，下及魏晋之际，但有益于养生及招损于后患。诸本先皆记录，今略取要法，删弃繁芜，类聚篇题，分为上下两卷，卷有三篇，号为《养性延命录》。"陶弘景采摭"上至农黄以来，下及魏晋之际"诸家养生精华，经过删弃繁芜，分别冠以"教诫篇第一""食诫篇第二""杂诫忌禳祈害篇第三""服气疗病篇第四""导引按摩篇第五""御女损益篇第六"等篇名。《养性延命录》在系统归纳前人养生经验的基础上，提出了一整套养生理论和方法，堪称魏晋之际道教医学养生学术集大成之作，其精华部分得以留存至今，泽被后世，弥足珍贵。

陶弘景认为养生即是修道。他在《养性延命录》中引经据典，从贵人重生的道教生命哲学观出发，反复论述了养生在修道中的意义，强调养生和修道的统一性。所谓"养生者慎勿失道。为道者慎勿失生"，必须做到"道与生相守，生与道相保"。这种将养生与修道视为一体的思想，对道教修道的思想影响甚深，为道教确立"生道合一"的基本教理奠定了基础。陶弘景在《养性延命录》中还突出提出了"我命在我不在天"的积极预防未病的养生思想，他在书中说道："仙经曰：我命在我不在天，但愚人不能知此道为生命之要。所以致百病风邪者，皆由恣意极情，不知自惜，故虚损生也。道机曰：人生而命有长短者，非自然也。皆由将身不谨，饮食过差，淫泆无度，忤逆阴阳，魂神不守，精竭命衰，百病萌生，故不终其寿。"

陶弘景确立了"我命在我不在天"的道教养生哲学的生命理论，认为人之夭寿、性命长短在于自身，人们如果平时能加强身心修养，注重生活禁忌，善于运用合理的方法进行调理，就能使身心处于良好状态，防止疾病萌生，必然长寿百岁。说到预防疾病的措施时，陶弘景总结为："若能游心虚静，息虑无为，服元气于子后时，导引于闲室，摄养无亏兼饵良药，则百年耆寿是常分也。"他认为对疾病的预防，要从身心两个方面入手，综合地运用存神、服气、导引、按摩、服饵、食疗、房中术等手段。《养性延命录》的"教诫篇第一"将养生大要归纳为十要："一曰啬神，二曰爱气，三曰养形，四曰导引，五曰言语，六曰饮食，七曰房室，八曰反俗，九曰医药，十曰禁忌。过此以往，义可略焉。"陶弘景提出的一整套养生理论和方法，既是对以往道教养生经验和思想的概括总结，也为道教最终形成修性与修命并重，养神炼形、形神兼养、动静结合、众术合修的医学养生模式打下了理论基础。

陶弘景还提出了饮食卫生、起居宜忌的养生思想。饮食是人类维持生命的基础条件，饮食是否合理直接关系到个体生命质量的高低。道教养生家历来重视饮食调养和饮食卫生，陶弘景在《养性延命录》中认为："百病横夭，多由饮食，饮食之患过于声色。声色可绝之逾年，饮食不可废之一日。为益亦多，为患亦切。"合理调配饮食有益身心健康，而暴饮暴食则损人年命。陶弘景在《养性延命录》中持立"食诫"一篇，专门阐述饮食卫生之道，诸如"食不欲饱、食毕当行、饱食勿大语""谨和酸、咸、甘、苦、辛五味"等。

道教养生学的一个基本思想是"养生以不伤为本"，故道门对

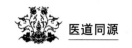

养生禁忌十分重视。如葛洪在《抱朴子·内篇》中就提到伤身的十大方面："才所不逮，而困思之，伤也；力所不胜，而强举之，伤也；寝息失时，伤也；挽弓引弩，伤也；沉醉呕吐，伤也；饱食即卧，伤也；跳走喘乏，伤也；欢呼哭泣，伤也；阴阳不交，伤也。"陶弘景继承了这一养生思想，认为之所以会伤生，主要是不知宜忌，过用而伤生。他在《杂诫忌禳害祈善篇》中，对日常生活起居养生禁忌做出了较全面的阐述："久视伤血，久卧伤气，久立伤骨，久行伤筋，久坐伤肉。凡远思强健伤人，忧恚悲哀伤人，喜乐过差伤人，忿怒不解伤人，汲汲所愿伤人，戚戚所患伤人，寒热失节伤人，阴阳不交伤人……"陶弘景在衣食住行方面归纳出一系列日常养生禁忌，其中有不少是摄生的经验，值得我们重视和借鉴。陶弘景在《养性延命录》中还提出了"服气疗病"的治疗思想，以及"御妇损益"的性医学思想。

（三）道教医家鲍姑对针灸学的贡献

魏晋南北朝时期，传统医学在治疗学、药物学方面，以及在针灸、外科学方面都取得了长足的发展，这与道教医家所做的贡献是分不开的。其中在针灸学方面，出现了我国历史上第一位女针灸学家——鲍姑。鲍姑，名潜光，葛洪之妻。《道藏·鲍姑传》云："鲍姑者，南海太守鲍靓之女，晋散骑常侍葛洪之妻。"鲍姑擅长灸法，其行医济世的足迹遍及海南、番禺、博罗、广州、惠州等地，其事迹当地方志多有记载。鲍姑善用越秀山出产的红脚艾治疗赘瘤与赘疣，"效如桴鼓"。《南海县志》及《羊城古钞》皆云，鲍姑以"越冈天产之艾，以灸人身赘瘤，一灼即消除，无有。历年久，而所惠多"，"每赘疣，灸之一炷，当即愈。不独愈病，且兼获美艳"。鲍姑的医疗活动对葛洪有很大的帮助和影响。葛洪所著《肘后救卒方》中载有医方109条，而其中绝大多数是灸方，多达90多条，书中对灸法的医疗效用、施治方法、宜忌都有系统的阐述，由此可以窥见鲍姑的针灸水平的确不一般。鲍姑是中国医学史上有确切记载的第一位女针灸医家。至今广州越秀山麓的道宫三元宫，仍设有鲍姑祠，专门纪念这位杰出的女针灸医家。

（四）道教外科医术对中国医学的影响

在晋末时出现了我国现存最早的医疗外科专著——《刘涓子鬼遗方》，又称《刘涓子治痈疽仙遗论》。该书为北齐时期龚庆宣所辑，是一部专论因服石而生痈疽的诊断与治疗的方书。魏晋时期道教长生成仙思想产生了广泛的社会影响，社会上掀起了一股服石成仙之风。所谓服石，就是服用石性药物，当时士大夫阶层中最流行的是五石散，即将钟乳石、硫黄、白英石、赤脂石、紫英石等五种矿石药物研成粉末，做成散剂服用。因服用后身体内烦热，必须"寒衣、寒饮、寒食、寒卧，极寒益善"，所以又称"寒石散"。服用过量不仅会引起身体"喜寒"的异常反应，而且会诱发各种"石发""散发"之类的毒性石症，在临床上表现为发烧、生大痈疽、全身溃烂、神志癫狂等症状。晋代医家皇甫谧也曾热衷于服石术。他自云："服寒石药，违错节度，辛苦荼毒，于今七年，隆冬裸袒食冰，当暑烦闷。"他还描述了服石造成的毒症："寒石发者，世莫知焉，晏死之后，服者弥繁……或暴发不常，夭害天年，是以族弟长互，舌缩入喉；东海王良夫，痈疮陷背；陇西辛长绪，背肉溃烂；蜀郡赵公烈，中表六散，悉寒石散之所为也。"针对因服石产生的许多这类新型病症，包括道医在内的许多医家都致力于研究解石毒之方。据记载这一时期有关治疗痈疽、发背的医方书很多，如皇甫谧、曹翕的《论寒石散方》，释道洪的《寒石散对疗》《解寒石散方》《解寒石散论》等，但这些医书大都失传，而《刘涓子鬼遗方》则是留传下来最早的一部专论石症的医疗外科专著，北齐龚庆宣在《刘涓子鬼遗方·卷第一并序》中云："昔刘涓子，晋末于丹阳郊外射猎，忽见一物高二丈许，射而中之，如雷电声，若风

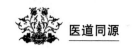

雨，其夜不敢前追。诘旦，率门徒弟子数人寻踪至山下，见一小儿提罐，问何往？为我主被刘涓子所射，取水洗疮。而问小儿曰：主人是谁人？云黄父鬼。仍将小儿相随，还来至门闻捣药之声，比及，遥见三人，一人开书，一人捣药，一人卧尔。乃齐唱叫突，三人并走，遗一卷《痈疽方》并药一臼。时从宋武北征，有被疮者，以药涂之即愈……其孙道庆与余邻居，情疑异常，临终见语，家有神方，儿子幼稚，苟非其人，道不虚行。寻卷诊候，兼辨药性，欲以相传嘱余。既好方术，受而不辞，自得此方，于今五载，所治皆愈。"在这段颇为离奇的叙述中，龚庆宣言这部方书最初是晋末刘涓子从黄父鬼手中所得，后由刘涓子之后裔传授于他。《古今医统》也引《刘涓子传》云："刘涓子，不知何郡人。晋末于丹阳郊外射猎，忽有物高二丈许，因射而中之，走如电击，声如风雨，夜不敢追。明日，率弟子数十人寻其踪迹。至山下，见一小儿云：主人昨夜为刘涓子所射，取水以洗疮。因问小儿主人为谁？答曰：是黄老鬼。乃窥小儿还。将至，闻捣药声，遥见三人，一人卧，一人阅书，一人捣药。即齐声呼突而前，三人并走，止遗一帙《痈疽方》，并一臼药，涓子得之。从宋武帝北征，有被金疮者，以药涂之，随手而愈。论者谓圣人做事，天必助之，天以此方授武帝也。演为十卷，号曰《鬼遗方》云。"

隐于山野的一位异人叫"黄父（老）鬼"，擅长运用丹药治疗痈疽症，当然也不排除有托附之嫌。无论该书作者是否就是异人黄父鬼，但从现今传世的《刘涓子鬼遗方》的内容来分析，此方节首次较为系统地将道教医学的各种医用丹药应用于外科疾病的治疗，不能不说是道教医家学术的创新。例如《刘涓子鬼遗方》关于因服石而生痈疽的早期诊断分析："黄父曰：夫言痈疽何以别之？岐伯答曰：荣卫稽留于经脉之中，久则血涩不行，则卫气从之不通，壅遏不得行，火不止，热盛。热盛则肉腐为脓，然不能陷肤，于骨髓不为焦枯，五脏不为伤，故曰痈。黄父曰：何为痈？岐伯曰：热气浮盛，当其筋骨，良肉无余，故曰痈。"《刘涓子鬼遗方》指出痈和疽可以分别："凡发背外，皮薄为痈，皮坚为疽。"还从临床症状上指出："有黑色者是硫黄毒，有赤色者是丹砂毒，有青色者是硇砂毒，有似盐颗者是钟乳毒，有黄水者是杏、桃仁毒，有白水者是附子、干姜毒。"书中记载金疮、痈疽、疮痂、瘰疬、疥癣用其他皮肤疾患的治疗方，共计 140 个。例如"解钟乳发，雄鸡肘上血一合，将铁粉汤一茶碗调服之解""丹砂发，取黑铅、黄芪、防风、伏龙肝各半两，水一升，煎半茶碗去滓服之解"等，不一而足。

上述都充分说明，魏晋南北朝时期，随着道教与医学关系的日趋紧密，道教医家已成为推动传统医学向前发展的一支重要力量。

（五）道教与医学世家徐氏家族

据《南史·卷三十二张邵传》及《北史·卷九十徐謇传》等史书记载，在南北朝时期，浙江一带出现了我国医学史上一个著名的医学世家，在这个家族中，自徐熙以下至徐才七代，共有十多位载誉史册的名医，其中徐熙为第一代，徐秋夫为第二代，其子徐道度是南朝末名医，医技精湛，被宋文帝称为当时的"五绝"之一。

《南史》记载："徐秋夫生道度、叔向，皆能精其业。道度有脚疾，不能行，宋文帝令乘小舆入殿，为诸皇子疗疾，无不绝验，位兰陵太守。宋文帝云：天下有五绝而皆出于钱塘，谓杜道鞠弹棋、范悦诗、褚欣远模书、褚胤围棋、徐道度疗疾也。"徐道度的医技为当时的五绝之一，足见其医术的精深。其他如徐文伯、徐成伯、徐嗣伯、徐之才也都是名重一时的医家。徐氏医学世家不但医术高明，而且医著甚丰。徐叔向著有《解寒石散方》十三卷、《解散消息节度》八卷、《杂疗方》二十二卷、《杂病方》六卷、《疗少小百病杂方》三十七卷、《疗少小杂方》二十卷、《疗脚弱要方》八卷、《针灸要钞》等；徐嗣伯著有《落年方》三卷、《药方》五卷、《杂病论》一卷；徐文伯著有《疗妇人瘕》二卷、《徐氏家秘》

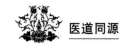

二卷等。虽然这些书已失传，但从中我们仍可以看出徐氏医学世家在南北朝医学史上的显赫名望和家学渊源。

据正史记载，徐氏医学世家的医术源于道家，《南史》载："东海徐文伯兄弟厚。文伯字德秀，濮阳太守熙曾孙也。熙好黄、老，隐于秦望山，有道士过求饮，留一瓠与之曰：君子孙宜以道术求世，当得两千石。熙开之，乃《扁鹊镜经》一卷，因精心学之，遂名震海内。"这段记载披露了一个事实，徐氏医学世家第一代鼻祖徐熙曾得到一道士传授的医书《扁鹊镜经》，于是"精心学之，遂名震海内"。其第二代传人徐秋夫，子继父业，也工于医术。其医术明显带有道家医风色彩，《南史》载："熙生子秋夫，弥工其术，仕至射阳令。尝夜有鬼呻吟，声甚凄怆，秋夫问：'何须'？答言：'姓某，家在东阳，患腰痛死，虽为鬼，痛犹难忍，请疗之。'秋夫曰：'云何厝法？'鬼请为刍人，案孔穴针之。秋夫如言，为灸四处，又针肩井三处，设祭埋之。明日，见一人谢恩，忽然不见。当世服其通灵。"这种立刍人进行针灸并设祭埋之的治鬼病法，是道医治鬼病的手法之一，这种方法在道书中屡见不鲜。徐叔向之子徐嗣伯则以道家医术擅长治疗尸注、鬼注之病，《南史》载曰："常有妇人患滞冷，积年不瘥，嗣伯为诊之曰：此尸注也。当取死人枕煮服之乃愈。于是往古冢中取枕。枕已一边腐缺，服之即瘥。后秣陵人张景，年十五，腹胀面黄，众医不能疗，以问嗣伯，嗣伯曰：此石蛔耳，极难疗，当得死人枕煮之。依语煮枕，以汤投之，得大痢并蛔，虫头坚如石，五升，病即瘥。后沈僧翼患眼痛，又多见鬼物，以问嗣伯，嗣伯曰：邪气入肝，可觅死人枕煮服之，服竟可埋枕故处。如其言，又愈。王晏问之，曰：三病不同而皆用死人枕而俱瘥，何也？答曰：尸注者，鬼气伏而未起，故令人沉滞。得死人枕治之，魂气飞越不得复附体，故尸注可瘥。石蛔者，久蛔也，医疗既癖，蛔虫转坚，世间药不能遣，所以须鬼物驱之，然后可散，故令煮死人枕也。夫邪气入肝，故使眼痛而见魑魅，应须邪物以钩之，故用死人枕也。气因枕去，故令埋于冢间也。"

注病又称疰，指一些传染性和病程迁延的疾病。疰有转注、留住之意。这类疾病因变症多端，名称各异。《备急千金要方》将疰病分为十疰，即气疰、劳疰、鬼疰、冷疰、生人疰、死人疰、尸疰、食疰、水疰、土疰等。道教医家从鬼神致病的宗教神学病因观点出发，认为尸注、鬼注这类疾病乃是由于人为鬼邪所致，魂魄受扰，造成寒热淋沥、腹痛胀满、举身沉重，精神杂错、恒觉昏谬（尸注），或当时心腹刺痛或闷绝倒地（鬼注）。这类疾病有个特点，即得注之后，余气不竭，积年累月，渐就顿滞，以至于死。死后注易旁人，乃至灭门，故称尸注、鬼注。道教医家擅长治疗尸注和鬼注病，认为可用死人枕这类邪物来驱致病的鬼邪之气，达到愈病目的。徐嗣伯惯用死人枕灰去尸注、鬼注病，表明其受道教影响甚深，故能熟谙这类治疗尸注、鬼注病的理法。

徐氏医学世家的道教医术色彩相当浓厚。这在徐氏医学家族的第四代传人徐謇身上表现得十分明显。据《北史》记载："徐謇，字成伯，与兄文伯皆善医药，能为人隔幕把脉诊疾，年垂八十而鬓发不白。成伯还欲为孝文合金丹，致延年法，乃入居嵩高……历岁无所成，遂罢。"这些都表明了道教对徐氏医学世家的深刻影响。

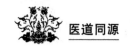

第四节　道教医学的发展与兴盛

　　道教医家对医学的发展随着时代的推进，医药学术也有了进一步的发展。隋唐至宋辽金元，是道教医药学术蓬勃发展的兴盛时期。这一时期，道教医家人数大量增多，就《古今图书集成·医部全录·医术名流传》载著名的道教医家：隋代有杨上善一人，唐代有孙思邈、王冰等十一人，五代有李云卿、显德中二人，宋代有王怀隐、马志、甄栖真、皇甫垣等十八人，金代有刘完素、邱处机等二人，元代有王珪、萨守坚等六人。道教医家占同时期全国医家的比例很高，而那些游走于民间，出没于名山，隐名埋姓悬壶济世的道士医家则更是难以计数。道教医家在传统医学的各个领域中都格外活跃，颇有建树，有许多堪称一流的医学思想和医学成就，成为推动中国医学向前发展的一支重要力量。道教医家的养生理论与方法，经过魏晋南北朝时期的长期积淀，隋唐宋元时期已日趋丰富与完善，特别是随着宋元道教内丹术的盛行，道教医家的养生理论得到进一步的发展。

　　道教医家的学术思想，经过隋唐宋元时期的不断完善，道教修真思想发生了重大的转折，道教修仙途径与方法逐步从外丹术转向内丹术，从重视外炼而转向内修，注重对人体潜能的开发。而丹术的修炼离不开传统医学理论的指导，内丹术对医学知识理论的要求较外丹术更为迫切，这必然使道士更加努力勤修医术，视医术为修真的必不可少的阶梯。这就进一步促进了道教与传统医学之间的紧密联系，从而为中国医学的发展增加了强大的动力。

　　从道教与医学各自发展的外部环境条件分析，这一时期有许多有利的社会因素，特别是统治阶级崇道又重医的政策倾向，为道教与医学的发展开辟了较为广阔的道路。就道教来说，唐宋时期道教的社会政治地位大为提高，特别是唐代和北宋时期，道教备受统治者的青睐和扶持，道教的医家受到皇室器重，有着优越的社会地位。据《宋史》记载，道士皇甫坦，蜀之夹江人，善医术。显仁太后苦目疾，国医不能愈，被推荐入皇室为太后治目疾，立愈，受到高宗的召见和厚赐。

就传统医学的发展来分析，这一时期的医学也进入发展较快的时期。例如唐代的国力强盛，就为传统医学的发展提供了可靠的保障。唐宋元各朝政府都较重视医学，对医家采取了一系列优惠措施，提高了医家的地位，大大促进了医学的发展。隋代开始设置太医署，作为全国最高医学教育行政机关。唐代设立的太医署规模更大，分科更细，不但规定了国家太医署的编制、学制，而且还制定了严格的考核制度。北宋时期道教医家的医术得到长足的发展，这与北宋皇帝既崇道又重医的政策密切相关。据史书记载，北宋的九个皇帝中，至少有五位通晓医术。宋代的开国皇帝赵匡胤喜好医术，曾为其弟艾灸治背；宋太宗赵光义在藩邸时，就对医术产生浓厚兴趣，《宋史》记载他曾"藏名方千余首，皆尝有验者"。他即位后，就从民间游医、道士和僧人中选择医术精良者为医官，充实翰林医官院；而宋神宗赵顼的诊断水平颇高，被称为"上工"。长期以来，医家在社会上的地位一直不高，正如《师说》所云："医巫百工之人，君子不耻。"社会上的士人也耻于以医为业。北宋崇道皇帝宋徽宗即位后，便采取了一系列行政措施提高医家的地位。例如设立医学，为了提高医术，培养出高明的医者，把过去隶属于太常寺的医学分立出来，与其他三学（太学、律学、武学）并属于国子监，大大地提高了医学的地位。此外还采取改革医学考试制度、制定升级制度、立贡额设地方医学等措施，宋代在学医者的医术水平考试方面，更加注重对医者的医技和医疗实践的考核，并根据考核结果进行奖惩，对于不合格者予以除名，这样就促进了医学

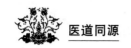

理论与实践相结合的并举发展，有利于高医术人才的培养。在崇道又重医的思想指导下，北宋政府组织了几次大规模校勘医籍，编辑了许多大型医方书籍，这些工作有不少道士参与，并在其中发挥了重要作用。以上所有这些都为道教医家的发展提供了极有利的外部条件，在道教医学发展的同时，传统医学的发展也呈现出前所未有的盛况。

一、道教修炼模式的转换对医学发展的影响

早期道教的修仙模式是在修炼活动中实现其宗教信仰，以达到长生不死为目的。隋、唐、宋、元是道教重要的发展时期，也是道教修仙模式发生重大转换的一个关键时期，道教修炼的重心由外丹术转向内丹术。道教成仙模式的这种由外炼向内修的转换是道教修仙思想的一次重大转折，它对道教与医学的关系产生了深远影响。其中最直接的后果就是进一步密切了道教与传统中医学的关系，这首先是因为道家从事内修，必须要对医药知识和防病治疾之术精熟。内丹修炼法门固然很多，但无论从事哪一门派的修炼，都必须先经过筑基这一门基本功。筑基在丹术中亦称炼己，内丹以人体为基，修炼内丹首先须把自身的条件补足，要符合炼内丹的要求，如同建筑高楼必须要打地基一样。道教内丹筑基炼己的功夫除了包括积德累善、去掉色欲、断绝恶行的伦理道德之类的行为，以及收心止念、内视存神之类的心理修炼以外，对于成年人来说，主要强调补足身体亏损的"补亏"功夫。补亏即针对过去已亏损的身体补益精、气、神三宝，使之达到精足、气满、神旺的健康状态。对于身体疾病的补亏，第一是治病，就是内丹修炼常说的内炼必先祛病，正是此义。对于身体虚弱者则必须通过食补和药补来调理。所以，从事内炼的道士必须掌握一定的祛病之术，以便"自济"和"济人"。由于道教内修理法是以传统中医理论为基础，正如《道教气

功百问》所说："中医的天人合一观、阴阳五行说及其对人体脏腑、经络、气血的说法，基本上都为道教所承袭、发挥，作为炼养中关于人体生命的基本理论，渗透于导引、存思、服气及成熟化的内丹学中。"从事内丹修炼一定要明了人体脏腑经络、气血津液之要，认识和掌握人体的生理功能和病理变化及其相互关系，这是修习内丹功法必不可缺少的基本条件和要求。

从道教修炼内丹的生命理论来分析，道教内丹修炼是以道家的宇宙观、人体观、天人合一原理和阴阳五行说为框架，以中国传统医学的气血、津液、经络和脏象理论为基础，以人体内在的精、气、神为修炼对象，意守丹田，冲督通任，达到疏通人体气血运行的目的，使身心得到全面锻炼，影响和调节生理过程。通过神经作用于体液调节系统，改变新陈代谢过程，既可减慢生化反应速度而达到延缓衰老的目的，又可激发某些功能而达到恢复青春、开发潜能之目的，道教内丹术应用《周易》的象数与义理作为建构丹法的理论基础，并借用外丹术语如铅汞、龙虎、水火、鼎炉、抽铅添汞、以铅投汞、水火既济、金液还丹来概述内炼的过程要诀，但从总体上讲，其功法广泛而形象地运用了传统中医学的阴阳五行、脏象经络等学说，许多具体功诀的实施都离不开人体医学理论的基础和知识背景。正是由于道教内修成仙模式的确立，使得道教修真致仙的宗教实践活动更加重视医道学术探求，修道必须通医术已成为道家的一种共识。所以隋、唐、宋、元以来，精于丹道和医学的"两栖"高道比比皆是。例如被誉为"睡仙"的陈抟，对"方药之书莫不通究"。在金丹派南五祖中，张伯端对医卜之类的"吉凶死生之术，靡不留心"，并对脉络学发展有突出贡献。石泰善医术，常以医济人，病人愈后乃种一杏树以报，遂成杏林，故石泰雅号石杏林，石泰还精于道教内丹养生功法，著有《还原篇》。清人度裕康纂辑的《内外功图说辑要》中收录有"石杏林暖丹田诀图并说"，"治小肠气冷疼，端坐以两手相搓摩，令热极，复向丹田运气

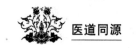

四十九"。诀后还附"加味五苓散方"一则：猪苓、泽泻、白术、茯苓、官桂、茴香、槟榔、木通、金铃子、橘核仁，水煎服。

同为金丹派南五祖之一的陈楠则擅长用泥丸为人疗疾，人病求之，"翠虚捻土付之，病多辄愈，故人呼之陈泥丸"，由此可见其医术非同一般。金丹派南宗教团的实际创始人白玉蟾，十分重视用道教法术治病驱邪，《与彭鹤林书》中将"一符一水愈疾却邪"作为道士必须精通的"外法"。白玉蟾甚至认为"世间所有一切法，法中所有一切门，此皆合药之方、治病之药也"。白玉蟾精于符箓治病之术，常常设坛建醮驱水火，遣逐旱蝗，为民禳灾，驱邪治病，其弟子中也有不少人精于此道。在白玉蟾创建的金丹派南宗教团中，不但注重发挥道教法术治病驱邪、吸引道众、扩大教势的宗教社会功能，而且还从道教戒律的理论高度，将为人治病、救民疾苦视为积行累功的道行，纳入教诫之中。

以上种种，从中可反映出道教修仙模式的转换，对医药学的发展有重要的影响。

二、隋唐时期道教与医学的拓展

隋唐时期，道教与医学得到了全面的拓展。一方面是由于受到修仙模式转换的影响，道门中人纷纷"授医入道"，将道法与医理结合起来。另一方面则是由于道教的医家养生方法的发展和完善，其临床医疗价值和养生保健意义日益为社会所认识和肯定，引起医学界人士的兴趣和重视，不少有识之士开始"授道入医"，积极汲取道教医术及养生方法的精华，纳入医药方书，并应用于临床治疗和保健养生之中。随着道教修仙模式由外炼转向内修，道教与医学的关系愈加密切，许多道徒将修炼方术与医术理论紧密结合起来，授医入道，运用传统中医学的脏象、经络、气血津液学说及诊断理论，来指导内炼养生，其中以唐代女道士胡愔最为典型。

胡愔精通中医理论，乃是一代著名女道医，著有《黄庭内景五脏六腑补泻图》一卷行世，另据《新唐书》及《崇文总目》记载，胡愔还著有《黄庭内景图》一卷、《黄庭外景图》一卷，惜失传。关于胡愔的生平，从《黄庭内景五脏六腑补泻图》的自序中可知一二。该书首篇题为"太白山见素子胡愔述"，自云："愔夙性不敏，幼慕慈门，使志无为，栖心淡泊，览《黄庭》之妙理，窃碧简之遗文，志焦心碎，屡更岁月。伏见旧图奥秘津路，幽深词理。慨玄顺之著，或指示以色象，或略记于神名。诸氏慕修，异端斯起，遂使后学之辈罕得其门。差之毫厘，谬逾千里。今辄搜罗管见……按据诸经，别为图式。先明脏腑，次说修行，并引病源，吐纳除疾，旁罗药理，导引屈伸，察色寻证，月禁食忌。庶使后来学者披图而六情可见，开经而万品昭然。"该序言末题为"大中二年戊辰岁述"，大中乃唐宣宗李忱年号，据此可断定《黄庭内景五脏六腑补泻图》当撰于唐宣宗大中二年（公元 848 年）。胡愔自称"太白山见素子"，太白山乃道教名山。据葛洪《抱朴子·内篇》记载，古之道士，合作神药，必入名山，"可以精思合作仙药者，有华山、泰山、霍山……长山、太白山……太白（山）在东阳"。东阳即三国吴置的东阳郡，太白山在今浙江省金华市的东阳。由此我们可以初步认定胡愔生活于晚唐时期，道号见素子，曾隐居于东阳太白山，幼年慕道，喜读《黄庭经》，有志于道家修炼方术。胡愔在修仙模式上认为"劳苦外求实非知生道"，主张"存神修养"，"不假金丹玉液"，对外修炼成仙模式予以否定。胡愔在《黄庭内景五脏六腑补泻图》的序言中就说："夫天主阳，食人以五气，地主阴，食人以五味，气味相感结为五脏，五脏之气散为四肢十六部三百六十关节，引为筋脉、津液、血髓，蕴成六腑三焦十二经，通为九窍。故五脏者为人形之主，一脏损则病生，五脏损则神灭。故五脏者，神明、魂魄、志精之所居也。每脏各有所主，是以心主神，肺主魄，肝主魂，脾主意，肾主志，发于外则上应五星，下应五岳，皆模范

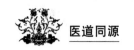

天地，禀象日月，触类而取，不可胜言。若能存神修养，克己励志，其道成矣。"

胡愔运用传统中医学的理论来说明存神修养的道理。《素问·六节脏象论》云"天食人以五气，地食人以五味"，二者通过交感化生人之五脏六腑，正如《素问·天元纪大论》云："在天为气，在地成形，形气相感而化生万物矣。"人是靠天地之精气而产生的，随四时规律而成长，所谓"人以天地之气生，四时之法成"，"天地合气，命之曰人"。《黄帝内经》认为，人是由天地之精气相合而成的，天地之气不仅是人体的基本物质，也是人与天地万物沟通的中介。故《灵枢·岁露》说："人与天地相参，与日月相应也。"胡愔正是运用了《黄帝内经》中的这些医学理论来阐述内修可以使"五脏坚强，诸毒不能损；却老延年，志高神仙"，甚至"神化冲虚，气合太和而升云汉"。因此她在《黄庭内景五脏六腑补泻图》中云："五脏坚强则内受腥腐诸毒不能侵，外遭疾病诸气不能损，聪明纯粹，却老延年，志高神仙，形无困疲，日月精光来附我身，四时六气来合我体。入变化之道，通神明之理，把握阴阳，呼吸精神，造物者翻为我所制。至此之时，不假金丹玉液……自然神化冲虚，气合太和而升云汉。五脏之气结五云而入天中，左召阳神六甲，右呼阴神六丁，千变万化，驭飞轮而适意。是以不悟者，劳苦外求，实非知生之道。"胡愔不但以传统的中医学理论为依据否定了外炼成仙模式，而且还进一步肯定了内炼精气神的意义，指出"精是吾神，气是吾道，藏精养气，保守坚贞，阴阳交会，以立其形"。

在道教与医学关系上，胡愔强调道家内修必须与医学紧密结合，医理是道家内炼养生的理论指导和基础，即所谓"先明脏腑，次说修行"。《黄庭内景五脏六腑补泻图》是一部传统中医理论与道家炼养方术融为一体的典型道教著作。该书以传统中医的脏象学说为理论基础，分别阐明肺、心、肝、脾、肾五脏及六腑各自的生理结构、功能，以及其与四肢百骸、形体官窍的关系，进而阐述其五行属性、病理现象。在此基础上，结合中医的诊断理论和方法，依次对肺、心、肝、脾、肾及胆各腑的养生祛病之术进行阐述。以心脏为例，先应用六气治病法，概述"治心用呵，呵为泻，吸为补"，然后详细论述心的生理功能及病理表现、五行属性及其与形体官窍的关系，如说："治心用呵，呵为泻，吸为补。心火宫也，居肺下、肝上，对鸠尾下一寸，色如缟映降，形如莲花未开之状。凡丈夫至六十，心气衰弱，言多错忘。心重十二两。南方赤色入通于心，开窍于耳（舌），在形于脉。心脉出于中卫。心者，生之本神之处也，且心为诸脏之主……心藏神，亦君主官也，亦曰灵台。心之为噫，雷气通心，于液为汗。肾邪入心则多汗。六腑小肠为心之腑，小肠与心合为受盛之腑。五官舌为心之官，心气通则舌知五味，心病则舌焦，卷而短，不知五味也。心合于脉，其荣色也……血脉虚少而不能荣于脏腑者，心先死也。为南方，为夏日，为丙丁辰，为巳午……其性礼，其性乐。心之外应南岳，上通荧惑之情。心合于小肠，主其血脉，上主于舌。故人之心风者，即舌缩不能语也；人之血壅者，心惊也；舌不知味者，心虚也；多忘者，心神离也；重语者，心乱也；多悲者，心伤也；好食苦味者，心不足也；肺邪入心则多言……心之有疾，当用呵。呵者，心气也……呵能静其心、和其神。所以人之昏乱者多呵，盖天然之气也。故心病当用呵泻之也。"从以上论述来看，胡愔对《黄帝内经》相当谙熟，故能以简练的语句将心这一脏器的生理结构、功能及主要病理特征阐明，为进一步结合心脏诊断之法来确立心脏炼养祛病术奠定了医学理论基础。她把肺、脾、肝、肾四脏皆如此阐述，不难看出胡愔有深厚的医学理论基础及对医学养生的重视，这种将医理作为修行的先决条件的认识，极大地密切了道教与中医学的关系。

胡愔对药疗、食疗、导引、吐纳、服气、咽液、叩齿之术有很深的理论与实践基础，这在她著的《黄庭内景五脏六腑补泻图》中

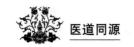

完全反映出来。胡愔写作特点是按照"按据诸经，别为图式，先明医理，次说修行，并引病源，吐纳除疾，旁罗药理，导引屈伸，察色寻证，月禁食忌"依次阐述。全书按脏腑共分六节，每节先绘一图，在根据脏腑理论简要说明该脏器的生理功能、病理特点的基础上，依次论述修养法、相病法、处方、行气法、月禁食忌法和导引法。如书中有如下论述：

"修养法。常以四月五月，弦朔清旦，面南端坐，叩金梁九，漱玉泉三，静思以呼，吸离宫赤气入口，三吞之。闭气三十息以补呵之损。

"相心脏病法。心热者，色赤而脉溢。心病者，颜先赤，口生疮，腐烂，心脑、肩胁、两肋、背、两鼻、臂皆痛，或夜梦赤衣人持赤刀仗火来怖之。心虚则胸、腹、腰相引而痛。

"心病欲濡，急食咸以濡之，用苦以补之，甘以泻之。禁湿衣热食，心恶热及水。心病证当脐上有动气，按之牢。心有病，口干舌强，咽喉中痛，咽食不得，口内生疮，忘前失后，梦见炉冶之类，宜服五参丸：秦艽七分、人参七分、丹参十分、玄参十分、干姜十分、沙参五分、酸枣仁八分、苦参粉八分。石捣筛，蜜和丸如梧桐子，空腹，人参汤下二十丸，日再服。

"六气法。治心脏用呵法，以鼻渐长引气，以口呵之，皆调气如上，勿令自耳闻之，然后呵之。心有病，用大呵三遍，细呵十遍，去心家劳热、一切烦闷。疾瘥止，过度损。

"月食禁忌法。四月勿食大蒜，令人须易白及堕。五月勿食薤，损心气及有毒，并勿食（动物）心肾。心痛宜食大小麦，去霍，忌咸食。"

心脏导引法（四、五月行之）简便易行："可正坐，两手作拳，用力左右互筑，各五六度。又可正坐，以一手向上拓空，如拓重石。又以两手相叉，以脚踏手中，各五六度，闭气为之。去心胸间风邪诸疾。行之良久，闭目，三咽液，三叩齿而止。"

道教拓展隋唐医学的另一个因素是隋唐医家的"授道入医"。隋唐之际，道教养生方法日趋丰富，引起医学界人士的重视，在隋唐《诸病源候论》《千金要方》《外台秘要》三大著名医书中，都包含有大量道教医家养生内容。隋代大业六年（公元 610 年），由太原巢元方等奉诏撰著的《诸病源候论》，就汲取了大量道教养生功法学术的精华，并将道教养生学术应用到临床治疗之中。《诸病源候论》运用《黄帝内经》理论，对内、外、妇、儿各科六十七类疾病的病因、病机、病变与证候，进行了具体阐述，本书以证"候"类述，共计一千七百二十则，该书是我国现存最早的一部病因学专著。其中融合了大量的道家养生学术的导引法，如"其汤熨针石，别有正方，补养宣导"。如在论述"虚劳口干燥候"云："此由劳损气血，阴阳断隔，冷热不通，上焦生热，令口干燥也。其汤熨针石，别有正方，补养宣导，今附于后……养生方导引法云：东向坐，仰头不息五通，以舌撩口中，漱满二七，咽，愈口干。若引肾水，发醴泉，来至咽喉，醴泉甘美，能除口苦，恒香洁。食甘味和正，久行不已，味如甘露，无有饥渴。"

　　这些临床应用的补养导引法多出自于道家的导引养生术。《诸病源候论》还引用了道教"仙经治百病之道""上清真人诀"作为开声白："养生方云：上清真人诀曰，夜行常琢齿，杀鬼邪。又云：仙经治百病之道，叩齿二七过，辄咽气二七过，如此三百通乃止，为之二十日，邪气悉去。六十日小病愈，百日大病除，三虫伏尸皆去，面体光泽。又《无生经》曰：治百病、邪鬼虫毒，当正偃卧闭目，闭气内视丹田，以鼻徐徐纳气，令腹极满，徐徐经口吐之，勿令有声，令入多出少，以微为之。故存视五脏，各如其形色。又存胃中，令鲜明洁白，如素为之，倦极汗出乃止。"

　　从书中所载的补养宣导法的具体内容来分析，有内视丹田、存思存神、内视五脏、叩齿、行气等，全是道家的养生理论。除三尸虫法、吸日月精法，还有一些配合行气的仿生功法，诸如龙行气、

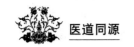

蛇行气、龟行气等，从行功姿势分为偃卧、侧卧、端坐、跪坐、蹲坐、舒足坐等道家功法都录入书中。《诸病源候论》云："温病候。养生方导引法云，常以鸡鸣时，存心念四海神名三遍，辟百邪正鬼，令人不病。东海神名阿明，南海神名祝融，西海神名巨乘、北海神名禺强。又云：存念心气赤、肝气青、肺气白、脾气黄、肾气黑，出周其身，又兼辟邪鬼。欲辟却众邪百鬼，常存心为炎火，如斗煌煌光明，则百邪不敢干之，可以入瘟疫之中。

"呕吐候。养生方导引法云：正坐，两手向后捉腕，反向拓席，尽势，使腹弦弦，上下七，左右换手亦然。除腹肚冷风、宿气积胃、口冷、饮食进退吐逆不下。又云：偃卧，展两胫、两手，左跷两足踵，以鼻纳气，自极七息，除腹中病食苦。

"五脏横病候。养生方导引法云：从膝以下有病，当思脐下有赤光，内外连全身也；从膝以上至腰有病，当思脾黄光；从腰以上至头有病，当思心内赤光；病在皮肤寒热者，当思肝内青绿光。皆当思其光，内外连而没己身，闭气收光，以照之。此消疾却邪，甚验。笃信精思，行之，无病不愈。"

《诸病源候论》对导引治病法论述面广，对后世医学发展影响很大。宋以后医学著作，在病源证候方面多以此书为蓝本。宋代的医制，凡考试医者也以此书为命题依据，足见其在中医史上的地位。《诸病源候论》授道入医思想对密切道教与医学关系及推动中国医学的发展起到了积极作用。在其影响下，唐代的《千金要方》《外台秘要》及宋代的《太平圣惠方》都汲取了道教医家的精华，将道家养生方术推广应用到医学临床实践中。尤其是唐代医家王焘的《外台秘要》，记述临床各科，共分1104门，先论后方，并将《诸病源候论》中的补养宣导方一一原样录入，并进行了补充。王焘重视养生导引法的医学临床价值，自称："至于啬神养和、休老补病者，可得闻见也，余敢采而录之，则古所未有，今并缮辑，而能事毕矣。若乃分天地至数，别阴阳至候，气有余，则和其经渠以安之。志不足，则补其复溜以养之，溶溶液液，调上调下。吾闻其语矣，未遇其人也。不诬方将，请俟来哲。"

上述可见，正是由于来自道教"授医入道"和医家"授道入医"两方面的推动因素，唐代道教与医学的关系不断深化，道教医家在基础医术、本草、外科、食疗、经脉、妇科、儿科等诸多临床领域都有了令人瞩目的建树，涌现出一批像杨上善、王冰、孙思邈等这样的道教大医家，中国传统医学在这个时期得到了全面的发展。

三、隋唐时期道教医家名流举例

隋唐时期，道教医家辈出，是道教和道教医家学术繁荣发展的重要历史时期。其中载入《古今图书集成·医部全录·医术名流列传》的道家名医有杨上善、孙思邈、曹元、韦慈藏、孟诜、日华子、玄（元）珠先生、王冰、沈应善、紫极光道士、陈寨、王彦伯等，就多达十二人。隋唐道教医家在医药学方面，有许多堪称一流的医学思想和医学成就。其中在中医基础理论方面，杨上善与王冰两人各自对《黄帝内经》的整理、研究功绩卓著。然而，过去学术界往往忽略了杨上善和王冰带有道教医家的色彩，因此对他们的学术思想和医学成就的评判有失偏颇。

（一）道教医学名家杨上善

杨上善，隋唐时期的著名医家，其籍贯和生卒年正史无记载，这为后人辨明其确切身份带来一定困难。明代李谦《医史》及徐春甫《古今医统》均记载杨上善曾担任过隋朝大业年间的太医侍御。《古今图书集成·医部全录·医术名流列传》载："按《古今医统》，杨上善，不知何郡人，大业中为太医侍御，名著当代，称神，诊疗出奇，能起沉疴笃疾，不拘方，述《内经》为《太素》，知休

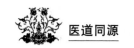

昝，今世之云太素脉皆宗之，鲜有得其妙者。"按这一记载，杨上善曾任隋朝太医侍御，不但医术精湛"能起沉疴笃疾"，而且"名著当代"。根据《旧唐书·经籍志》的载录，杨上善著有《黄帝内经太素》三十卷、《黄帝内经明堂类成》十三卷等医书，在《黄帝内经》研究方面独辟蹊径，自成一家。杨上善精通老、庄，还著有《老子注》二卷、《老子道德指略论》二卷、《略论》三卷、《庄子》十卷。

从现今传世的杨上善撰注《黄帝内经太素》的内容分析，其对《黄帝内经》的注释带有鲜明的道教色彩。书中凡引老子之言，则必恭称"玄元皇帝"，足见其崇尚道教之情深。例如在阐释"藏德不上故不下"一文时杨上善注曰："天设日月，列星辰，张四时，调阴阳，日以曝之，夜以息之，风以干之，雨以濡之。其生物也，莫见其所养而物长；其所杀也，莫见其所丧而物亡，此谓天道藏德不上故不下者也，圣人象之。其起福也，不见其所以而福起；其除祸也，不见其所由而祸除，则圣人藏德不上故不下也。玄元皇帝曰：上德不德，是以有德。即其事也。"

杨上善在诠释《老子》"上下则日月不明"一文时云："君上情在，于己有私，修德遂不为德。玄元皇帝曰：下德不失德，是以无德。君之无德，则令日月薄蚀，三光不明也。"称老子"玄元皇帝"，乃是唐代崇道皇帝高宗李治为老君加封的尊号，据此也可以推断杨上善生活于隋末唐初时期。从杨上善所著的《黄帝内经太素》内容来看，他常常以道教义理来对《黄帝内经》进行诠释，从中可以清楚地看到杨上善的道教医家本色，如《黄帝内经太素》中雷公曰："愿为下材者，勿满而约之。黄帝曰：未满而知约之，以为工，不可以天下师焉。杨氏注曰：摄生之道，材有上下，诊法成已，节约合理，得长生久视，材德之上，可为天下师。诊法未能善成，故曰未满而能节而行，得为国师，是按脉而知病生所由，称之为工，材之不下也。学之所以始。杨氏注曰：将学长生之始，须行导引，调于经脉也，工之所止也。杨氏注曰：欲行十全之道济人，可留心调于经脉，止留也。"

如在关于"是故五脏，主藏精者也不可伤，伤则守失而阴虚，阴虚则无气，无气则死矣"这一医经时，杨上善在《黄帝内经太素》中以道教养生的思想做出了这样的诠释："五脏之神不可伤也，伤五神者，则神去无守，脏失守也。六腑为阳，五脏为阴，脏无神守，故阴虚也。阴脏气无，遂致死也。故不死之道者，养五神也。人皆怵惕思虑，则以伤神，悲哀动中，日亡魂性，喜乐无极，神魄散扬，愁忧不解……恐惧惊神，伤精痿骨，以千端之祸，害此一生，终以万品欲情，浇乱真性，仍服金石贵宝，摧斯易生之躯，多求神仙芳草，日役百年之命。昔彭聃以道怡性，寿命遐长，泰武采药求仙，早升霞气。故广成子语黄帝曰：来，吾语汝。至道无视无听，抱神以静，形将自正也。必静必清，无劳汝形，无摇汝精，心无所知，神将守形，可以长生。故我修身千二百岁，人皆尽死，而我独存。得吾道者，上为皇，下为王；失吾道者，上见光，下为土。是知安国安人之道，莫大怡神，亡神亡国之灾，无出情欲。故岐伯以斯至道，上答黄轩，述千古之遗风，拯万叶之荼苦也。"

杨上善的《黄帝内经太素》在传统中医学发展史上有着重要的学术地位。医学经典《黄帝内经》一书之名，始见于《汉书·艺文志》，后世推断此经典成书时间为战国至秦，或更早些时候。该经典自问世以来，由于"其文古，其理奥"，加之唐以前的古籍多为简、帛之书，历代在传写过程中很容易出现佚失或损坏，造成文讹义失。至隋唐，《黄帝内经》一书纰缪错乱已相当严重，亟需校订疏证和整理，而杨上善则是中国医学史上最早进行这方面工作的三大医家之一（另二人是全元起、王冰）。

当时《黄帝内经》传本在内容和体例编排上的繁杂使研究医理者陷于茫然无序及问津无门的困境，杨上善有感于此，将《素问》《灵枢》的162篇全部拆开，按其内容的不同性质，归纳为摄生、

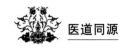

阴阳、人合、脏腑、经脉、腧穴、营卫气、身度、诊候、设方、九针、补养、伤寒、寒热、邪论、风论、气论、杂病等十八个大类，并于每一个大类之下又分为若干个小类，详加注解，名之为《黄帝内经太素》，凡三十卷。书在体例上自成体系，有纲有目，子目章句秩序井然，使原书在理论上具有系统性，便于学习和掌握其要领。这种对《黄帝内经》进行分门别类的研究，杨上善实乃医学史上第一家，为后世研究《黄帝内经》开创了一条切实可行的新径，受到医家的普遍称赞。至今《黄帝内经太素》仍被医学界视为中医经典十大名著之一。

（二）道教医学名家王冰

继杨上善之后，唐代道教医家王冰也对《黄帝内经》做了系统的整理和研究。关于王冰的生平，《医术名流列传》引《古今医统》云："王冰，宝应中为太仆令，号启玄子，笃好医方，得先师所藏《太素》及全元起书，大为编次，注《素问》八十一篇，二十四卷；又著《玄珠》十卷、《昭明隐旨》三卷。"从记载来看，王冰自号启玄子，唐肃宗宝应元年曾担任过一年的太仆令，著有《注黄帝内经素问》二十四卷、《玄珠》十卷及《昭明隐旨》三卷。王冰在《注黄帝内经素问》自序中云："冰弱龄慕道，夙好养生，幸遇真经，式为龟镜。而世本纰缪，篇目重叠，前后不伦，文义悬隔；施行不易，披会亦难。岁月既淹，袭以成弊，或一篇重出，而别立二名……诸如此流，不可胜数。且将升岱岳，非径奚为；欲诣扶桑，无舟莫适。乃精勤博访，而并有其人。历十二年，方臻理要，询谋得失，深遂夙心。时于先生郭子斋堂，受得先师张公秘本，文字昭晰，义理环周，一以参详，群疑冰释。恐散于末学，绝彼师资，因而撰注，用传不朽，兼旧藏之卷，合八十一篇，二十四卷，勒成一部。冀乎究尾明首，寻注会经，开发童蒙，宣扬至理而已。"

从他的自序中可得知王冰幼年就已"慕道"，笃好养生方术。而"启玄子"乃是王冰为自己取的道号。他在《玄珠密语序》中云："余少精吾道，若志文儒。三冬不倦于严寒，九夏岂辞于炎暑。后因则天理位而乃退志休儒，继日优游，栖心至道。每思大数尤短，景以无依。欲究真箓，虑流年而不久，故乃专心问道，执志求贤，得过玄珠乃师事之尔。即数年间示敢询其太玄至妙之门，以渐穷渊源，方言妙旨。授余曰：'百年间可授一人也，不得其志求者勿妄泄矣。'余即遇玄珠子与我启蒙，故号启玄子也，也谓启问于玄珠子也。今则直书五本，每本一十卷也，头尾篇类义同，其目曰《玄珠密语》，乃玄珠子密而口授之言也。"

　　王冰后来专心问道，得遇玄珠先生，获得启蒙和秘传，于是便自取号"启玄子"，意为启蒙于玄珠子也。玄珠，本意为玄妙的珍珠，庄子在这里借用"玄珠"一词比喻天地之"道"。道人喜用玄珠来暗喻"道"法。由此可见"玄珠"一词有着浓厚的道教色彩。王冰在《玄珠密语》中也用"玄珠之义"来喻指"天生、天杀，道之理也"。他在《玄珠密语·序》中云："故圣人云：天生、天杀，道之理也。能究其玄珠之义，见之天生可以延生，见之天杀可以逃杀。《阴符经》云：'群天道，执天之行，尽矣。'此者，是人能顺天之五行六气者可以尽天年一百二十岁矣。其有夭亡，盖五行六气处相罚夭。故祖师言：六气之道，本天之机。其来可见，其往可追。可以注之玉版，藏之金柜。传之非人，殃堕九祖。"

　　而今人也因《玄珠密语》主要以五运六气之说来阐发"天之令、运之化、地产之物、将来之灾可以预见之"，颇涉占卜祥瑞之术，非纯医家言，也沿用林亿旧说。这一论断是站不住脚的，理由一，王冰作为一名道教医家，其著述涉及占验之术是很自然的，不能因为是非纯医家言就断定《玄珠密语》非王冰所作；其二，从现存《玄珠密语》十卷的内容来分析，它虽然涉及占验术，但是通观全书，仍然是讨论五运六气方面的内容，这与王冰在次注《素问》

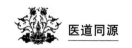

时补入的《天元纪大论》《五运行大论》《六微旨大论》《五常政大论》《六元正纪大论》《至真要大论》等七篇大论，主要阐述五运六气的道理，其思想脉络有相通之处，反映出作者对五运六气说的重视，也与王冰在自述中曾交代的"辞理秘密，难粗论述者，别撰《玄珠》以陈其道"相吻合。也就是说，王冰有感于运气七篇大论文字古奥，对于在次注中不易说清楚之处，另外撰写《玄珠》一书以陈其道。

王冰对《黄帝内经·素问》的注释和整理历时十二年，是继全元起注解《素问》之后又一成功之作，故世称王氏注本为次注。次注在传统中医学发展史上意义非凡。王冰注《素问》采取的方法，在《黄帝内经·素问·序》中云："其中简脱文断，义不相接者，搜求经论所有，迁移以补其处；篇目坠缺，指事不明者，量其意趣，加字以昭其义；篇论吞并，义不相涉，阙漏名目者，区分事类，别目以冠篇首；君臣请问，礼仪乖失者，考校尊卑，增益以光其意；错简碎文，前后重叠者，详其旨趣，削去繁杂，以存其要；辞事秘密，难粗论述者，别撰《玄珠》，以陈其道。凡所加字，皆朱书其文，使古今分别，字不杂糅。庶厥昭彰圣旨，敷畅玄言，有如列宿高悬，奎张不乱，深泉净滢，鳞介咸分，君臣无夭枉之期，夷夏有延龄之望。"王冰自述其从老师那里得到这本《素问》，当时第七卷已佚，计有《天元纪大论》《五运行大论》《六微旨大论》《气交变大论》《五常政纪论》《六元政纪论》《至真要大论》等七篇，全部补入。经过如此一番调整篇目顺序，辨认错简，增补缺文工作后，再对《素问》进行注释，使得整个文本顺序井然。

王冰注释《素问》深入浅出，注义精当，对传统中医理论多有发微。如对于阴阳互根、对立的医理，王冰在《四气调神大论》中注："阳气根于阴，阴气根于阳，无阴则阳无以生，无阳则阴无以化，全阴则阳气不极，全阳则阴气不穷。"阐述极为准确、明晰，且形象地将这一医理用"滋苗者必固其根，伐下者必枯其上"来说明。在治疗原则上他强调了"治未病"的预防医学思想，明确提出"治病求本，本于阴阳"。在注"诸寒之而热者取之阴，热之而寒者取之阳，所谓求其属也"时，他提出"益火之源，以消阴翳，壮水之主，以制阳光"的治病大法，成为传统中医学治疗阴阳病的至理名言，为后世医家所宗。王冰根据"微者逆之，甚者从之"的治疗原则，在《至真要大论》中提出了引火归元的理论。诸如此类的见解和理论很多，促进了中医学理论的发展，致使"三皇遗文，灿然可观"。当然王冰次注《素问》也有望文生义等不足之处。总之，王冰是整理古医籍《黄帝内经》的典范。到宋代校正古医籍时，有关《素问》的整理即是以王冰次注《素问》为基础，用全元起、杨上善本加以校正，卷数、篇名悉依王冰之旧，这就是现今我们看到的通行本《黄帝内经·素问》的由来。由此我们也可以窥见王冰作为一名道教医家，在传统中医学历史上所做的贡献。

（三）道教医药名家李淳风

唐代道教医家不仅在传统医学的基础理论研究与整理方面有巨大的贡献，而且还参与了本草学著作的编修工作，著述甚丰。其中特别值得一提的是唐代道教学者李淳风，参加了我国第一部药典《新修本草》的编修工作。李淳风出生于道士之家，精于天文历算，他的很多著述被纳入道门传法谱系。

《新修本草》亦称《唐本草》，它编修于唐高宗显庆二年（公元 657 年），《新修本草》是我国医药学史上一部重要的著作，它不仅是我国第一部国家颁布的药物典籍，而且是世界上最早的国家药典，比欧洲著名的《纽伦堡药典》早八百多年。右监门府长史苏敬有感于当时的药物进步，而陶弘景的《本草经集注》在历代辗转抄写中有许多讹漏，已不能适应当时唐代社会医药学发展的需要，于是向唐王朝提出编修本草的建议，朝廷即指派当时的权臣长孙无忌、李勣等着手编修。据《新唐书·艺文志》载，参与编修者共二

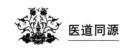

十三人，即英国公李勣，太尉长孙无忌，兼侍中辛茂将，太子宾客弘文馆学士许敬宗、胡子象、蒋季璋，尚药局直长蔺复圭、许弘直，侍御医巢孝俭，太子药藏监蒋瑜、吴嗣宗，丞蒋义方，太医令蒋季琬、许弘，丞蒋茂昌，太常丞吕才、贾文通，太史令李淳风，潞王府参军吴师哲，礼部主事颜仁楚，右监门府长史苏敬等人。

《新修本草》总共五十四卷，包括正经二十卷、药图二十五卷、图经七卷，加上目录二卷，共载药物八百四十四种，比《本草经集注》多一百一十四种。该书采用图文并茂的形式，药图和图经超过了正文，这种编排方式在我国医药史上仅此一部。

（四）道教外科医学名家蔺道人

唐代道教医家在外伤科方面也有积极的贡献。其中最具有代表性的医家是蔺道人，其著有《蔺道人仙授理伤续断方》，专论骨伤医治方，是中国传统医学史上现存最早的外伤科专著，在中医学史上有着重要地位。《蔺道人仙授理伤续断方》现存一卷，今《道藏·太平部》收录《急救仙方》十一卷，其中六至七卷即为此书，称《仙授理伤续断秘方》，它是一部总结伤科临床经验的理伤正骨专书，载有极为丰富的正骨经验治法与药方。蔺道人以口诀的形式将历代理伤正骨的经验予以科学的总结，归纳出一套正确的理伤正骨次序与原则，便于习医者领会和掌握。开篇即是关于"医治整理补接次第口诀"，如《仙授理伤续断秘方序》云："一煎水洗，二相度损处，三拔伸，四或用力收入骨，五捺正，六用黑龙散通，七用风流散填疮，八夹缚，九服药，十再洗，十一再用黑龙散通，十二或再用风流散填疮口，十三再夹缚，十四乃用前服药治之。"这一口诀极为精练地总结出外伤的医治、整理与补接的次第规范，有很强的科学性。

关于各种骨伤，如脑骨伤碎、肩胛骨出、手脚骨伤及各种脱臼的医治，蔺道人都详述了具体的正骨方法，诸如手法拔伸、药水泡洗、夹板夹缚、药物敷贴、填涂及用快刀实施手术等，有极强的针对性和操作性。例如肩关节脱位的治法："凡肩胛骨出，相度如何整。用椅当圈住胁，仍以软衣被盛簟。使一人捉定，两人拔伸，却坠下手腕，又着曲着手腕，绢片缚之。"这就是正骨史上著名的"椅背复位法"，后来元代医家危亦林的"架梯复位法"，以及现今骨科临床上仍在使用的整复陈旧性肩关节脱臼之"改良危氏法"等，都是在此基础上发展起来的。

蔺道人最早记载了古人用杉木皮制作夹板固定骨折处，并主张夹板下要用"绢片""软物"衬垫，以免损伤皮肤，且不主张固定关节，"凡曲转脚凹处不可夹缚"，强调骨折复位固定后要进行恢复性功能锻炼，即所谓"后时时运动使活"，这些都是难能可贵的正骨经验总结。

蔺道人在骨伤用药方面也多有创新，主张用辛热药物治疗损伤，如云："凡损药必热，便生气血以接骨耳。"他还总结出一套治伤损方论："治伤损方论。如伤重者，第一，用大承气汤或小承气汤或四物汤，通大小便去瘀血也，唯妇人别有阴红汤通下。第二，用黄末药，温酒调，不拘时。病在上，食后服；病在下，空心服；遍身痛，临卧时服。第三，服白末药，热酒调，其法同黄末服，妇人产后诸血疾并皆治之。第四，服乌丸子。第五，服红丸子。第六，服麻丸子，用温酒吞下，妇人艾醋汤下。孕妇不可服。第七，服活血丹、当归散、乳香散，二散方见前方内，并用酒调，不拘时，与黄末、白末服法同，唯乳香散参之山泉方则又加六味：白杨皮一斤、生芥子十个、泽兰一斤、檀香六两、沉香二两、川芎一斤，余方条俱如后。"书中所载的各种理伤正骨药方，有许多至今仍被医家所沿用，在骨科临床治疗中发挥着积极作用。

（五）道教医学名家杜光庭

唐代道教医家在脉学上也有所建树。唐末五代道士杜光庭精通

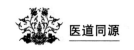

医术，其在脉学方面颇有贡献，著有医书《玉函经》三卷行世，书中专论脉理，辨五色，察五气，辞虽简而义则深，又得紫虚真人崔嘉彦加注解，更觉洞彻本原。《玉函经》以七言歌诀形式写就。杜光庭自序云："医门广博，脉理玄微，凡称诊脉之流，多昧生死之理，倘精心于指下，必驰誉于寰中。可疗者圆散宜投，难起者资财慎取，免沉声迹，图显功能。余幼访名师，遍寻奇士，粗研精于奥义，敢缄秘于卑怀，谨傍《难经》，略依诀证，乃成生死歌诀之门，非敢矜于实学，欲请示于后昆者焉。"

《玉函经》对脉理玄微有独到的阐发，在脉学史上有一定的影响。清人程林曾给予高度评价，将杜光庭与道教史上著名医家葛洪、陶弘景、孙思邈相提并论，称杜光庭"当与葛稚川、陶隐居、孙真人并驾"。

（六）道教医药名家孙思邈

唐代道教医学集大成者当属孙思邈。现今学术界有一种流行的观点，认为正史中并没有孙思邈当道士的明确记载，故以此怀疑孙思邈的道家身份。其实，虽然正史没有孙思邈加入某一道派组织的确切记载，但却有孙思邈隐于山林从事炼丹制药活动的明确记载，这就有力昭示了孙思邈隐士从道的特征。《旧唐书》云："孙思邈，陕西京光华原人。通百家之说，崇尚老庄，兼能佛典。"据《方技·孙思邈传》载，孙思邈擅长阴阳、推步，"善谈《庄》《老》"且"自注《老子》《庄子》"，隐于终南、太白等山林，精于医药，悬壶济世，广泛搜集民间验方、秘方，总结临床经验和唐以前的医学理论，著有《备急千金方》三十一卷（简称《千金要方》）和《千金翼方》三十卷，以及《神枕方》一卷、《医家要妙》五卷、《千金髓方》二十卷，在中国医学发展史上有着重要的历史地位，被尊为"药王"。宋徽宗时，孙思邈被追封为"妙应真人"。

《千金要方》三十卷，总计 232 门，合方论 5300 首，有论有方，包括了传统医学的内、外、妇、儿、五官各科及解毒、急救、食治、养性（包括居住法、按摩法、调气法、服食法、房中补益等道教医学养生内容）、脉学、针灸等内容，堪称我国现存最早的医学百科全书。《千金翼方》是孙思邈晚年的著作，作为对《千金要方》的补充，内容涉及本草与临床各科，尤以本草、伤寒、中风、杂病、痈疽等论术最富特色，还专列符咒禁忌一节，对道教禁忌治病法做了归纳和总结。孙思邈作为一代道教医学大师，在基础医学、临床医学和预防医学等诸多领域都有许多独到的医学思想和医学成就。

孙思邈对唐代道教食疗医学也有所贡献。食疗，就是利用食物来预防和治疗疾病，包括食养和食治这两个方面：食养，顾名思义指的是汲取食物中的各种营养来摄生保健，防止疾病产生，或用某些食物配合药物来促进病体康复；食治则是指运用食物来治疗疾病。中国传统食疗学的历史十分悠久，最早的食疗著作，据《唐书·艺文志》记载，是约成书于先秦的《神农帝食禁》一书，但该书已亡佚。而现存最早的食疗学专论和专书，则是出自唐代孙思邈和他的弟子孟诜之手。

孙思邈认为食物对于养生、治病防疾的意义十分重大，他在《千金要方》中特别列出《食治》一门，在《千金翼方·养性》中又辟《养老食疗》专论，对食疗法在治病养生中的作用做了专门探讨，系统阐述了道教食疗学思想。孙思邈在《食治》中说："安身之本，必资于食。救人之速，必凭于药。不知食宜者，不足以存生也；不明药忌者，不能除病也。斯之二事，有灵之所要也，若忽而不学，诚可悲夫！是故食能排邪而安脏腑，悦神爽志以资血气，若能用食平疴、释情、遣疾者，可谓良工。长年饵老之奇法，极养生之术也。"孙思邈认为，食物是安身立命之本，是生命活动的物质和能量基础。由于食物营养丰富，又无药物常有的不良反应，能有效地补充体内营养，达到调理脏腑机能、增强体质、祛病祛邪的医

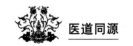

疗效果；而且食用一些富含营养、味道鲜美的食物也是一种生活享受，能使人悦神爽志，有利于身心健康，饮食调养本身就是一种重要的养生之术。所以，孙思邈高度评价了那些善于应用食物"平疴、释情、遣疾"的医师，并把他们称为良工。

孙思邈认为对疾病的治疗，要把药疗与食疗结合起来，提倡用药食两攻的方法。由于考虑到食物性平和，又无不良反应，而药物则无此特性。他在《备急千金要方》中说："药性刚烈，犹若御兵，兵之猛暴，岂容妄发？"因此，孙思邈认为用药要十分谨慎，并告诫人们对疾病的治疗不仅要采用"药食两攻"的方法，而且要优先考虑食疗，如说："夫为医者，当须先洞晓病源，知其所犯，以食治之。食疗不愈，然后命药。"作为一名医家，在为病人治病时，首先要弄清楚病人的症状及发病原因，先用相应的食物进行食疗，所谓"药补不如食补"就是这个意思，如果食疗无效，再考虑用药。孙思邈这种"药食两攻"并优先考虑食疗的医学思想，从现代医学角度来看也相当科学，值得提倡。现代医学研究表明，营养成分是人体重要的营养物质基础，同样也是人体抗御疾病的动力资源。而利用中草药与膳食的药食搭配，能有效地增强人体机能，提高人体免疫能力，达到治疾防病和强身健体的目的。孙思邈本人在行医济世过程中，就曾用谷糠预防脚气病、用动物肝脏治疗夜盲症、用海带治疗甲状腺疾病，取得良好疗效，为医界所赞颂。

孙思邈对食疗法的基本原则及饮食宜禁做了阐述，并特别强调饮食有节，《备急千金方》云："凡常饮食，每令节俭，若贪味多餐，临盘大饱，食讫，觉腹中彭亨短气，或致暴疾，乃为霍乱。又夏至以后至秋分，必须慎肥腻……之属。此物与酒浆瓜果理极相仿。夫在身所以多疾者，皆由春夏取冷太过，饮食不节故也。"以孙思邈为代表的道教养生家，以道法自然为其养生旨归，故要求人的生活起居、饮食卫生都要取法自然，顺天应时，他们认为只有这样才能达到摄生保健的作用。孙思邈上述食疗学思想具有很强的医疗养生价值，奠定了中国传统食疗学的理论基础，极大地促进了我国食疗养生学的形成与发展。

孙思邈作为一名"志存求济"的医药学家，在制药化学领域的开拓方面有积极的贡献。孙思邈在行医济世的同时，还以"不惮始终之劳，讵辞朝夕之倦，研究不已"的态度，积极从事烧炼丹药活动，著有《太清真人炼云母诀》《太清丹经要诀》《烧炼秘诀》《龙虎能玄诀》《龙虎乱日篇》等丹书，对道教炼丹术进行了不懈的探索。但是，孙思邈在长期的炼丹实践中深感"神仙之道难致，养性之术易崇"。因此，孙思邈怀着医药学家的强烈责任感，大胆提出炼丹的目的不在于"趋利世间之意"，而是在于"救疾济危也"，这种思想在孙思邈《太清丹经要诀》的自序中表达得十分明确："余历观远古方书，金云：身生羽翼，飞行轻举者，莫不皆因服丹。每咏言斯事，未尝不切慕于心。但恨神道悬邈，云迹疏绝，徒望青天，莫知升举。始验还丹伏火之术，玉醴金液之方淡乎难窥杳焉……不惮始终之劳，讵辞朝夕之倦，研究不已，冀有异闻……意在救疾济危也。所以撰二三丹诀，亲经试炼，毫末之间无一差失，并具言术，按而行之，悉皆成就。"在这段序言中，孙思邈明确提出炼丹的目的不在于飞升，而在于制药以救疾济危，将炼丹术视为制造医用药物的一种重要手段，孙思邈本人就运用炼丹技术炼制成了治疑难杂症的医用丹药，至今仍散见于他传世的医药著作中。例如《千金要方》中载有一剂以砒霜为主要成分的医用丹药"太一神精丹"，这是孙思邈精心炼制出来的治病丹药，主治"客忤霍乱、腹痛胀满、尸疰痉恶风、癫狂鬼语、蛊毒妖魅、温疟"等症。因此，孙思邈在中国传统医学史上又一个特殊贡献，就是把道教炼丹术从一个虚幻的目标引向实用方面，促进了炼丹术与医药学的结合，对中国古代制药化学的形成和发展具有重大意义，孙思邈堪称是世界医药学最早进行化学制药的中国古代科学家。

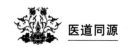

（七）道教医学名家孟诜

继孙思邈之后，其弟子孟诜及道医张鼎对传统食疗学的形成与发展贡献了很大力量。据《旧唐书·方技·孟诜传》记载："孟诜，汝州梁人也，举进士。垂拱初，累迁凤阁舍人。诜少好方术，尝于凤阁侍郎刘祎之家，见其敕赐金，谓祎之曰：'此药金也。若烧火其上，当有五色气。'试之果然。则天闻而不悦，因事出为台州司马，后累迁春宫侍郎。睿宗在藩，召充侍读。长安中，为同州刺史，加银青光禄大夫。神龙初致仕，归伊阳之山第，以药饵为事。诜年虽晚暮，志力如壮，旨谓所亲曰：'若能保身养性者，常须善言莫离口，良药莫离手。'睿宗即位，召赴京师，将加任用，固辞衰老。景云二年，优诏赐物一百缎，又令每岁春秋二时特给羊酒麋粥。开元初，河南尹毕构以诜有古人之风，改其所居为子平里。寻卒，年九十三。"从这一记载来看，孟诜精通道教外丹黄白术，故能识别药金。孟诜曾师事孙思邈，得孙思邈医学真传，擅长药饵服食，最后隐于伊阳山修道。所以《新唐书》就将孟诜列入"隐逸传"。孟诜在食养补益方面多有建树，撰有《食疗本草》三卷，又有《补养方》三卷、《必效方》十卷。孟诜的《补养方》成书后，后经道号吾玄子的道医张鼎增补而成《食疗本草》。《食疗本草》原书已佚，但从今人辑佚本的内容上分析，书中有许多地方引用了道教文献。例如《食疗本草·卷下·青粱米》中就引用了道书《灵宝五符经》，如云："以纯苦酒一斗渍之，三日出，百蒸百曝，好裹藏之。远行一餐，十日不饥。重餐，四百九十日不饥。又方，以米一斗、赤石脂三斤，合以水渍之，令足相淹。置于暖处二三日。上青白衣，捣为丸，如李大。日服三丸，不饥。"以上充分说明了《食疗本草》中浓厚的道教色彩。

孟诜所著的《食疗本草》是继孙思邈食疗专论《千金要方·食治》之后的一部食疗学专著，是对孙思邈道教食疗思想的进一步发展。书中收录的食疗验方，主要来源于日常食物，并且以瓜果蔬菜、米谷草木及各种动物脏器为主。书中对食物的鉴定、药性的辨别精当，选方切合实际，寓医于食，所治疾病广涉内、外、妇、儿、五官诸科，适用范围广，从而奠定了中国传统医学的食疗基础。

四、宋元时期道教医家学术的发展

创建于金初的全真道与医学关系也十分密切。全真道的创始人王重阳本身就身怀医疗绝技。据《甘水仙源录》记载："大定丁亥岁仲秋（谭处端）闻重阳真人度马宜甫为门生，公径赴真人所，祈请弃俗服羽，执弟子礼。真人付之以颂，便宿于庵中。时严冬飞雪，丹灶灰冷，藉海藻而寐，寒可堕指。真人遂展足令抱之，少顷，汗流被体，如置身炊甑中。拂晓，真人以盥洗余水使公涤面，以涤之月余，宿疾顿愈，于是公推心敬而事之。"对于王重阳这一高超医技，道门有诗赞曰：长真谭真人"一见师真痼疾顿愈，决烈入道，水云为侣，归梓终南，聚徒洛土，教风即弘，蜕然高举"。由此可见王重阳以医传教的效果非同一般。

王重阳的高徒，全真遇仙派宗师马钰也精通医药，尤其擅长针灸之术，曾著有《马丹阳天星十二穴治杂病歌》。马钰之妻，后为全真道七真之一的孙不二，携侄女孙又贞在崂山明道观潜修时，研究医药，著有《六合备急方》《乾坤二十四针》等医书。同为全真道七真之一的刘处玄，其所创立的全真道随山派也十分重视医术。据《甘水仙源录》记载，刘处玄的弟子崔道演就曾"假医术筑所谓积善之基"。全真道家致力于内丹修炼，所以普遍擅长运用丹功疗疾，道书中这方面的记载甚多。

在王重阳的七大弟子中，丘处机对全真道的传播和发展功绩最大。全真道龙门派在全真道北七真派中最为兴盛，是全真道传承的

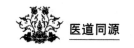

主要教派，故道门称"是教也，源于东华，流于重阳，派于长春"，将丘处机与王重阳相提并论。丘处机十分精通传统中医学理论，重视传统中医药在修炼养生中的作用，对外炼丹药求长生的做法予以否定。丘处机的修道真言是"有卫生之道，而无长生之药"。据《长春真人西游记》记载，丘处机应元太祖成吉思汗之召，赴大漠与成吉思汗相会，"（元太祖）问：真人远来，有何长生之药以资朕乎？师（丘处机）曰：有卫生之道，而无长生之药"。意指有保养身体健康及预防疾病的摄生之法，而没有使人长生不死的丹药。

据《全真第五代宗师长春演道主教真人内传》所载，丘处机在同成吉思汗进行上述对话中，运用了《黄帝内经》中的医学理论进行阐释："（元太祖）请问长生之道？师曰：夫道生天育地，日月星辰，鬼神人物，皆从道生。人止知天之大，不知道之大也。山野生平弃亲出家，唯学此耳。道生天地，轻清者为天，天阳也，属火；重浊者为地，地阴也，属水。天地既辟，人秉元气而生，负阴而抱阳。阳男也，属火，女阴也，属水。唯阴能消阳，水能克火，故养生者首工戒乎色。夫经营衣食则劳乎思虑，虽散乎气，而散之少；贪婪色欲则耗乎精神，亦散乎气，而散之多。夫学道之人，澄心遣欲，固精守神，唯炼乎阳。是致阴消而阳全，则升乎天而为仙，如火之炎上也。凡俗之人，以酒为浆，以妄为常，恣情遂欲，损精耗神，是致阳衰而阴盛，则沉于地为鬼，如水之流下也。夫神为气子，气为神母，气经目为泪……气全则生，气散则死，气盛则壮，气衰则老，常使气不散，则如子有母，气散如子之散父母，何恃何怙……又问：有进长生药者，服之何如？师曰：药为草，精为髓。去髓添草，譬如囊中贮金，旋去金而添铁，久之金尽，囊之虽满，但遗铁耳。服药之理，何异乎是。"

丘处机对传统中医理论的运用相当娴熟，他对养生之道的阐述极符合医理，故能赢得成吉思汗的敬重。所以，后来成吉思汗命他掌管天下道教，并下诏免除了道教的差役赋税，从而奠定了全真教在元代大发展的社会基础。

丘处机擅长运用医理来阐释摄生，突出表现在其所著的道教医学养生著作《摄生消息论》中。此书篇幅不长，不分卷，按春、夏、秋、冬四季依次冠以"春季摄生消息，肝脏春旺，相肝脏病法""夏季摄生消息，心脏夏旺，相心脏病法""秋季摄生消息，肺脏秋旺，相肺脏病法""冬季摄生消息，肾脏冬旺，相肾脏法"等标题。该书以《素问·四气调神大论》的医学思想为指导，阐明了养生调摄应当顺应四时阴阳消长盛衰的变化规律，并从精神、意志、饮食、起居、衣着、用药等多方面指明了摄生之法和道理。如以春季为例："春季摄生消息论。春三月，此谓发陈，天地俱生，万物以荣，夜卧早起，广步于庭，被发缓行，以使志生。生而勿杀，与而勿夺，赏而勿罚，此养气之应，养生之道也。逆之则伤肝。肝木味酸，木能胜土，土属脾主甘。当春之时，食味宜减酸益甘以养脾气。春阳初升，万物萌发，正二月间，乍寒乍热。年高之人多有宿疾，春气所收，则精神昏倦，宿病发动。又兼去冬以来，拥炉熏衣……至春发泄，体热头昏，壅膈涎嗽，四肢倦怠，腰脚无力，皆冬所蓄之疾，常当体候。若稍觉发动，不可便行疏利之药，恐伤脏腑，别生余疾。唯用消风、和气、凉膈、化痰之剂，或选食治方中，性稍凉，利饮食，调停以治，自然通畅。若无疾状，不可吃药。春日融和，当眺园林亭阁，虚敞之处，用掳滞怀，以畅生气。不可兀坐，以生抑郁。饮酒不可过多，人家自造米面团饼，多伤脾胃，最难消化，老人切不可以饥腹多食，以快一时之口，致生不测。天气寒暄不一，不可顿去棉衣。老人气弱骨疏体怯，风冷易伤腠里，时备夹衣。遇暖易之一重，渐减一重，不可暴去。"

上述"春三月，此谓发陈……逆之则伤肝"，引自《素问·四气调神大论》。《素问》的医学思想主要为"顺应四时节气，调养五脏神志；人能顺应天地变化则生气不竭；四时阴阳，从之则生，逆之则亡"。《摄生消息论》即以这些医学思想为指南，先分别阐

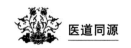

明四季摄生之理及宜忌，然后根据中医脏象理论，阐述与季节对应之脏器的摄生理法。例如论"肝脏春旺"时云："肝属木，为青帝，卦属震……色如缟映绀。肝为心母，为肾子。肝中有三神，名曰爽灵、胎光、幽精也。夜卧及平旦，叩齿三十六通，呼肝神名，使神气爽。目为之宫，左目为甲，右目为乙。男子至六十，肝气衰，肝叶薄，胆渐减，目即昏昏然。在形为筋，肝脉合于木，魂之藏也。于液为泪，肾邪入肝，故多泪。六腑，胆为肝之腑，胆与肝合也。故肝气通，则分五色，肝实则目击者黄赤。肝合于脉，其荣爪也，肝之合也。筋缓弱，脉不自持者，肝先死也……肝之气外应东岳，上通岁星之精。春三月常存岁星青气入肝。故肝虚者，筋急也，皮枯者，肝热也。肌肉斑点者，肝风也。人之色青者，肝盛也。人好食酸味者，肝不足也。人之发枯者，肝伤也。人之手足多汗者，肝方无病。肺邪入肝，则多哭。治肝病当用虚为泻，吸为补……春三月木旺，天地气生，欲安其神者，当泽及群刍……夜卧早起，以合乎道。逆之则毛骨不荣，金木本克，诸病生矣。"

《摄生消息论》根据中医理论，论述四时对应脏腑相病之法。仍以春季为例，其"相肝脏病法"之云："肝热者，左颊赤。肝病者，目夺而胁下痛引小腹，令人喜怒。肝虚则恐，如人将捕之。实则怒，虚则寒，寒则阴气壮，梦见山林。肝气逆，则头痛、耳聋、颊肿。肝病欲散，急食辛以散，用酸以补之。当避风，肝恶风也。肝病，脐左有动气，按之牢，若痛，支满淋溲，大小便难，好转筋。肝有病，则昏昏好睡，眼生膜，视物不明，飞蝇上下，胬肉攀睛，或生晕映冷泪，两角赤痒，当服升麻疏风散之剂。"这一"相肝脏病法"至今在中医临床诊断上仍然使用。

五、宋元时期道教医家学术的创新

宋代是我国传统科技发展的鼎盛时期，同时，中医学也有许多创新，最突出的表现是在养生方面。宋元之际，道教养生医学的养生理论与方法已渐完善，体系日趋合理和科学化。这一时期出现了一批有影响的道家养生著作，除了上节谈到的丘处机的《摄生消息论》外，还有宋代茅山处士刘词的《混俗颐生录》、曾慥的《道枢》，还有《胎息抱一歌》《养生秘录》《太上保真养生论》，以及元代李鹏飞的《三元延寿参赞书》、王珪的《泰定养生论》等。其中尤以《道枢》和《三元延寿参赞书》最具特色和代表性。

曾慥，字端伯，自号至游子，福建晋江人，南宋道教学者。曾慥认为内炼养生思想以清心寡欲为旨要，主张通过水火既济、坎离配合之法，以求长生。这反映出道教修仙模式转换对道教养生术发展的影响。当然，我们也必须看到，曾慥本着"养生者以不损为本，进道者以无病为先"的准则，在力主内丹修炼的同时，也强调配合服气、导引、按跷、咽液诸术，达到除病祛疾目的。

李鹏飞，字澄心，元代池州九华山人，早年誓学医以济人，自称住观时遇一道人"绿发童颜，问其姓，曰：'宫也'。问所之，曰'采药'。与语移日，清越可喜，同宿焉。道人夜坐达旦，问其龄九十余矣。诘其所以寿，曰：'子闻三元之说乎?'"于是得到道人"三元之说"的传授，即"人之寿，天元六十，地元六十，人元六十，共一百八十岁，不知戒慎，则日加损焉。精气不固则天元之寿减矣，谋为过当，则地元之寿减矣，饮食不节，则人元之寿减矣。"据此理论，李鹏飞就搜集诸书撰成《三元延寿参赞书》五卷，卷一论天元之寿；卷二论地元之寿；卷三论人元之寿；卷四为却老还童诀；卷五为神仙警世和阴阳延寿论。其中卷三从食养角度说明"人元之寿饮食有节者得之"的原理，如云："《黄帝内经》曰：阴之所生，本在五味，阴之五官，伤在五味。扁鹊曰：安身之本必资于食，不知食宜者不足以存生。《乡党》一篇其载圣人饮食之节为甚详。后之人奔走于名利而饥饱失宜，沉酗于富贵而肥甘之是务，不顺四时，不知五味而疾生焉。戒乎此，则人元之寿可

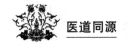

得矣。"

道教医家在金元四大家中占有重要一席。金元时期，是我国中医学发展史上的一个重要时期，各家竞起，新学争鸣，有所谓"儒之门户分于宋，医之门户分金元"之说。十一世纪出现了两个不同的医学流派，即河间学派与易水学派，其后又有许多演变，一直到十四世纪产生了一批卓有成就的医家，其中刘完素、张从正、李杲、朱震亨等四人被称为金元四大家。金元四大家的主张理论与临床实践，开创了医学发展的新局面，对传统中医学的发展产生了深远的影响。

四大家之首刘完素就是一位道教医家。《金史》云："刘完素，字守真，河间人。尝遇异人陈先生，以酒饮守真，大醉，及寤，洞达医术，若有授之者。乃撰《运气要旨论》《精要宣明论》。虑庸医或出妄说，又著《素问玄机原病式》，特举二百八十八字，注二万余言，然好用凉剂，以降心火、益肾水为主，自号通玄处士云。"刘完素本人也声称其医术得自道人传授："守真先生者，本河间人也。姓刘，名完素，字守真。夙有聪慧，自幼耽嗜医书，千经百论，往往过目无所取，皆谓非至道造化之用。因披玩《素问》一经，朝勤夕思，手不释卷……一日于静室澄神晏坐，沉然毕虑，探索难解之义，神识杳冥，似寤寐间，有二道士自门而入，授先生美酒一小盏……咽而复有，如此三二十次，咽不能尽。二道人笑曰：如厌饮，反吐于盏中。复授道者，倒于小葫芦中。道者出，恍然一醒，觉面赤酒香，杳无所据，急于内外追之不见。而后因至心灵大有开悟。此说几乎诞妄，默而不言，以仆为知言，先生故以诚告。与夫史称扁鹊遇长桑君饮药，以此视病，尽见五脏症结，特以诊脉为名，亦何异焉。因著医书《内经运气要旨论》《医方精要宣明论》二部，总一十七万余言，精微浩瀚，造化详悉，而又述《习医要用直格》并药方，已版行于世。外又作《素问玄机原病式》，并注二万余言。"

关于文中多次提到的一位神秘人物陈先生，《医术名流列传》有一条按语："按陈先生，查《畿辅通志》，称陈希夷，未知是否。"刘完素所师从的陈先生，是否就是北宋高道陈抟，赐号希夷先生，目前还缺乏有力的旁证材料，有待进一步考证。尽管如此，刘完素受道教影响却是可以肯定的。其一，刘完素本人所取的字号，就清楚地表明他是一位崇尚道教的医家。刘完素，字守真，别号宗真子，又号通玄处士。这些字号都是道门中人常用的典型道号。其二，从刘完素传世的医著内容及其思想来分析，其受道教的影响甚深。刘完素在《素问病机气宜保命集》中就引用了《阴符经》之语作为全书的开篇语："观天之道，执天之行。尽矣。"其医著中广泛渗透着道教的思想，如云："以神为车，以气为马，神气相合，可以长生。炼五精可以固形，可以全生，此皆修真之要也。故修之要者，水火欲其相济，土金欲其相养，是以金生之水，形气贵乎安……"道教重生、贵生及其"我命在我不在天"的生命哲学思想在刘完素的著作中也得到反映："是以主性命者在乎人，去性命者亦在乎人，养性命者亦在乎人……修短寿夭，皆自人为。"这种"主性命者在乎人"的生命意识深刻反映了刘完素医学思想中的道教底蕴。

刘完素以其"火热论"的医学思想，在传统中医学病机理论发展史上自成一家。根据这一医学思想，刘完素强调治病以"降心火、益肾水为主"，处方用药多以寒凉药物清热通利，故后人称之为"寒凉派"，开启了金元时期医学争鸣的先河，对后世中医学的发展有极大的影响。同为金元四大家的张从正也深受刘完素的影响，史称："其法宗刘守真，用药多寒凉，然起疾救死多取效。"

北宋时期的道教医家十分活跃，并参与了官方医书的编修工作。太平兴国七年，宋太宗命道士王怀隐与王佑、郑奇、陈昭遇等编修大型医方书《太平圣惠方》。《宋史》载："王怀隐，宋州睢阳人。初为道士，住京城建隆观，善医诊。太宗尹京，怀隐以汤剂祗

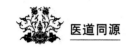
事。太平兴国初，诏归俗，命为尚药奉御，三迁至翰林医官使。三年，吴越遣子惟濬被疾，诏怀隐视之。初，太宗在藩邸，暇日多留意医术，藏名方千余首，皆尝有验者，至是，诏翰林医官院各具家传经验方以献，又万余首，命怀隐与副使王佑、郑奇，医官陈昭遇参对编类。每部以隋太医巢元方《诸病源候论》冠其首，而方药次之，成一百卷。太宗御制序，赐名曰《太平圣惠方》。仍令镂版颁行天下，诸州各置医博士掌之。怀隐后数年卒。"从这一记载看来，王怀隐乃睢阳人（今河南商丘南），在京城建隆观出家修道，有很高的医疗诊断水平。因常为宋太宗治病，于是被诏令还俗，任命为尚药奉御。王怀隐对传统中医学的最大贡献就是主编了《太平圣惠方》一百卷，该书是一部理、法、方、药体系完备的官修医书，临床应用价值很高。

此外，宋代道教医家在脉学等方面也颇有创新。关于道教医家的针灸之术，《太平广记》就记载了一位擅长针灸的"治针道士"。北宋金丹派南宗所奉的开山祖师张伯端著有脉学专著《八脉经》，对奇经八脉的分布、循行路径提出了新的见解，大大丰富了传统中医的经络学说。明代著名医药学家李时珍在《奇经八脉考》中曾引述并给予高度评价："张紫阳《八脉经》云：八脉者，冲脉在风府穴下，督脉在脐后，任脉在脐前，带脉在腰，阴跷脉在尾闾前阴囊下，阳跷脉在尾闾后二节，阴维脉在项前一寸二分，阳维脉在项后一寸三分。凡人有此八脉俱属阴神闭而不开，唯神仙以阳气冲开，故能得道……"

南宋出现了以道教医家崔嘉彦为祖师的西原脉学派。崔嘉彦精通脉理，有脉学专著《脉诀》，其在脉学理论上有很大创新，独树一帜。《四库提要》云："崔真人《脉诀》一卷。旧本题紫虚真人撰，东垣老人李杲校评。考紫虚真人为宋道士崔嘉彦，陶宗仪《辍耕录》称宋淳熙中南康崔紫虚隐君嘉彦，以《难经》于六难专言浮沉，九难专言迟数，故用为宗，以统七表八里而总万病，即此书也。"崔嘉彦《脉诀》现有多种版本传世，俗称《崔真人脉诀》或《紫虚脉诀》。崔嘉彦，字希范，号紫虚，南康人，道教医家，以医术济世。朱熹与崔嘉彦过往甚密，并向崔氏叩问养生之术。崔嘉彦在脉学发展史上倡导"四脉为纲"学说，在脉学发展史上有重要地位。崔嘉彦在其医书中强调"以浮、沉、迟、数为宗，风、气、冷、热主病"，"更看三部、更看五脏"，把脉象、三部、脏腑结合起来阐述脉证规律，建立了四脉为纲辨证新体系。崔嘉彦行文时采用歌诀形式，便于学习者诵读和记忆，颇受欢迎，以其通俗、简明、实用的语言而在中医脉学史上占有重要地位。

六、明清时期的道教医学流派

明清时期的道教医学进入了一个特殊的历史阶段。由于明清道教发展式微，道教医学的发展势头受到阻遏。明清道教医家载入《古今图书集成·医部全录·医部名流列传》的有李守钦、程伯昌、余绍宁等十六人，只占同一时期医家的7.2%，而清代知名道教医家人数则大为下降。道教医家的社会地位和影响都远不及从前。但在另一方面，由于千百年来，道教医学在长期发展过程中积累的防病经验知识已相当丰富，其独到的养生理法在人们的日常生活中发挥着越来越重要的积极作用，道教医学本身所蕴含的养生保健功能日益为世人所认同，受到社会各阶层的广泛青睐。这一时期医家普遍重视道教养生术的临床应用价值，尤其是明清时期出现了许多带总结性特征、汇集了历代道教医学精华的医学养生著作，道教养生方法被医家更广泛地应用到临床治疗中。道教医学的精华已逐步融入中国传统医学的发展中。

（一）明代道教与医学发展的特点

明代承宋元的净明道，与传统中医学的关系十分密切，净明道

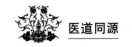

是在民间许真君信仰基础上发展起来的一个新道派。许真君信仰形成的一个重要因素是由于许真君有符咒治病的神异医术，其来源乃是晋代道医许逊，关于许逊的事迹，道书文献记载：许逊在任蜀郡德阳县令时，正值当地瘟疫流行，许逊植竹水中，以符咒神方救治病人。民众对许逊医术济人的信赖，久而久之发展成为一种宗教感情，许逊因此被神化，纳入道教神仙谱系。至元代，江西南昌西山道士刘玉重建了净明道，也称净明忠孝道。净明道在明代成为有影响的道派。

刘玉释"净明"之义为"不染物"为净，"不触物"为明。欲达"心如镜之明，如水之净"之目的，须以"忠孝立本"。净明道强调"欲修仙道，先修人道"。《净明忠孝全书》将净明道士入道修行阶段概括为一孝、二炼形、三救度。从这一以忠孝为核心的教义出发，净明道必然重视医药。道士研习医术，近可以于己用以卫生、尽孝，远可以推之用于救度、济世。医术既是一门仁术，又是一门孝术。《古今图书集成·医部全录》就以"医孝"为题指出："人子当视膳药，不知方术，岂为孝乎？"知医懂药是服侍父母、尽孝行善的一个重要内容和体现，当时就有"为人子者不可不知医"的古训，所以净明道就很重视医术方药，净明一系的道士也擅长以符咒"救治百病"。《太上灵宝净明洞神上品》云："前一道（符）回死为生，后一道（符）保命生根。凡有疾病者，闭目静思，取朱砂恰（掐）诀念咒，存身为孝道，明王灵玉净明救苦天尊丸符咒水服之，则病者自安。救治疾病谓之道力，以力行道谓之细积，以法行道谓之达道，以孝行道谓之上道。道中有上、中、下三品，此其下也。然救治百病，愈人疾苦亦可得仙。"净明道虽然将行孝视为上道，而将"救治百病""愈人疾苦"视为下道，"法道家之事方便法门耳"。但认为修下道有助于上道，所以"得此则行孝炼气之羽翼也"。

《净明忠孝全书》中"黄先生问答"也借医理来阐述行净明

"孝道"的重要性："又问事亲之礼，冬温夏清，昏定晨省，口体之养，无不尽心，可得谓之孝乎？答曰：此是孝道中一事耳……身是父母遗体，但向行住坐卧十二时中，善自崇护，不获罪于五脏，方可谓之至孝……又有立心虽稍良善，却不肯讲究卫生之道，饮酒无度，广杀物命，滋味求奇，不知节约，遂致病生，这是获罪于脾脏。又有色欲偏重，亡精灭神，至于殒躯，这是获罪于肾脏。又有立心虽然公正，情欲也自淡泊，然而嗔念独重，动不动是使血气多不中节，甚至一朝之忿，忘其身教……医书云：盛怒伤肝，为肺主气，使肺金克肝木，令肝不摄血，疾病生焉，这是获罪于肝、肺二脏……恣忿、纵欲、昧理三者于五脏皆有所伤，而于本脏为尤甚。凡获罪于五脏的人，皆是破裂元气、作挞身己、不行孝道的所为。"

上述反复重强调行善尽孝道的同时还必须"讲究卫生之道"，以"免获罪于五脏"，这种修道思想无疑会强化净明道与医学的联系。以上事例说明了净明道与传统中医学之密切关系。

净明道第四代传人赵宜真对医术最为精通，著有《原阳子法语》《灵宝归空诀》《仙传外科秘方》（亦名《仙传外科集验方》）。赵宜真少通经史，长习进士业，因久病不愈乃弃儒入道。赵宜真道行颇高，"或为诗歌以自警，犹以医济人……其高行伟操，为时所推"。《仙传外科秘方》是一部以治疗痈疽为主要内容的外科医书，赵宜真自序云："余少读书，尝闻先哲云：'为人子者不可不知医。'于是遇好方辄喜传录，累至数十帙。见有疾者，如切己身，常制药施与。一日先君子训曰：'施人以药不若施人以方，则所济者广。'从而有已验方必与乐善之士共。及冥栖方外，悉弃旧学。况经尘劫煨烬无遗，仅外科集验章以授西平善观李先生，先生以授于宜真者。其方简要，惜未版行，故独存之……"

从这段自序可以得知赵宜真遵从"为人子者不可不知医"的古训，喜好收集医药方书，乐于以医药济人。也说明了净明道医方书与其以"忠孝"为核心的教义有直接关系。赵宜真的《仙传外科

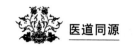

秘方》开宗明义地指出："外科冠痈疽于杂病之先者，变故生于顷刻，性命悬于毫发，故也。"认为痈疽之名虽有二十余证，而其要有二，阴阳二证而已。"发于阳者为痈，为热，为实；发于阴者为疽，为冷，为虚。"书中对各种临床症状、病因及治疗做了阐释，并强调对痈疽要及时及早治疗："病之初发，毒必旁腐肌肉，苟治不早，则毒气透膜，膜透则元气泄，脏腑失养，精神枯槁，脉坏绝矣。故病至盛而生者，内见五脏而膜完全者；也有至微而死者，肌肉未溃而膜先透者也。此救心护膜所以为第一义欤。"最后他还指出："是方乃遇神仙秘授，神圣工巧不可俱述，非寻常草医一草、一木、一针、一刀之比，得其要者，宝之宝之。"书中还收录了各种痈疽、疔疮经验方及用法，以及治疗自缢、溺水、伏暑、产杂、小儿误吞钱币等的方法，表明了《仙传外科秘方》的道教色彩。

明代道教对传统中医影响较大的医学家李时珍，据明代顾景星《白茅堂集》记载："李时珍，字东璧。祖某，父言闻。世孝友，以医为业。时珍……幼以神仙自命，年十四，补诸生。三试于乡，不售。读书十年，不出户庭。博学……善医，即以医自居。富顺王嬖庶孽，欲废适子。会适子疾，时珍进药曰附子和气汤，王感悟，立适。楚王闻之，聘为奉祠，掌良医所事。世子暴厥，立活之。荐于朝，授太医院判。一岁告归，著《本草纲目》。年七十六，预定死期，为遗表，授其子建元……晚年自号濒湖山人……顾景星曰：余儿时闻先生轶事，孝友，饶隐德。晚从余曾大父游，读书以日出入为期，夜即端坐。其以神仙自命，岂偶然哉！诗文集失传，唯《本草纲目》行世。"从这一记载来看，李时珍幼年以神仙自命，晚年又号濒湖山人，读书以日出入为期，夜即端坐，可见道教神仙思想对李时珍影响甚深。这种影响在李时珍的医著《本草纲目》中也得到反映。《本草纲目》是中国传统本草学的一部集大成著作，《本草纲目》曰："自陶弘景以下，唐、宋诸本草引用医书，凡八十四家，而唐慎微居多。时珍今所引，除旧本外，凡二百七十二家。"其中有许多是道教医学家著作，如《备急千金要方》《孙真人食忌》《千金翼方》《枕中记》《千金髓方》《刘涓子鬼遗方》《肘后百一方》《服气精义方》《必效方》《太清草木方》《神仙服食方》《寒食散方》《王冰玄秘》《神仙服食经》《胡演升炼丹药秘诀》《王隐君养生主论》《张三丰仙传方》《通妙真人方》等；而李时珍所征引的书目计四百四十家，其中道书就多达四十多种，如葛洪《抱朴子》《三茅真君传》、刘向《列仙传》、独孤滔《丹房镜源》《东华真人煮石法》《太清草木记》《神仙芝草经》《神仙感应篇》《造化指南》《修真指南》等，故明人顾景星指出："其（李时珍）以神仙自命，岂偶然哉！"这充分反映了明代道教医家对传统中医的发展仍有一定的影响力。

明代道教医家对本草学有突出贡献，明代问世的本草学著作数量颇多，而且是以个人编撰者占多数。其中道教医家兰茂编辑的一部地方性本草《滇南本草》在传统中医药学史上有一定的地位。

兰茂，字延秀，云南省嵩明县杨林千户所在羊山人。原籍河南洛阳。生于明洪武三十年（公元1397年），卒于成化十二年（公元1476年）。自幼闭门潜修，读书好道，不求闻达于当时，唯心存利济于来世。因此对滇中所产之灵药百草，无不备极精神，区类辨性，绘为图形，注为书集，圣经所谓格物者也。兰茂自号"和兴道人""洞天风月子""玄壶子"。因自匾其轩曰"止庵"，故人称"止庵先生"。兰茂究习医药，起因于母病。《滇南本草图说后序》曰："兰子因母病，留心此技三十余年。其学皆探本穷源，得古人精奥。其方饵专一真切。不事枝叶，投入数剂，无不立愈。"兰茂不但精于医技，而且对道教内丹养生术、文学、戏曲、绘画、地理也颇有造诣，著述甚丰。除《滇南本草》《医门揽要》等医书外，还有炼养著作《性天风月通玄记》及《声律发蒙》《玄壶集》行世。《滇南本草》是我国古代内容最丰富、保存最完整的一部地方性本草学专著。

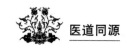

兰茂一生誓以医药丹法济世利人,医道惠及滇南,生前就受到云南百姓的爱戴。他羽化后,乡民还为他建祠堂来纪念这位仁慈的道医。

(二) 清代道教与医学发展的特点

明清时期的道教发展已渐衰微,但道教与医学仍然保持了密切关系,道教"借医弘道"的做法是道门一贯的传统,一直延续至清代。

清代正一派道士娄近垣,号三臣,字朗斋,又号上清外史,松江娄县人,出生于道门世家。娄近垣自幼好道,出家于龙虎山,拜周大经为师,得授五雷法及诸家秘符,擅长符水治病术。雍正九年(公元 1731 年)正月,他奉召入宫为雍正帝驱邪治疾,获得效验。《龙虎山志·卷一》"修上清宫上谕"记载称:"昨岁。朕躬偶尔违和,贾士芳逞其邪术,假托祝由以治病。朕觉其邪妄,立时诛之。而余邪缠扰,经旬未能退净。有法官娄近垣者,秉性忠实,居心诚敬,为朕设坛……确有灵验。又以符水解退余邪,涣然冰释,朕躬悦豫,举体安和。"

娄近垣以符水医治好了雍正帝的疾患,受到皇帝的赏识,赐以四品龙虎山提点、钦安殿住持。此后,娄近垣不断受到朝廷的褒奖和重用。

关于娄近垣借医弘道的功绩,《重修龙虎山志序》云:"娄君朗斋名近垣者,能以修身却病之术裨益圣躬,雩祷斋坛,屡著诚效。世宗宪皇帝特加宠异,赐以真人封号,为元教主持。且因娄氏忠勤,推本所自,敕重修龙虎山清宫,发帑钜万,遣内大臣董视落成,赐之碑额以垂永久。"这一评价可谓充分表明清代道教对医学仍有一定影响。

清代乾隆、嘉庆年间龙门派第十一代传人刘一明,也是一位医道兼通的高人。刘一明,号悟元子,别号素朴散人,山西曲沃人。

刘一明自幼体弱多病，后受异人传方而愈，遂立意方外。正如他在《悟道破疑集原序》自叙所云："幼时习儒，年未二十，大病者三，几乎殒命。因病有悟，遂而慕道。"刘一明在前往甘肃南安寻医求治途中，遇一蓬头老翁，相见如故，得赐良方。"及至南安，如方治疗，诸病顿脱。自此立意方外。"正是由于这一特殊经历，刘一明十分强调道士修真必须研习医术以自救、救人，他在《会心内集》中指出："欲修真，先去病，浑身无病方延命。若还有病不肯除，犹如瞎子跳坑井。"刘一明是清代著名内丹家，精研易理与丹道，著有《周易阐真》《孔易阐真》《象言破疑》《通关文》《参同直指》《悟真直指》《指南针》《悟道录》《会心集》等著作。刘一明本人在醉心于丹道的同时，更精于深研医道，著有《眼科启蒙》《经验杂方》《经验奇方》《杂疫症治》等多种医书。

值得一提的是，刘一明还将医家区分为神医与人医两种类型："医有神医，有人医。神医者，先天之学，转生杀，夺造化，和阴阳，调五行。后天中培先天，假身内保真身，采大药品，除历劫病根。神明默运，推己及人。所谓有用中无用，无功里施功。如神农、黄帝、岐伯、雷公、扁鹊、抱朴子、华佗、孙思邈其人者。以上圣贤，皆有实学，先治己而后治人。所以药到病除，邪气退而正气复，起死回生，得心应手也。人医者，后天之学，全在五脏六腑上用功夫、草木上用心思。虽明三关九候、七表八里，仅可医得应生之人，医不得应死之人；医得后起之病，医不得根本之病；复得后天之气，复不得先天之气；治得有形之病，治不得无形之病。如仲景、叔和、河间、时珍其人者。以上数人者，俱皆虚学，不能先治己而专治人，是舍己从人，顾外失内。所以有效有不效，此其所以为人医也。尔近日医道，不知神医之道貌岸然乎？抑人医之道乎？果是神医之道，则治己治人，无伤于彼，有益于我。人我共济，遂心运用，左之右之，无不宜之。"

明至清代道教医学渐次汇入传统医学发展的大潮之中，与传统

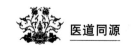

中医融为一体，成为中医药的一个有机组成部分。明至清代道教医学与传统中医学的融合，是历史发展的必然趋势。这种融合的发展，在清代太医院集存的医方内容上也明显地表现出来。《道藏精华》第六集《清宫秘方大全》为清太医院集存之秘方大全，系根据历代御医官中所用记录簿纂辑而成。其乃集汉唐宋明以来官方之大成，加以清太医院之临床验证，选优录存，治方乃叙述每一方剂之功效和主治疾病，配方乃叙述每一方剂之药物组成和简明制法。留存至今的清代太医院秘方是中国传统中医学的瑰宝，从某种意义上说，它是历代医方精华的荟萃。中国医药学发展历史源远流长，医方典籍十分丰厚，加之民间流传的秘方、单方，可谓浩如烟海，汗牛充栋。《清宫秘方大全》再版时其序中说："然总数千年来之万卷医方，要以《清宫秘方大全》一书为最精最要且最神验之医方秘典，总千古名医之历验，集万卷医方之大成，复经清宫太医院历朝御医临床治疗之鉴证，删次取要，去芜存精，凡所著录，无一莫非千金不换之神验良方。"

清代太医院收录道家的医方，有些的确谓神验良方，但也有点夸张。如一方名为"打老儿丸"：熟地黄六两，茯苓、山药、杜仲、枸杞、山茱萸各四两，巴戟天、肉苁蓉、五味子、远志、楮实子、小茴香、川续断、牛膝、菖蒲各二两，共研细末，炼蜜为丸。凡诸虚不足，劳伤过度，五脏虚弱，精亏血短，气弱神虚，饮食难化，或羸瘦不足，以致腰酸腿软、多睡少食、遍身不强、动转多病、耳鸣眼花、迎风流泪、牙落齿稀、须发早白、阳痿不举、小便不利、下元虚惫，如是等症，再不服药，则容颜易老，病患多矣。今有一方，秘授仙传，名曰打老儿丸。方中药物共十六味，不寒不燥，上等无毒，平和王道，能养五脏，善治诸虚，填精益血，补气安神，多进饮食，培元固本，白发再黑，齿落更生，滋阴壮阳，返老还童，延年益寿，久之服之，大有奇功。每服二三钱，早用淡盐汤送下，白开水亦可，冬用黄酒送下，男女中年，皆可治之。

千金封脐膏：肉桂、熟地黄、川附子、金樱子、当归、甘草、巴戟天、杜仲、干姜、胡椒、淫羊藿、独活、萆薢各三钱，海马、鹿茸各二钱，用香油一斤八两，将药熬枯去渣，入黄丹十二两，收成膏；再入麝香、冰片各四分，儿茶、硫黄各二钱研细末入之。此方能填玉池、存精固漏、通二十四道血脉、锁三十六道骨节，贴之气血流畅、精髓充盈、神气完足。专补虚损、固下元、通三关、壮五脏，有返老还童、益寿延年之妙。患者贴之，夜不旋溺。又治男子淋精滑，肾虚盗汗，兼治小肠疝气，脘腹胀满，并一切腰腿骨切疼痛；妇女子宫虚寒，久不受孕，赤白带下，产后肠风，贴之无不神验。

毓麟固本膏：杜仲、熟地黄、附子、肉苁蓉、牛膝、补骨脂、续断、官桂、甘草各四两，生地黄、大茴香、小茴香、菟丝子、蛇床子、天麻子、紫稍花、鹿角各一两五钱，羊腰子一对，赤石脂、龙骨各一两，用香油八斤，将药熬枯去渣，入黄丹四十八两，再入雄黄、丁香、乳香、没药各一两，麝香三分、阳起石五分。此膏异授秘传，能固玉池、填精不泄、灵龟不死、通二十四血脉、锁三十六道骨节，使气血流畅、精髓充满，如海水之常盈；通三关、壮五脏，治下元虚冷、诸虚百损、五劳七伤、阳痿不举、久无子嗣、下淋白浊、小肠疝气、遗精盗汗、手足顽麻、半身不遂、脘腹胀满、腰腿疼痛，有强阳健力之功，百治百效。并治妇人脾胃虚弱、经血不调、赤白带下、气血亏损、久不孕育、干血劳瘵，或系屡经小产所致上述症状。此膏充实血海，能暖子宫，易得孕育，兼治崩漏不止、癥瘕血块等。男妇如能常贴此膏者，气血充足，容颜光彩，诸疾不生，乌须黑发。此膏终身永贴者，体健身轻，返老还童，阴阳强健，目能远视，行不困乏。如系衰老之人，贴至百日之后，其效可验，功效无比，不能尽述。此膏妇人贴脐上，男子贴左右肾俞穴，各一张，丹田穴一张，用汗巾缚住，勿令走动，半月换一次。

从上述举例可以清楚地看到清代太医院汲取了大量道教医学养

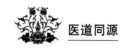

生秘方，说明道教医药学已成为传统医药学的一个组成部分，表明道教医学的发展与传统医学有逐渐融合的趋势。

明末清初道教医家傅山，在中医妇科学方面有杰出贡献，他推动了中医妇科学的发展。傅山，山西阳曲人，字青主，别署公宅，又字啬庐。据清宣统三年（公元1911年）丁宝铨所辑《傅青主年谱》记载，傅青主生于明神宗万历三十五年（公元1607年），卒于清康熙二十三年（公元1684年），享年七十八岁。傅山在明亡后，"愤之，乃坚持节气"，矢志不仕清，避世入道，隐于黄冠，卒时"遗命以朱衣黄冠殓"。傅青主一生自取字号颇多，希望藉隐居而逃名。计有朱衣道人、石道人、丹崖翁、丹崖子、青羊庵主、不夜庵老人、五峰道人、龙池道人、酒道人、酒肉道人、傅道士、傅道人、老药禅、真山、侨黄真山、龙池闻道下士、大笑下士等。

傅青主自幼聪慧，《傅青主年谱》云："三岁有宿慧，能自诵《心经》。六岁啖黄精，不乐谷食，强之乃复饭。十五岁时，因小病取读神僧传，概然神仙非难致事，此为先生肆力于方外诸书之始。十八岁时，其父病伤寒濒危，先生祷于神，得灵药饮之获愈。"由此可见傅山慕道由来已久。关于傅山入道的师承问题，今有两种不同的说法。萧天石认为傅山从师于丹亭真人，属全真龙门派真字辈，《丹亭真人传道秘集》云："考龙门派以'道德通玄静，真常守太清……'等共四十字为辈号，先生于派中属真字辈，龙门传法记可考。其子眉，字寿髦，亦从习道，恒以麋道人，字丹道人为号，唯于派中未分入辈分。"《傅青主年谱》则云傅青主三十五岁时，"先生素善病，因受道法于还阳真人"。还阳真人，姓郭，名静中，河南修武人，传习金丹五雷法，有呼风唤雨异术，故又称雨师还阳先生，曾于寿阳太安镇筑庵、建道院，"甲申岁，傅山避地龙池师焉"。虽说傅青主的师承问题尚待进一步考证，但傅青主道教医家的身份则毋庸置疑。

傅山博学经史，工于诗文、书画、金石，"以善医闻，遂于脉理"，曾有人这样评价道："世人都知道傅青主的字好，但他的字不如诗，诗不如画，画不如医，医不如人。"生动地描述了傅青主的医技和医德。傅青主在医理上注重气血，主张攻补兼施的治疗大法，临床上长于妇科、内科杂病。他治病不拘学派，用药不泥于方书，善于运用民间单方、验方进行疗疾。正如刘绍攽著《傅先生传》所云："凡沉疴遇先生，无不瘳。用药不依方书，多意为之，每以一二味取验……至今晋人称先生皆曰仙医。"由此可见道医傅青主的确医技不凡。

傅青主一生著述甚丰，其医著有《傅青主女科》《傅青主男科》《傅青主幼科》等，对后世中医学产生了较大影响。《傅青主女科》分二卷，上卷列四十一证四十一方，内分带下、血崩、鬼胎、调经、种子五大类，下卷列四十一证四十二方，包括妊娠、小产、难产、正产、产后五大类，又《产后篇》亦分二卷，上卷列十七证，下卷列二十六证及三补编。因现存世本互有差异，且内容文句与其诗文笔法不同，故过去多疑为伪托之作。二十世纪五十年代以来，陆续发现诸多傅山医书手稿，经考证，其遗墨《医学手稿》即《傅青主女科》的"调经"部分。另著《大小诸症方论》抄本有顾炎武所书序言："予友傅青主先生，分门别类，无症不备，无方不全，治一病必发明受病之因，用一药必指示用药之故，曲折详尽，诚卫生之善道，救死之良方也。"可知傅青主确有医著传世，其开始问世的医书，初名《大小诸症方论》，内容由女科、小儿科、男妇杂科即"内科"三部分组成。约在康熙十二年（公元1673年）间刊行，推动了中医妇科学的发展。

总之，明清是道教医学与传统医学融合的时期，这种创新固然有其历史意义，但还存在另一种形式的创新，即在继承道教医学遗产的基础上，结合现代医学科学理论、手段，发掘道教医学中具有现代价值的合理内核，为当代人类的健康卫生服务。从这一意义上来讲，或许这种形式的创新更为重要，更具有现实意义和时代

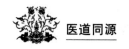

特色。

  道教医学作为中华传统医学史上一个重要流派，在明清之际已汇入传统中医学发展的大潮之中，其精华乃是中华传统医学宝库中不可或缺的组成部分。这就需要我们以平实的态度、科学的精神、理性分析的眼光，认真加以整理和挖掘，重新认识其潜在的科学价值，在继承其医学精华的基础上加以创新和发展。

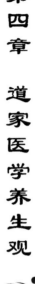

第四章 道家医学养生观

　　健康是人类永恒的追求，更是每个人最大的财富。随着社会的发展和生活条件的改善，人们的健康观念也发生了极大的变化。但是，人们在保健养生方面，却走进一个误区，大多数人往往只是完全依赖现代高科技的医疗设备对人体周身的全方位检查，依赖医生及各种各样的保健药品，却很少重视自己本身。在日常生活中，有些人被一些不大不小的疾病折磨了许多年，却对自己本身的病情了解很少，甚至根本不了解，只是把健康的全部希望交给了医院的科学医疗器械和医生，以及寄希望于高额的贵重药品上。

　　实际上，中国古代的传统医学早就对养生保健之术总结了宝贵的经验，尤其是道教养生家，为后世提供了一整套养生保健之术，我们应撷取道教养生保健精华，诠释道家养生思想真谛，古为今用，求得救治心灵和身体的良方。

第一节 道家养生术

一、道家养生的积极思想

首先要肯定的是，道家的养生思想和养生术，对于人体的防病疗疾与健康长寿的思想是积极的，养生不同于现代所谓的卫生。

道家根据阴阳家理论，认为人的生命可以不受自然物理的支配，能够自由地控制生命，于是便慢慢寻求物理的变化，研究心物一元的控制方术，因此，利用物理的本能产生"方士"修炼神仙法术，再综合物理学与化学的研究，便有医学炼丹术的发明。成为"长生不老"的神仙当属虚幻，但至少对于因此目的而出发，形成养生学、生理学、药物学、物理治疗学等的雏形，是生命科学的进步，也是为好古者所自豪的了。至于后世为什么反不如其初呢？古代所谓的养生学，在它的命名内容的观念上，不同于现在的卫生学，所谓卫生，还是消极地抗拒疾病，养生才是积极的培本。尤其现在的生理学，是根据死人身体上的解剖所见和动物生理的研究而来的，因此，它的流弊所及，用在对人体生命的医学观点上与医事的修养上，看待一个人如对待一个动物一样，甚至把人看成一个机械的死人一样，这正是因为在医药学的本身上，缺乏哲学理论滋养的结果。如何才能与中国传统文化的精神合流，等待着我们这一代和后代的努力，承前启后是我们义不容辞的责任。

养生学是一门很复杂的学问，积极的养生有利于健康长寿。据有关报道显示，人类自然寿命应为 125～175 岁，人类寿命最高记录是英国人弗姆·卡恩，活了 209 岁；我国传说古代道家神仙彭

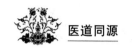

祖，活了800岁（当然不排除有夸张成分，但是可以肯定彭祖的寿命是很长的），上古善于养生之人，百岁以上者比比皆是。人类的摄生是大有潜力可挖的，如能科学地掌握摄生方法，人类的寿命完全可以达到百岁以上。《素问·上古天真论》曰："上古之人，春秋皆度百岁，而动作不衰。今时之人，年半百而动作皆衰……上古之人，知其道者，法于阴阳，和于术数。饮食有节，起居有常，不妄作劳，故能形与神俱，而尽终其天年，度百岁乃去。今时之人不然也，以酒为浆，以妄为常，醉以入房，以欲竭其精，以耗散其真，不知持满，不时御神，务快其心，逆于生乐，起居无节，故半百而衰也。"由上述可见，养生是非常必要的。

道家养生理论是我国养生学的主流。以老、庄为代表，如《老子》曰："至虚极，守静笃。"《道德经》："载营魄抱一，能无离乎，专气至柔。"《庄子·刻意》提倡"养神""贵精""唯神是守，守而勿失，与神为一"。《庄子》曰："取问心斋。"《庄子·在宥》记载："目无所见，耳无所闻，心无所知，汝神将守形，形乃长生。"《太平经》："守一之法，为万神之本根。"以上文献记载说明道家皆主张静守。

道教的创始人张天师奉崇"守一"。所谓守一即指专一，并结合意念，即结合守窍、调息内视。守窍的部位各有不同，道家修炼专书《黄庭经》记载养生应注重守黄庭，黄庭分为上黄庭、中黄庭与下黄庭。上黄庭又称为"泥丸"，主脑，藏上丹田；中黄庭，谓之降宫，主心，藏中丹田；下黄庭，曰气海，在脾，位于脐下三寸，藏下丹田。上丹田位于眉间，中丹田位于两乳间，下丹田位于脐下。老子《道德经》提出守玄牝之门（命门）。《道藏》收载的《胎息经》曰："脐下三寸为气海，亦为下丹田，亦为玄牝。世人多以口鼻为玄牝，非也。"有的道教医家则主张守祖窍（两眉间），上述方法沿袭下来至今已演变为守丹田法。道家经典《阴符经》提出"守三要"，即意念闭塞耳、目、口，以除心之三害，使心能静守。如原文曰："九窍之邪在乎三要，可以动静。""守一"即"炼己"，为炼神专一的术语。如《悟真篇》曰："心猿方寸机，三千功夫与天齐，自然有鼎烹龙虎，何必担家恋子妻……"

二、道家养生的内丹术

道家魏伯阳创作的《周易参同契》一书，是目前公认的世界现存最早的炼丹著作，也是第一部系统而全面地论述道教丹法的著作，自东汉以后便世代相传，成为后世道教的金丹派养生范式。

《周易参同契》，参即三，"三"指《周易》、"黄老"及"炉火"；契，契合，"参同契"即指把《周易》、黄老之学与《周易参同契》的"炉火"理论合而为一之义。因此《周易参同契》的核心理论在于"炉火"。《周易参同契》仿《周易》将天地比作一个大宇宙，把人体喻为一个小宇宙，并把人体比作一个炼丹熔炉，提出了火候原理，从而成为中国第一部炼内丹专著。

《周易参同契》认为修丹与天地造化同途，所以用易象说明人身配合天地变化修炼金丹的过程，引入易象、节候和黄老学说，论述成丹原理和火候进退。书中以十二辟卦代表十二月或一日十二时辰，说明炼丹火候的阴阳变化，用乾、坤二卦描述体内阴、阳二气的存在和周行变化的时空范围，又以坎、离二卦代表修炼所用的精、气、神；再用除乾、坤、坎、离以外的六十卦、十二消息卦、纳甲卦来描述体内真气运行的精微变化；还用黄老学说中的"黄老自然""归根返元""安静虚无""牝牡""守中""抱一"等，作为《周易参同契》的丹法基础。《周易参同契》所创"内丹"理论成为道家养生的圭臬，为道家养生发展起到了重要的推动作用。

《周易参同契》把《周易》乾、坤二卦当作鼎炉，喻为人体，坎、离二卦当作药物喻为人的精气，进行炼己。《周易参同契》内丹强调"合精养神"，提出"内以养己，安静虚无，元本隐明，内

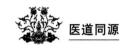

照形躯,闭塞其兑,筑固灵株,三光陆沉,温养子珠,视之不见,近而易求"。为道家气功养生的"筑基炼己"(筑基,即炼精气,炼己,即炼神)、"返光内照"(内视与意念本配合运气)等重要功术奠定了道家炼丹养生的理论基础。

《周易参同契》炼"内丹"按照生物钟子午之间或晦望之际"采药";子时、冬季、月晦时"进阳火";午时、夏季、月望时"退阴符"。所谓采药即指炼丹之初,坎离交泰,聚精于丹田,为炼内丹第一步。所谓进阳火,则吸气升督脉,为内丹第二步,而退阴符则为呼气降任脉,为内丹第三步。三步完成,任督贯通,则运气一周天,又称小周天。

上述《周易参同契》的月体纳甲理论在气功养生的生物钟方面有着重要的启示,如后世提出寅、卯、辰三个时辰,犹如一年中的春季,阳气初升,能助阳气升发;申、酉、戌时,如一年之秋,为阴气生长之时,应做静功以助阳气之内敛,使修炼与天地之气交通。

《周易参同契》炼内丹的论述,把人体比作鼎炉,通过内丹的形成过程,论述了炼内丹过程中的阴阳交合及水火升降现象,提出人身元气的运行道路,并蕴含了生物场的转化现象,寓藏了人体生命的奥秘,为气功修生学的发展起到了有力的推动作用。

道家以乾、坤二卦为养生宗旨,主张动静结合,一主阳动,一主阴静,成为中国养生的两大原则,对后世的养生观产生了深刻的影响。动与静、刚与柔是对立统一体,乾卦虽主动,但也有静的一面,坤卦虽主静,但也有动的用事,因此乾、坤二卦是动静有时的,如《易传·系辞》说:"夫乾其静也,专其动也直,是以大生焉,夫坤其静也,翕其动也辟,是以广生焉。"即言天地万物是动中有静,静中有动,动静相间的。养生的原则也应该动中有静,静中有动,刚柔相济,总之要运动变化才有生气。如《庄子·刻意》曰:"吹呴呼吸,吐故纳新,熊经鸟申……此导引之士,养形之人。"《庄子·达生》曰："养其气，合其德。"道家的养生名家，道家的始祖之一彭祖即是一位善于运用导引术之"仙人"，相传活了近八百岁，中医大家孙思邈很主张运用导引术，他在《备急千金要方·养性》中说："每日必须调气补泻，按摩导引为佳。"中医大家葛洪的《抱朴子》、陶弘景的《养性延命录》亦都有对导引法的精辟论述。如陶弘景说："人食必当行步。"

运动是绝对的，静止是相对的，静是动中之静，绝对的静是不存在的。如老子的《道德经》曰："少思寡欲。"《黄帝内经》提出的"恬淡虚无""精神内守""御神""守神"，其是通过清静、无欲（指排除杂念），产生一种心理和生理的综合效应让身心皆获得休整。古代名医家孙思邈很主张静息，如《备急千金要方·养性·调气法》说："和神之法，当得密室……耳无所闻，目无所见，心无所思。"经过一定的时间锻炼后，呼吸、心跳皆可减慢，五脏皆可得养。如《灵枢·五十营》曰："一万三千五百息，气行五十营于身，水下百刻，日行二十八宿……故五十营，得尽天地之寿矣。"即言一昼夜理想的呼吸数为一万三千五百息，比今人约慢一半。说明静功对人体产生的生理效应是巨大的。

寿命与呼吸频率成反比，呼吸频率愈慢，寿命愈长。龟每分钟只呼吸 1～4 次，寿命可达五百年，人每分钟呼吸 12～20 次，寿命仅几十年，最多一百余年，说明保养、节能、减少消耗是养生长寿的一个重要方面，龟、蛇之所以长寿，是因为呼吸缓慢、经常屏息，最大限度地减少了耗氧。此即所谓胎息，胎息功之所以是气功的最高境界，就是因为达到了最大限度的节能，把人体内的能量潜藏下来，必要时释放，在养生仿生学上，龟蛇养生就是静摄生的典范。

上述说明道家养生观深受《周易》的影响。

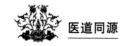

三、道家内丹的性命双修

性命双修为道家炼内丹的最高功夫，为炼丹诸法的上乘之法。

性命是什么？性指心性，是人的心理思维，即性为心之体，心为性之用。命为生命，乃人之生理功能。即性是神之母，乃先天至神；命是气之祖，谓先天至精。如性命专著《性命圭旨》说："性者，神之始，神本于性；命者，气之始，气本于命。"

性命双修是道家内丹总的原则，但其中又因修性命的侧重点不同而有南宗（以修命为主）及北宗（以修性为主）之分，虽有所侧重，性命双修却是南北宗共同的内炼宗旨。性命双修，所谓性，广义而言指德性，包括天之秉德及人之德性，即大自然的能力。狭义而言，指人的秉德。道家注重修性，绝不是单纯的延命益寿，而是有着宗教信仰的成分在内，即成为仙人、升天，是道家修性的最高宗旨。

道家的修性，指思想意念的修炼，道家修性的最高境界为返还为太虚混沌未开时的无邪无妄境界，道家认为那个时候是德全智圆的时候。正如老子所说的"复归于朴""复归于婴儿"即是，也正如《性命圭旨》所说："夫学之大，莫于性命，性命之说……何谓之性，元始真如，一灵炯炯是也。何谓之命，苍天至精，一气氤氲是也。"

道家的命指人体的生命功能，因属于先天所赋，故又谓之天命。修命即指修人的精、气、津，包括炼精化气、炼气化神及炼神还虚三个阶段，达到炼神还虚阶段即是成仙升天的阶段。因此，性与命是道家内炼的一个过程的两个组成部分，二者是互为关联的。修性是修命的前提，修命是修性的基础，无性而命无以立，无命而性无以存。正如《中和集》所说："性无命不立，命无性不存。"也如《性命圭旨》所说："有性便有命，有命便有性，性、命原不可分，但以其在天则谓之命，在人则谓之性，性、命实非有两，况性无命不立，命无性无存。"

四、道家导引养生

导引一词也作道引，是一种以主动的肢体运动为主，并配合吐纳服气（也称行气）或推拿（也称按跷、按摩）而进行的一种强身健体、防治疾病的方法。道家导引行气养生法很古老，《庄子·刻意》云："吹呴呼吸，吐故纳新，熊经鸟申，为寿而已矣，此道引之士，养形之人，以养形魂，彭祖寿考者之所好也。"唐代道士成玄英云："导引神气，以养形魂，延年之道，驻形之术。"晋人李颐注云："导气令和，引体令柔。"这是通常人们对导引的理解。《神仙传》《淮南子》《楚辞》中都记载了彭祖、王乔、赤松子等神仙方士导引行气的事迹。

导引术最初可能是从古代先民的舞蹈动作演化而来，并与先民治病的医疗活动密切相关。据《吕氏春秋·古乐》记载："昔陶唐氏之始，阴多滞伏而湛积，水道壅塞，不行其原，民气郁阏而滞着，筋骨瑟缩不达，故作为舞以宣导之。"古代先民发现对于像风湿肿痛之类的疾患，可以藉"舞"而"导"之、"引"之，除去"滞着""郁闷"，获得康复。导引的医疗作用也为《黄帝内经》所总结，《素问·导法方宣论》云："其病多痿阙寒热，其治宜导引按跷。"早期道教方仙道所盛行的导引术与先民医疗实践密切相关，导引术实际上是一种医疗手段。这从马王堆汉墓出土的《导引图》中也得到充分反映。帛画《导引图》长约 100 米，高约 50 米，图中描绘了四十四个不同年龄、性别的人正在进行导引锻炼，其动作大致分为呼吸运动、四肢及躯干运动、持械运动等。在《导引图》中，还有许多模仿动物动作的导引术，如"熊经""信"（鸟伸）、"龙"（龙登）、"沐猴灌"（猕猴喧呼）、"爰"（猨呼）、"摇北"

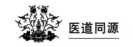

（摇背）等，后汉方士名医华佗发明的"五禽戏"即是在此基础上创造的。五禽戏是华佗模仿虎、鹿、熊、猿、鸟五种禽兽的自然动作创立的导引功法。《后汉书·方术传》载，华佗对其弟子吴普说："人体欲得劳动，但不当使其极耳。动摇则谷气得消，血脉流通，病不得生。譬如户枢，终不朽也……为导引之事，熊颈鸱顾，引挽腰体，动诸关节，以求难老。吾有一术，名五禽之戏：一曰虎，二曰鹿，三曰熊，四曰猿，五曰鸟。亦以除疾，兼利蹄足，以当引导。体有不快，起作一禽戏，怡而汗出，因以着粉，身体轻便而欲食。"五禽戏的具体功法，最早见载于道医陶弘景《养性延命录》卷下"导引按摩篇"，成为现代社会广为流传的五禽戏养生法之蓝本。

道教将导引术纳入养生方术体系之中，成为道教医学防病养生的重要法术。《云笈七签》从医学角度阐扬了导引术的医疗作用："一则以调营卫，二则以消谷水，三则排却风邪，四则以长进血气。故老君曰天地之间其犹橐龠乎！虚而不屈，动而愈出，言人导引摇动而人之精神益盛也。导引于外而病愈于内，亦如针艾攻其荥俞之源，而从患自除天流末也。"

方士进地导引时常以辟谷为前提。辟谷也称断谷、休粮、绝粒，都是指那些不食五谷之术。辟谷思想也源于方仙道的神仙方士，庄子就曾经绘声绘色地描述过这种能行辟谷之术的神人："藐姑射之山，有神人居焉，肌肤若冰雪，绰约若处子。不食五谷，吸风饮露。乘云气，御飞龙，而游乎四海之外。"

秦汉时期，在方士中就已流行不食五谷的长生术，出现了一些辟谷之士。《史记·封禅书》谓："是时李少君亦以祠灶、谷道、却老方见上，上尊之。"《史记·留侯世家》也有张良"乃学辟谷，导引轻身"的记载。马王堆出土医书中就有一种专论辟谷之术《却谷食气》，通篇论述了根据天地四时的自然运行，随月逐日服食天地之精气，亦称六气，即朝霞、沦阴、沆瀣、正阳、天玄、地黄之气，来达到辟谷的目的，以求强身健体、延年益寿。当然，辟谷之士在修炼此功法时，并非不吃任何东西，只是不食五谷杂精罢了。辟谷方士在服气辟谷的过程中，除了要饮水外，还特别服食一些通利脏腑、益气及富含高蛋白、高油脂类的草木药物，如白术、茯苓、胡麻、黄精等。以《却谷食气》为例，篇首即云："去谷者食石韦。"石韦，又名石皮、飞刀剑、金汤匙、单叶草。《神农本草经》将其列为中品草本药，称"石韦，味苦，性平，主劳热邪气。五癃闭塞不通，利小便水道。"方士行辟谷服气术时，常服食一些草木药去除其体内积滞、沉疴（道教内丹功有筑基一说，有类似意义）。这样辟谷服气才能达到较好的养生效果。方士服食石韦就是出于这样的意图，能达到"止烦、下气、通膀胱满、补五劳、安五脏、去恶风、益精气"的目的。

据史料记载，东汉时期不少方士都热衷于辟谷之术，《三国志》云："颍川郤俭能辟谷，饵茯苓……初，俭之至，市茯苓价暴数倍。议郎安平李覃学其辟谷，餐茯苓，饮寒水，中泄利，殆至殒命。"《博物志》也有类似记载，称魏王所召集的许多方士，如庐江左滋等"皆能断谷不食，分形隐没，出入不由门户"。

秦汉时期是什么原因使食气辟谷术兴起，并在方士中广为流行呢？这首先与当时社会医学的进步，特别是人们的饮食结构和饮食思想的改变密切相关。饮食是人类维持生命活动的基本条件，而要使人活得健康愉快，充满活力和智慧，则不能仅仅满足于吃饱喝足，还必须合理调配饮食结构，保证人体必需的各种营养，并且还要保证人的肠胃能吸收这些营养物质。但在先秦时期，社会的上层人士多喜油腻的肉类食物，"善用六牲"并纵酒为乐。这种饮食结构过多地摄入高脂肪的动物性食物，必然对人的身体健康造成损害。针对这种情况，受道家返璞归真思想的影响，方士们已意识到这种"肥肉厚酒"食谱的弊端，称其为"烂肠之食"，认为食肉虽多不能胜食气。所以，一些方士纷纷在饮食上返璞归真，多喜食天

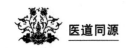

然植物性食物。这是因为在方士们看来，饮食品种还直接关系到人的生理、心理差异。这一思想集中体现在《淮南子》一书中："食水者善游能寒，食土者无心而慧，食木者多力而悍，食草者善走而愚，食叶者有丝面蛾，食肉者勇敢而悍，食谷者智慧而夭，食气者神明而寿，不食者不死而神。"

方士们认为，"食谷者智慧而夭"不能长生，是由于人吃了五谷杂粮，肠中积成粪便，秽浊充塞体内，相反"食气者"却能做到"神明而寿"。所以，欲得长寿延年，就必须"却谷食气"，修炼辟谷之术，这样有朝一日才能达到"不食者不死而神"的境地。方士所倡导的辟谷之术有一定的医学生理依据。美国科学家经过数十年对老鼠和猿猴老化过程的研究表明：从理论上来说，降低摄食量可以减缓生命成长和老化过程，吃得越少，体内产生的自由基的量也少，而自由基是导致人体日益老化的重要因素。因此，控制饮食是人类的一条长寿之道。从这一点来看，方士的修炼方术中包含有医学养生的合理内核，这也是我们将其名之为"方士"的一个缘故。

汉末道教把辟谷术也纳入其修仙方术之列，并从宗教神秘主义的角度重新进行阐释。道教认为，人体中有三尸，亦称三虫、三彭。上尸名彭倨，好宝物；中尸名彭质，好五味；下尸名彭矫，好色欲。而且上尸居宫，中尸居堂，下尸居腹胃。三尸常居于人体脾，是欲望产生的根源，是毒害人体的邪魔。由于三尸在人体中是靠谷气生存的，如果人不食五谷，断其谷气，那么三尸在人体中就不能生存下去了，人体内也就消灭了恶魔。所以《抱朴子·内篇》云："欲得长生，肠中当清；欲得不死，肠中无滓。"也就是说要想益寿延年、"神明不死"，就必须辟谷。在这一理论思想指导下，自道教创立后，许多道徒便虔诚地把研习辟谷之术作为修炼成仙的基本途径之一，各种辟谷之法如"服气绝粒""符水断谷""吞石辟谷"等也不断涌现。据《抱朴子·内篇》记载，当时已有辟谷之术："近有一百许法，或服守中石药数十丸，便辟四五十日不饥，

炼松柏及术，亦可守中，但不及大药，久不过十年以还。或辟一百
二百日，或须日日服之，乃不饥者，或先作美食极饱，乃服药以养
所食之物，令不消化，可辟三年。欲还食谷，当以葵子猪膏下之，
则所作美食皆下，不坏如故也。洛阳有道士董威辇……云以甘草、
防风、茨实之属十许种捣为散，先服方寸匕，乃吞石子大如雀卵十
二枚，足辟百日，辄理服散，气力颜色如故也。欲还食谷者，当服
葵子汤下石子，乃可食耳。"

　　上述即是先食甘草、防风、茨实等十几种草药配制的辟谷散，
然后吞服石子的"吞石辟谷法"。道士辟谷还常采用喝符水以达到
不进五谷的目的，即"符水断谷"法。符水通常有两种，一是以手
指向水中画符而成，二是以纸画符烧成灰烬放在水中搅拌而成。葛
洪就此曾说："又符水断谷，虽先令人羸，然宜兼知者，倘卒遇荒
年，不及合作药物，则符水为上矣。"

　　当然，道教辟谷之术最常用的还是通过吞食自然之精气来达到
辟谷目的。《云笈七签》中就载有服气绝粒法："服气绝粒第
二……平枕正卧，绝一切浮想。浮想若不除则心神气当闭不行。绝
想止念既定，然待出息尽便闭，玄牝气鼓满，牙齿勿得相近。欲咽
之时，齿牙微相近，仍须收息缩气，蝶腹咽下，以咽得为度，咽得
饱以为期，亦无时限。"这也表明道教导气养生与辟谷术是一脉相
承的。

　　与食气一术相关的还有胎息。胎息一词始出于《后汉书·方术
列传》，其云：方士王真"年且百岁，视之面有光泽，似未五十
者，处云：'周流登五岳名山，悉能行胎息之方，漱舌下泉咽之，不绝
房室'"。所谓胎息，即如婴儿在母胎中，不用口鼻呼吸，而行腹中
内呼吸，胎息后来成为道教行气法中极为重要的一种。道士认为通
过内炼可以返还胎息状态，即可断绝后天生死之路，乃长生成仙之
要，是道教丹功所追求的境界。

　　道教养生术包括内修与外养。服食就是其外养的重要方式。服

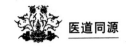

食，又称"服饵"，主要是选用矿物、植物，也有少量动物类药和食物，经过一定方法进行加工、配制，炮制成丹药方剂，以内服为主要摄入途径，作用于人体，以期达到轻身益气，逐步获得度世乃至"长生不死"的目的。服食肇端于战国时的方士，它是在神仙家的神仙信仰和"服食成仙"思想影响下发展起来的一门方术。据《列仙传》记载，早期方士除了服食一些矿物药以外，还多喜食草木药。马王堆汉墓出土的医书《养生方》中载有许多服食药方，如"取细辛、干姜、菌桂、乌喙，凡四物，各治之。细辛四，干姜、菌桂、乌喙各二，并之，三指撮以为后饭，益气，又令人面泽。"《养生方》的服食方内容，多数是针对"老不起""阳不起"的房中补益方，也载有许多服食方。

第二节　道家的养生著作

明清两代，出现了一大批带有总结性、集道教医学养生方术精华的养生著作，这些养生著作多切合实用，其治病疗疾的针对性较强，有很强的实践操作性。例如冷谦所著的《修龄要旨》、周履靖的《赤凤髓》、高濂的《遵生八笺》《丹亭真人传道密集》《太初元气接要保生论》、沈金鳌的《沈氏尊生书》、曹庭栋的《老老恒言》、粘本盛的《道养全书》等书都是其中的代表作。

一、《修龄要旨》

《修龄要旨》为冷谦所著，冷谦，元初明末道士，字起敬，道号龙阳子，浙江杭州人。生卒年不详，元末弃官入道，隐居吴山勤修中黄大道，曾卖药于金陵。冷谦善养生之术，倡四时调摄及导引吐纳等摄生诸法，著有《修龄要旨》，后被收入《颐身集》中。冷谦不仅精通道教养生术，而且在易学、音律及绘画方面也有很深的造诣。明洪武初年（公元 1368 年）被明太祖朱元璋诏为协律郎，著有《太古遗音》琴谱一卷，还著有《冷仙琴声十六法》，提出"轻、松、脆、滑、高、洁、清、虚、幽、奇、古、淡、中、和、疾、徐"的十六法理论，大大丰富了道教音乐理论。

冷谦对道教医学的贡献集中体现在《修龄要旨》一书中。《修龄要旨》分篇论述摄养延龄旨要，分别为"四时调摄""起居调摄""延年六字诀""四季却病歌""长生一十六字妙诀""八段锦导引法""导引却病歌诀""却病八则"等，阐述了养生调摄、吐纳导引、祛邪治病、健身延年的基本知识和方法。内容多是总结前

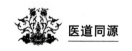

贤摄生的经验，并结合他本人修真的体验进行论述。其摄生功法简便易学，行之有效，有很高的养生实用价值，在后世民间广为流传。

二、《赤凤髓》

《赤凤髓》的作者周履靖，明万历年间浙江嘉兴人，字逸之，自号梅颠道人。梅颠道人博学多才，精通医、道二术。梅颠道人少年时因"尪羸之疾"，很早就"读《道德》《黄庭》而揣摩其窍奥"，获得愈疾之效，由此对道教丹道养生功产生浓厚兴趣。正如其在《赤凤髓》里所自述的那样："读《道德》《黄庭》而揣摩窍奥……旋不惟疾愈，顾飘然有嘘云吸露之思矣。自是探山寻谷，结缘名流……有年百旬以上者，遂相与跌坐谭话，贻诗对盟。"

《赤凤髓》是梅颠道人自编刊行的《夷门广牍》丛书中的一种，实乃道人长期潜心道教医学养生的结晶。全书图文并茂，传诀法者凡六十四卷，图、诀同传者凡七十二卷。卷中收录有"历代圣真秘传修龄隐诀""太上玉轴六字气诀""幻真先生服内元气诀"（共十二隐诀）、"李真人长生六字妙诀""胎息秘要歌诀""去病延年六字法""五禽图书诀""八段锦导引法真传""历代四十六圣真秘传长生诀法""华山秘传十二睡功图诀"等，可谓荟萃了道教丹功治病养生术的精华。

《赤凤髓》载有以四十六位道教仙人命名的道教医学养生图诀，如"伺佺飞行逐马图、黄石公受覆图、容成公静守谷神图、邛踈寝石图、接舆狂歌图、涓子垂钓荷泽图、庄周蝴蝶梦图、东方朔置帻官舍图、寇先鼓琴图、修羊公卧石榻图、王子晋吹笙图、东华帝君倚仗图、魏伯阳谈道图、陶成公骑龙图、谷春坐县门图、马自然醉堕雪溪图、吕纯阳行气图、何仙姑笊花图、韩湘子存气图、曹国舅抚云阳板图、篮采和行歌城市图、威逍遥独坐图"等共计四十六节功法，俗称"赤凤髓六十四势"。此书以简练的文字说明每一节功法的要领，并标明该法的临床治疗效用，图诀并行，动静兼养，十分切合实用，是一部将道教丹功运用于临床治疗和防病养生的成功之作。《赤凤髓》云："……治腰腿疼，立住，两手握拳，如鞠躬势到地，沉沉起身，双举过顶，闭口，鼻内微微放气三四口。""涓子垂钓荷泽，专治久疟。以身端坐，左拳撑左胁，右手按右膝，专心存想，运气于病处，左六口，右六口。""容成公静守谷神，治头晕。咬牙闭气，用两手按耳后，弹天鼓三十六指，叩齿三十六通。名曰鸣天鼓。""钟离云房摩肾，治肾堂虚冷，腰疼腿疼。端坐，两手擦热向背后，双拳摩精门，运气二十四口。""邬通微静坐默持，治久病黄肿。以两手按膝施功，存想闭气，周流运气四十九口，如此则气通血融而病自除矣。"

当时《赤凤髓》一书受到各界好评和重视，盐官沂阳王文禄云："导引图七十又二种，道人梅颠氏所辑。凡卧起、偃仰、辗转、屈伸揣摩不一状，每个按以古仙人法，盖运气屏邪术也。曰是可以却某疾，噫有裨哉。斯编乎其易而易知，简而易能。"王氏认为《赤凤髓》所辑功法易知易能，的确概括了该书的特色。

三、《遵生八笺》

《遵生八笺》的著者高濂，字深甫，别号瑞南道人，明代著名养生学家，著述甚丰。其医药养生著作有《按摩导引诀》《治万病坐功诀》《仙灵卫生歌》《绝三尸符咒》《守庚申法》《遵生宝训》《四时摄生消息论》《服食法》《解百毒方》《续神咒录》《服气法》《遵生八笺》等。其中以《遵生八笺》影响最大。该书于1591年付梓刊行，历代均有翻刻校订或重订，流传甚广，在中国传统养生学发展史上有着重要地位。《遵生八笺》是一部受道教影响至深，主要以汲取道教医学养生精华为主的明代养生集大成著作。这不仅

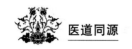

反映在《遵生八笺》原题为屠隆纬真人著这一点上，而且反映在该书所搜集的道教医学养生学丰富的内容中。

《遵生八笺》全书十九卷，分为《清修妙论笺》二卷、《四时调摄笺》四卷、《起居安乐笺》二卷、《延年却病笺》二卷、《饮馔服食笺》三卷、《燕闲清赏笺》三卷、《灵秘丹药笺》二卷、《尘外遐举笺》一卷。在《清修妙论笺》中，作者博采道、儒、释各家尊生、养生之要，尤其是道教养生理论以明养生有理、卫生有方。例如在开篇引老、庄之说后，便征引道书云："麻衣道者曰：天、地、人等列三才，人得中道，可以学圣贤，可以为神仙。况人之数与天地万物等。今之人不修人道，贪忧嗜欲，其数消减，只与物同也。所以有老疾夭殇之患，鉴乎此，必知所以自重而可以得天元寿矣。《阴符经》曰：淫声美色，破骨之斧锯也。世之人不能秉灵烛以照迷情，特慧剑以割忧欲，则流浪生死之海，是害先于恩也。《参同契》曰：年高之时，阳气既弱，觉阳事辄盛，必慎而抑之，不可纵心竭意。一度不泄，一度火减，一度添油。若不制而纵情，则是膏火将灭，更去其油。故《黄庭经》云：急守情室勿妄泄，闭而宝之可长活。"

《遵生八笺》所引道教医药养生典籍及其论述相当丰富，仅以其中《清修妙论笺》这一部为例，除上述外，还有《贞白书》《道林摄生论》《太白日用经》《养生大要》《道院集》《太上九行》《谭子化书》《西生经》《坐忘铭》《坐忘枢要》《群仙录》《黄帝中经》《太玄经》《洞神真经》《真浩》《养性延命录》《西山记》《妙真经》《黄老经》《清静经》《玉枢经》等道书，以及重师、天隐子、孙真人、郝太古、白玉蟾等高道的养生真言，其目的都在于向世人表明"保身有道""养生之理"和"长生之法"并非虚妄之作，并敦促人们对尊生、养生之道要"心悟躬行"，以达到"养德养生兼得之矣"。

高濂极为博学，对道教医学养生方书尤为喜爱，他在《四时调摄笺》中云："余生平酷嗜方药，屡获奇效，故信愈笃而益专。"
高濂笃好道教医方书并非偶然，起因于年幼时身体羸弱多病，故平
生多方搜求道教医学养生之方以求治之，正如《灵秘丹药笺》所
说："余幼年病羸，复苦疾眼，僻喜谈医。自家居客游，路逢方士，
靡不稽首倾囊以索奇方秘药。"高濂自称在养生方术上得到道人秘
传，故能深悟道家医药养生祛病之理，并积累了丰富的道家养生丹
方，"兹丹始焉得之终南王师，燕中复遇至人参同秘诀。今不自私，
录以济人"。高濂运用道教医药养生方术自治羸疾，不但疾愈而且
收到延年益寿、强身健体之奇效，六十四岁时，仍然须发如漆，齿
落更生，精神百倍，耳聪目明。所以高濂在《遵生八笺》各卷中所
收道教医药养生方论大多切合实用，有极高的养生防病价值。他在
《四时调摄笺》卷首云："高子曰：时之义大矣。天下之事未有外
时以成者也。故圣人与四时合其序，而《月令》一书尤养生家之不
可少者。余录四时阴阳运用之机而配以五脏寒温顺逆之义，因时系
以方药、导引之功，该日载以合宜合忌之事。不务博而信怪诞不经
之条，若服商陆见地藏之宝，掘富家土而禳贫者得富，此类悉删去
而不存。不尚简而弃御灾防患之术，如《玉经八方》祛瘟符篆、坐
功图像，类此并增入而不置。随时叙以逸事幽赏之条，和其性灵，
悦其心志。人能顺时调摄，神药频餐，勤以导引之功，慎以宜忌之
要，无竞无营，与时消息，则疾病可远，寿命可延。诚日用不可去
身，岂曰小补云耳？录成笺曰《四时调摄》。"

　　高濂认为顺应自然、依照自然节律的变化来顺时养生是至关重
要的。书中指出人们若能根据月令的变化特性对身心加以调摄，服
饵神妙的补养药物，坚持导引锻炼，慎以宜忌，清心寡欲，就可以
达到远离疾病、延年益寿的养生目的。例如在《四时调摄笺》春季
卷中，其内容就有"春三月调摄总类、肝脏配经络图、经络配四时
图、春天气数方属之图、肝神图、肝脏春旺论、相肝脏病法、修养
脏腑法、六气治肝法、黄帝制春季所服奇方、肝脏导引法、春季摄

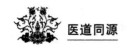

生消息论、三春合用药方、太上肘后玉经八方、摄生图方；正月事宜、正月事忌、正月修养法、灵剑子导引法、陈希夷孟春二气导引坐功图势；二月事宜、二月事忌、二月修养法、灵剑子导引法、陈希夷仲春二气导引法；三月事宜、三月事忌、三月修养法、灵剑子导旨法、修养肝胆法、胆腑导引法、胆腑吐纳用嘻法、春时逸事、春时幽赏"等，其他各卷也大体相仿。在这些内容丰富的养生理法中，处处渗透着道教医学养生思想，并体现在以下几方面。

一是他们在五脏六腑的四时养护方论中，援引道教医学经典《黄庭经》作为依据。如在《心脏夏旺论》中所云："心属南方火，为赤帝神，形如朱雀，象如倒悬莲蕊……《黄庭经》曰：心部之宅莲含花，下有童子丹元家，主适寒热荣卫和……心气通则知五味，心病则舌焦卷而短，不知五味也。"该卷中附有《心神图》，并依道教医学养生身神说，称心神名丹元，字守灵。心的形状如下垂的莲花，像朱雀，主藏神。故在《肝脏春旺论》中云："肝属木，为青帝，卦属震，神形青龙，象如悬匏……居在下，少近心，左三叶，右四叶，色如缟映绀。肝为心母，为肾子。肝中有三神，名曰爽灵、胎光、幽精也。夜卧及平旦叩齿三十六通，呼肝神名，使神清气爽。目为之宫，左目为甲，右目为乙。男子至六十肝气衰，肝气薄，胆渐减，目即昏昏然……治肝病当用呼为泻，吸为补。其气仁，好行仁惠，伤悯之情，故闻悲则泪出也。故春三月木王，天地气生，欲安其神者……毋伤萌芽，好生勿杀，以合太清，以合天地生育之气。夜卧早起，难事乎道。若逆之，则毛骨不荣，金木相克而诸病生矣。"

道教医学理论认为，肝神名曰"龙烟"，字"含明"。肝的形状像条龙，主藏魂，像个悬着的水瓢，颜色为紫赤色，位于心脏下方偏后，左边三叶，右边四叶。肝中藏有三种神，分别叫爽灵、胎光、幽精。晚上睡觉和早上起床时，叩齿三十六遍，呼唤肝神的名字，就会神清气爽。由此可见道教身神说已成为传统养生学的一个重要理论基础，故在《四时调摄笺》之春、夏、秋、冬四卷中分别附有肝神图、胆神图、心神图、脾神图、肺神图、肾神图，以为养生者所明察。

二是他们在具体调摄方法方面，根据四时节律的变化，分别介绍了道教医学的五脏六气治病法、五脏导引法、陈希夷二十四气坐功图势、灵剑子导引法，以及四时补养方如"太上肘后玉经八方"等。例如在阐述春季"六气治肝法"时云："秘诀曰：嘘以治肝要，两目睁开为之，口吐鼻取，不使耳闻。治肝脏用嘘法，以鼻渐渐引长气，以口嘘之。肝病用大嘘三十遍，以目睁起，以出肝邪，气去，肝家邪热亦去，四肢壮热、眼昏臀肉、赤红风痒等症，数嘘之。绵绵相次，不绝为妙，疾平即止。不可过，多为之则损肝气。病止又恐肝虚，当以嘘字作吸气之声，以补之，使肝不虚而他脏之邪不得以入也。大凡六字之诀不可太重，恐损真气。人能常令心志内守，不为怒动而生喜忧，则肝病不生，故春三月木旺，天地气生，万物荣茂，欲安其神者当止杀伤，则合乎太清以顺天地发生之气，夜卧早起以合养生之道。"

《四时调摄笺》所倡导的养生功法切合实用，简便易行。如适合在正、二、三月施行的"肝脏导引法"，其要领为：治肝以两手重叠按肩上，缓缓地扭转身子，左右各三遍。又可以正坐，两手交叉，反复向胸伸缩三五遍，此法能除去肝脏各种积聚、风邪、毒气，避免肝病发生。这一特点也反映在该书所引陈希夷二十四气坐功图势中，例如陈希夷孟春二气导引坐功图势之一"立春正月节坐功图势"。其坐功要诀为：宜在每天子、丑两个时辰，双手相叠按大腿，转身拗颈，左右耸引各三五次，叩齿吐纳漱咽三次。这一功法主治风气积滞、头痛、耳后痛、肩臑痛、背痛、肘臂痛等症。

三是在四时宜忌内容中，援引了道教医学符咒治病方术，从中也反映出明代传统养生深受道教之影响。例如《四时调摄笺》说到夏季养生时，有录自道教经典《抱朴子》《云笈七签》《北极驱瘟

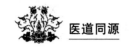

真经》《太上净明御瘟经》的各种符咒，诸如"赤灵符式、辟瘟之鬼神符、北方壬癸黑瘟之鬼神符"等，声称"大凡四时调养务在得中，服药吐纳以生正气，我有神符，使其佩服，合免斯难。兼有秘咒，每月持斋而诵之，神将日夜护卫，瘟毒百神皆知。某为太上弟子畏而敬之，诵至百遍，百鬼头伤脑裂而散。"

高濂在《延年却病笺》的卷首写道："高子曰：生身以养寿为先，养生以却病为急。经曰：我命在我，不在于天，昧用者夭，善用者延。故人之所生，神依于形，形依于气。气存则荣，气败则灭。形气相依全在摄养。设使形无所依，神无所主，致殂谢为命尽，岂知命者哉。夫胎息为大道根源，导引乃宣畅要术。人能养气以保神，气清则神爽；运体以却病，体活则病离。规三元养寿之方，绝三尸九虫之害。内究中黄妙旨，外契大道玄言，则阴阳运用皆在人之掌握，岂特遐龄相保，即玄元上乘罔不由兹姑且矣。噫！顾人之精进何如？余录出自秘典，初非道听途说，读者当具天眼目之，毋云泛泛然也，编成笺曰延年却病。"

高濂辑录的道教内丹养生功法有"太清中黄胎藏论略、幻真先生服内气诀、治万病功法、符绝三尸秘法、三宝归身要诀、服五牙法、养五脏五行气法、服气有三膈说、服日气法、服月精法、拘三魂法、制七魄法、太上混元按摩法、养肝坐功法、去病延年六字法、导引祛病歌诀"等，有较高的实用价值。如服内元气功法以通俗易懂的歌诀形式分别将进取、转气、调气、咽气、行气、炼气、委气、闭气、布气、六气、调气液、食饮调护这十二个要领进行了诠解，深入浅出，易为人们所领悟。他在《灵秘丹药笺》卷首表明："高子曰：食药者可以长年，仙经论之矣……自华、扁诸家复遗方书以利天下后世，好生之德何无量哉。今人天真散失，幻体空虚，不思补髓填精，斡旋造化，长年将无日矣，悲欤！余幼病羸，复苦疾眼，癖喜谈医。自家居客游，路逢方士，靡不稽首倾囊，以索奇方秘药，计今篇篇焉盈卷帙矣。即余自治羸疾顿壮，矇疾顿明，用以治人应手奏效，神哉！药之方钦，余宝有年，计所征验，不可枚举。兹不自秘，并刻以助遵生一力。他若条分疾病，次备方药，当执之专科，无问是编。所冀智者原病合方，心运妙用，宝以护命，兼以活人，则方寸即为寿域，岂不胜彼宝金玉而甘心泉壤者哉。录成笺曰《灵秘丹药》。"

《灵秘丹药笺》收录了大量道教医用丹药，计有二十余种，这些丹药在日常养生及治疗上都各有其功效和主治。如《道藏》录神丹备考："《道藏》班龙黑白二神丹。鹿茸二两酥炙、陈皮二两酒洗净、地黄八两取汁为膏、茯苓二两人乳制、钟乳粉一两水飞、人参四两、柏子仁二两、枸杞子二两、麦门冬一两、生地黄汁一碗、白术二两、沉香五钱，上为末，炼蜜为丸如桐子大，每服五六十丸，秋石汤下。治虚损怯症，五劳七伤，气血俱虚，颜色憔悴，无不治之。服美颜色、和五脏、壮精神、美须发、补羸瘦，功莫能述。"

四、《丹亭真人传道密集》

《丹亭真人传道密集》著者称丹亭真人，关于丹亭真人的来历，一般认为丹亭真人乃道门隐山派中人，丹亭真人为玄门隐士，据《青城秘传》载："真人久隐庐山，足迹遍五岳名山洞府，曾一度至青城峨眉。二百余岁时，犹步履如飞，鹤发童颜，骨弱筋柔，犹孺子也，其修老氏婴儿派之道功乎？"丹亭真人的事迹，由于缺乏确切史料，难以详考。但基本上可以肯定他是明代时期一位隐名埋姓的高道。萧天石主编的《道藏精华》收录有《丹亭真人传道秘集》，据萧氏称，原书为台湾国立中央图书馆珍藏之善本图书，乃傅青主手录的丹亭真人传道秘书，凡四种：一是《卢丹亭真人养真秘集》（署太原傅青主录，有礼亭考证记），二是《丹亭悟夫篇》（署太原傅青主录），三是《傅青主丹亭问答集》（署太原傅青主

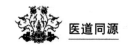

纂，有天笃老人石舟题字并序），四是《丹亭真人卢祖师玄谈集》（署太原傅青主手录秘本）。这四种道书，不论其真实作者是谁，但考其思想内容，乃是明清之际新出的道教医学著作。我们可将此四部书中的思想内容略行分析。

（一）养真结合医学的观念

其一提出："修身者，要知一身血气脉络之要"的修真养生观。明清之际的道教养生著作呈现出一些新特点，其中之一就是与医学关系更加密切，普遍强调修道养生要通晓医理，以医理为指南。《丹亭悟真篇》认为"欲修长生，须识长生之本，欲求不死，当明不食之人"。而这长生之本就包括要熟知医理，明察人之五脏六腑构造、脉络分布之要及一身气血津液升降出入的规律。《丹亭悟真篇》云："夫修身者，要知一身血气脉络之要，炼精则为精凝，炼气则为气滞，炼神则为神乱。反致血气逆滞，发生他疾，不可不鉴也……天地间，一吸而气上升而潮升，则千流万派皆随之而盈；一呼而气下降而潮退，则千流万派皆随之而涸。此人之一身血脉联布之要如此，欲修真者不可以不知也。"从以上引文可看出，这本书反复强调医理对修身的重要性。

（二）修真必先却病的观念

道教医家提倡"病魔不除，仙基难立"及"却病以气"的修仙方法论。随着传统医学对养生及人生、长、壮、老认识的不断深化，传统医学技术在控制生命进程的除病防疾以益生延年的重要作用已被道教中人所普遍认同。明清之际，一些熟识医理的道教养生家明确提出修仙与治病却疾是相互统一的，而且修仙必须首先却病。《丹亭真人卢祖师玄谈》之总论，就是通过门徒养浩生与真人问答形式阐述了这一思想。

"养浩生曰：尝观自古真师，未得延年，先期却病，故病魔不除，仙基难立。敢叩慈座，却病之方，果何如法？

"真人曰：善哉问也……观人之未生也，本天地之一气。殆父母构精，胎始立焉。受天地气足而始生，则人也者，本一气而已矣……气以成形，且此气之在人，鼓舞动作，悲欢痛痒，莫不由之。于是，亏此气则病，滞此气则痛。唯周流一身，则康宁福祚也。吾为子言之，知生此身者不过气，则病此身者亦不过气而已。欲知其病，先治其气。今医家以草根树皮攻人疾苦，不过假此后天之气以调剂之、滋补之而已。且草根树皮，其辛、甘、咸、苦、酸之五味不过寒、凉、温、热、平之五气，乃天地之偏气也，且能祛疾，况人之气通于天地，得气之全也。况草木之性寒热不同，用有不当，立能杀人。吾今即以其人之道，还治其人之身。所以此般药物家家有者也。

"养浩生曰：却病以气，今吾既得闻命矣，却治之际，独无其方乎？

"真人曰：按得无之。子欲识气，先当识藏气之处。人居母腹一呼一吸，常与母通。生是剪断脐带，一点真气，落于脐间。脐居心下肾上，共八寸四分，中虚四寸二分。而真气无根，又在四寸二分中之一寸二分焉。欲知疾者，皆从此起。此生药、长药之真去处也。"

通过上述养浩生与真人的一问一答，一方面明确指出却病是修仙延年的前提和基本条件，否则病魔不除，仙基难立，这是对道教内丹术"筑基"一说的新发展。另一方面，书中以天人一体的医学观为理论依据，阐述了"却病以气"的道教丹功治病却疾大法。正是在这一思想指导下，道教修仙方术在理论上呈现出医学化趋势，而在技法上则日趋实用养生化。这就必然促进道教养生与医学的结合。

明清之际，道教修炼方术日趋医学化和实用化，其突出表现在道教医学养生家业已将丰富多彩、行之有效的道家丹术功法应用于疾病的临床治疗，并且与日常养生保健紧密结合起来。《丹亭真人玄谈集》虽名为"玄谈"，但书中玄理色彩丝毫未见，整个体例恰似一部临床丹功治病手册。其书分四十节，除第一节为全书总论外，其余各节分别是针对临床上各种疾患，简明扼要地说明如何依据病理特征，却病以气，进行施功治疗。该书涉及的病症有瘫痪、虚劳、膈噎、寒疾、痰症、脾胃、痔疾、种子、疟疾、痢症、呃逆嗳气、吞酸、嘈杂、怔忡、积聚、疸症、霍乱、呕吐、头痛、耳聋、舌病、齿病、目症、咽喉、结核、肺痈、心痛、腹痛、腰胁痛、骨节痛、消渴、疮疡等三十九种，例如对于瘫痪之疾的治疗，其医理讨论如下。

"养浩生曰：设有瘫痪之疾，其治其病，所属云何？

"真人曰：瘫痪，始于中风，原其病，皆由体气虚弱，荣卫失调，或为喜、怒、忧、思、悲、恐、惊所伤，或为酒色劳力所致。因而真气耗散，腠理不密，风邪乘虚而入。故起有麻木疼痛者，乃风湿也。有口眼㖞斜者，乃中风经络也。有左身不遂，手足瘫痪者，乃血虚与死血也。有右身不遂，手足瘫痪者，乃气虚与湿痰也。有左右手足皆瘫痪者，乃气血大虚也。有手足瘫痪口㖞语涩者，乃血虚火盛也。大抵气血乃一物，气行则血行，气旺则血旺。年至五十以上得此疾者，宜用鼎器进气之术。其人自己兼用积气之方以补其虚、行气之法以导其滞，或一百日，或二百日，立能却诸苦恼，入快乐场。"

本段问答首先就瘫痪产生的病理和病机进行了分析，说明了应用"却病以气"治疗的理论依据。随后则进一步提出具体的积气行气之方。

"养浩生曰：积气、行气之方何云？

"真人曰：先令其人入室静坐或卧存神脐间，入一寸三分，一呼一吸为一息，调呼吸三百六十息，然后住息，舌抵上腭，内气不出，外气不入。虽无呼吸亦约定一呼一吸为一息，量气长短，得息多寡……必须默记。候气稍急，神运其气，自尾闾夹脊上升泥丸，兼用鼻以气提之，入口化为甘津。后放舌下漱之，分三口咽。如咽硬物送入脐间，此名积气也。此为一遍，如是再起，每三遍后仍闭息运脐间所积之气，置之痛处，或麻木处。左右旋绕，各三十六遍，或二十四遍，或十六遍，亦量长短气急，仍运气还脐，此名行气也。每积气三遍，行气一遍为一周。自用念珠暗记，每次行五十周或三十周，日行数次，百日自能从原。"

《丹亭真人玄谈集》中所载的数十种"却病以气"的功法，都是结合传统医学理论辨证施功的，在临床治疗方面有独到之处，具有很强的运用价值。值得注意的是该书谈到"却病以气"时，还强调以年龄大小、体质虚弱状况，配合房中术，兼用鼎器进行养生，其效更速，表明明清时道教对房中术仍然比较重视。该书中涉及的除病却疾内容非常之广，对人体各部都很重视。如对于舌部方面的疾患，其辨证施治和理法也颇高明。

"养浩生曰：尝闻舌乃心苗，今人或舌强舌疮，其疾云何？

"真人曰：以部位言之，五脏皆有所属；以症候言之，五脏皆有所主。如口舌肿痛，或状如无皮，或发热作渴，为中气虚热。若眼如烟触，体倦少食，或午后益甚，为阴血虚热。若咽痛舌疮，口干足热，日晡益甚，为肾经虚火。若四肢厥冷，恶寒饮食，或痰盛目赤，为命门火衰。若发热作渴，饮冷便闭，为肠胃实火。若发热恶寒口干，喜汤食少，身体作倦，为脾经虚热……若思虑过度，口舌生疮，咽喉不利，为脾经血伤火动。若恚怒过度，作寒发热，而舌肿痛，为肝经血伤火动。今人见有舌症者，即执之为心火，是未闻上项疾病者也。舌之下有两穴，一名金津，一名玉液，此津液所生之门户，医家名廉泉穴是也。

"养浩生曰：其法云何？

"真人曰：此数端疾，皆属内热，因水不能润火，故火益炽而水益枯。法当积气，积气既久，自能生水。水盛则火衰，心火不

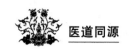

燥，舌病何生？宜令病者密室静坐，瞑目握固，调文火三百六十度，每三十六度一呵一补，一咽一漱，调毕。舌抵上腭，内气不出，外气不入，虽无呼吸，每约定一呼一吸为一息，量气长短，得息多寡，唯欲增息，不欲减息，皆系自然，而非矫强，必须默记。候气稍息，神运其气，自尾闾夹脊上升泥丸，兼用鼻以气提之，入口化为甘津，分三口咽下，如咽硬物，送入脐中。自用念珠暗记数遍，或五十遍，或三十遍，日行数次，不四五日，自尔快乐。"

这种根据症候差异进行辨证施功的方术，乃是道教医家临床治疗手段中的一大特色。

（三）养真炼内丹的观念

《卢丹亭真人养真秘集》一书，正文前有丹亭真人传道图一幅，书中以师生问答的形式，即采用真人与门徒一问一答的形式，来阐述以修炼气法为核心的内丹养生功的要诀。全书分"数息第一、调息第二、闭息第三、住息第四、踵息第五、胎息第六、无胎息第七"共七节，且每节之前都有总论。

全书贯穿了一个基本思想，即从道教医学培养元气的人体观出发，认为"成真之道，功在于气"，修道养生全在于人体之神气的调用，故断定修息法乃养真之大功。

"真人曰：此际功大非同小术，乃脱假成真无极大道也。故得此道者非旁门可入，非杂类可成。唯此一神一气而已，盖气即铅也，神即汞也。

"养浩生曰：成真之道，功在于气，固矣，然下手处端在何处？

"真人曰：此气所以难得死者，以有呼吸之气泄之也。下手处必须数此呼吸之数。既知数息便要调息，既知调息便要闭息，既知闭息便要停住息，以至踵胎息，胎息方求入无胎息的境地，以跻圣域。"

正是在这一思想的指导下，全书以修息法为旨要，其功法以数息法、调息法为入手门径，中经闭息法、住息法、踵息法，以至胎息法、无胎息法，循序渐进。

这四部道教内丹养生专书，有一个共同的特点，即行文简明扼要，文风朴实，不尚玄秘，一反道教内丹养生著述玄秘旧习。作者针对以往丹书在修真口诀上"大都秘母言子，不肯分明说破"的特点，正如《丹亭悟真篇》所说："今将丹经、梵典中口诀一一拈出，与后人作昏暗的照路灯，辨真伪的试金石。"将其内炼丹法一一剖析，对以往丹书中常用的一些玄奥难悟的术语例如"抽铅添汞"之类，真人借用以米炊饭这样通俗的事例加以阐明。

"抽铅造化，皆出自然，如以米炊饭。夫铅之投汞，譬之水之投米也。水不过多，米不过少，火力既调，则水渐干，而米渐长，斯成饭也。水渐干，则抽铅之谓也；米渐长，则添汞之谓也。抽非内减也，神入气中，如天之气行于地，而潜机不显也。添非外溢也，气包神外，如地之气承乎天，而渐以滋长也。由是而胎圆神化，身外有身……自然而然也。"

书中所论的功夫口诀，通俗易行，有极强的可操作性。在"数法息第一"节中，配有内脏廓图、正人脏图——"伏人图"，便于修习者根据人体医学结构正确领悟要领。在"调息第二"节中，对调息法的要诀一一点明。

"真人曰：当调息时，念最惧乱，故有止念法；神最惧昏，故有却昏法；气最恶急，故有缓气法；径路恶不明，所以又有辨咽喉法，以明径路。知此数法则调息之功思过半矣。"

该节又对止念法、却昏法、气急使缓法、辨咽喉明径路法分别予以解释。

"养浩生曰：敢问缓气之方？

"真人曰：气本柔缓，多由其人平日行路迅速或气质鲁莽，饮食甚或多，以致呼吸失调，出多入少，故坐时有调息不准者。倘有此弊，即宜令其静坐半月，于调息时作意入多同少；于步行时，每

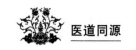

二三步一息，久久行之，自然安详，此际尤宜减饮食，盖食多则气促也。"

在其他各节中也如此。如"闭息第三"节中有"用舌抵腭法、增息法、化浮火使真气不上逆法、化明火合真气不下行法、化邪火使真气不作毒法、熏蒸四肢法"等；"住息第四"节中有"开任督诸关法、开督脉法、开夹脊关法、开玉头关法、大小还丹法、开任脉诸关法、引气入四肢法、留气法、消阴还阳进神火法、护阳不散法"等；"踵息第五"节中有"文烹武炼法、气气归根法、进火法、进水法、水火交进铢数法"等；"胎息第六"节中有"封固法、老炼结丹法、养丹成象法"等；而在"无胎息第七"节中，则重点阐明了"养大周天火候法"。

五、《太初元气接要保生之论》

明代万历年间所编《续道藏》冠字号中收录的《太初元气接要保生之论》是一部阐述运用导引服气等丹功治病疗疾养生的著作。《太初元气接要保生之论》篇幅不长，语言精练、明晰。开篇首先强调炼养元气的重要性，并简明扼要地说了道教内丹功治疗疾病的基本理论，语言平实，无过多玄秘之词。书中认为混沌之初，元气凝而成水，水为丹祖，五行之首，万物之根。修炼还丹必须真一之水入于华池，然后阴阳交感，才能成胎对丹。进而明确强调进道功夫要知"春夏秋冬四季八节二十四气七十二候。

书中按春夏秋冬不同节气，分述导引炼气的功法及治疗各种疾病的要略。

"立春正月节后，治眉背胫项积滞风之疾：立春正月节后，每日子丑时，将手按两内肾，转身耸引各三十五度，吐纳漱咽如意。倘能尽其功夫，虽不足以成大道，亦可以发散眉背胫项积滞风之疾，身轻体健。

"正月中治三焦经络留滞之逆：正月中每日子丑时，手按腔转左右三五度。取先天气上入华池中，吐纳漱咽九数如意，下丹田合会。苟能尽其功夫而不忽略，可以发三焦经络留滞之述，身轻无难。

"二月节后，治肾肺蕴积之疾：二月节后每日丑寅时，坐定清气一刻，握固转颈五六度，静工气封，固揖指上纳，漱咽二三如意，复归原祖官合。徐气呼，身康去肾肺蕴积，如是身健行轻。

"二月中，除胸肚胀滞之疾：二月中每日丑寅时，坐定调气一刻，左右手挽各六七度，引祖气上华池，漫纳三三度如意，降火散除胸肚胀满，日久延寿。

"三月清明节后，却腰肾胃虚积滞：三月清明节后，丑寅时，正坐定，左右手硬前，引祖气七八度，清液浊吐三二其工，功夫三五次，如此却腰肾胃虚积滞，寿命不可增乎？

"三月中，去脾胃瘀血：三月中每日丑寅时，平坐换左右手，举托移肾三度，华池水下咽中丹田或两三次，可去脾胃瘀血。工夫长久，身安轻健。

"立夏四月节，发散背膊风湿：立夏四月节每日寅卯时，闭息瞑目，反换两手五七度，又息气半刻，将祖气引上华池，唤水咽液，依法用功，日无休息。发散背膊风湿。功夫常行，一身轻健。

"四月中，散肺脐之久积：四月中每日寅卯时，坐定一刻，左手朝天，右手按住胸前，取气上升入十二重楼三五度，咽液常流下降，阴阳相和，发散肺脐之久积。用工不昧，疾除身康。

"五月节，除腰肾蕴积：五月节每日寅卯时，正立仰身，两手朝上，换气于背上，来举五七度，定息还宫，咽液如意。除去腰肾蕴积，身体轻健。

"五月中，消诸风寒身病症：五月中每日寅卯时坐定，一脚搋后，右脚直前，纳清咽液数次，尽其随意功夫，消诸风寒，神清气爽也。

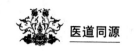

"六月节消除积滞：六月节每日丑寅时，坐息定半刻，两手运下丹田，双足直伸三五度。先天上攻，会合华池。真水命根之祖，咽液七次，消除积滞，身康力健。

"六月中，防止背疾发生之法：六月中每日丑寅时，双举腔膝，引作龙虎肝肺之说，气提上心，各三五度，华池水下降三次，其肝肺龙虎合交，尽其功夫，背疾不作，效应无二。

"七月节，消除劳积之法：七月节每日寅丑时，正坐，两手将祖根缩住，气闭息，耸上涌华水下来三五口，想两应交泰，手放下三五次。如此，凡劳积聚亦皆除之。

"七月中，去痰火，去恶保健之法：丑寅正坐片时，转头左右摇二十四遍，举引祖气，口中呵出痰火，去恶不生病矣。

"八月节后，除腰背之患：每日丑寅时清坐，两手按膝磨磨，心想祖气运用，推引上来到池，咽液三次亦可除腰背之患，一身无涧。

"八月中，除胁腰之厄，目明精爽。

"九月节，散心火、除痰饮之法：九月丑寅时正坐，举两臂，踊身上托，闭气上升华池中，咽液七口，心火皆除，痰淹化散，久而行之，与道合真。

"九月中，丑寅时静坐，两手抱定下丹田。祖气清清，不上不下，运转调水，和合阴阳，徐徐行，百病不生。

"十月节，去痰延寿法：十月节丑寅时，两手叉腰，定气元神，醍醐灌顶，水火既济，气运周天，仰面朝天，入气三吸，灭火消痰之厄，常常行之，何不去痰延寿获清？

"十月中，身安体健之法：丑寅时，正坐养气，不呼不升，静而能清，明心见性，一咽液纳五次，皆兴身安体健。

"十一月节，气爽精神养生法：子丑时，起身两手往上，努力两足，脐并吸气五度，周而复始七次，气爽精神，久行者，仙道不远也。

"十一月中，子丑时，平坐伸足，两手交叉，调上祖气到水池中会合，又咽二次，自宽中。一阳贯满，节节行持，身安康益。

"十二月节，养命远久益寿法：子丑时正坐静工，一手抱祖根，一手运脐中，运气荣荣，不放不收，顺顺安相，根祖发生后三五度，依法无违，养命远久。

"十二月中，通经活络，除病安然法：子丑时，睡面朝外两膝曲胸，顺气呼吸，三唤咽液一口，三九之数，能尽其功，经络淳淳，不足以成大功，亦可除病安然。久而久之，寿命百年。"

六、《沈氏尊生书》

明清之际问世的医学及养生著作数量相当可观，这些医学养生著作带有一个明显特点，就是有些作者虽然并非出于道门，但在其著述中都很重视汲取道教医学养生的精华，尤其是善于吸收道教养生的各种功法，作为传统医学药物治疗的一种补充。这一特点在清代名医沈金鳌所著的《沈氏尊生书》中体现尤为显著。沈金鳌，字芊绿，江苏无锡人，乾隆年间名儒，以医术闻名于世。《道藏精华》云："芊绿博古明经，一生笃学，大约四十年以前专志儒书，四十以后专攻医学，故著作甚富。于儒则有《芊绿草堂》稿若干种，于医则有《沈氏尊生》若干种。"

沈芊绿早年矢志于儒业，但仕途并不顺利，屡试不第便由儒而医。进士出身，曾任安徽布政使司的奇丰额在《沈氏尊生书》序言中云："余犹未冠即受书于芊绿先生。先生于书无不诵习，自六经、三传、圣贤旨归，以及医卜之家皆穷极本源。尝谓余曰：'吾辈读书，无论事之巨细，皆当怀利济天下之心，非沾沾于制举文字博功名，便一己为也。'后屡试京兆不售。叹曰'昔人云，不为良相当为良医。余将以技济人也。'益肆力于《灵枢》《素问》诸书，以搜探其奥，衍而发明之。"可见沈芊绿是一个典型的儒医，《沈氏尊生书》是他积后半生几十年医学经验而成的一部医学名著。关于这部书的缘起，沈芊绿在自序中说："予自弱冠时，读左国史汉。一

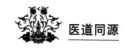

人一事，必究其详。知扁鹊仓公辈，皆医之神者。其所以能神处，务切求根据之。遂搜阅古人方书，如《灵枢》《素问》等帙……研审其意理，或采前人之语，或抒一己之见，参互考订，辑为《脉系统类》一卷、《诸脉主病诗》一卷、《杂病源流犀烛》三十卷、《伤寒论纲目》十八卷、《妇科玉尺》六卷、《幼科释谜》六卷、《要药分剂》十卷，共七种，计共七十二卷，总名之曰《沈氏尊生书》。盖以人之生至重，必知其重而有以尊之，庶不至草菅人命也。系以沈氏者，以是书之作，实由予悯人生命，思有以尊之而成，故妨直任为己书也。"

《沈氏尊生书》共七十二卷，在内容与体例上很有特色。《沈氏尊生书·萧序》说："自《灵枢》《素问》以迄宋元明诸大家，博观约取，采精撷华，参互脉证，剖晰入微，深入浅出，知理秩然。凡证形脉象之疑似，丸散主治之异同，在在皆有指南要语，以共悟辨。"作者深信道家养生方术是治病却疾的一个重要手段，他在《沈氏尊生书》中说："导引运功，本养生家修炼要诀。但欲长生，必先去病。其所导所运，皆属却病之法。今各附于篇末，病者遵而行之，实可佐参药力所不逮。"所以在该书所治的三百余门病类中，除少数病症外，都一一指示有导引法、运功法、保养法等道家养生祛病术。所患何病，即指示宜用何法，因病施功，这在历代医书中是不多见的。该书每种病症各指示有其养生祛病功法，并且在卷首总述运功的总法，作为运用道家养生方术进行治病祛疾的总规范。作者深信，用之浅者，可补药力所不逮，用之深者，可收延年益寿养生尽年之功。他在书中说道："余辑杂病源流，凡脉证方药所以讲明调治之者，似已详备。然刘海蟾云：医道通仙道。则修炼导引、运功之法所以却病延年者，未始不可助方药所不逮。盖既已却病，自可延年。在修炼家固以延年为主，而欲求延年，必先却病。在医家则以祛病为主也。故辑杂病源流中于每病方论后有导引、运功之法，可以却此病即附载于末。总期医者、病者展览之以备采用，庶获万病回春也……遵而行之，无漏无遗，自可祛病且可延年也。"

根据上述主旨，沈氏在其医书的编排体例上颇有创新，主要有以下几点特色。

每病均各著源流一篇，如肺病即首列肺病源流，以究其原委，悉其形证，考其方治、病情缓急等。

每病均博综古人精说，且所征引概载明书名，以供参考。

每病均先录脉法一节，盖欲知病，必先知脉。从脉象上可以诊断病症。其脉法均取自历代名医脉诀，对于读者大有裨益。

本书对奇经八脉极为重视，单列一门。如属于督脉病者，即首列督脉病源流，次督脉经行诸穴，次脉法，次治方，其余各脉均同。

本书内外科兼论，如疮伤与跌仆闪挫，亦列一门，盖伤于外者，必致侵于内，有害于脏腑经络。

本书最大的特色是针对各种疾病，在篇末皆指明治病功法。

（一）治肺之咳嗽功法

对肺之咳嗽哮喘，其导引为：伸足坐定，用力撑起，低头躬身渐下。以两手扳足尖三次，随原诀用力仰起，次咽津下降幽阙。如此躬法二十四回，养静半香效。

关于其运功法，《保生秘要》曰："此证有三种，或感风寒而嗽，或因心火妄动，炎于肺窍，但用归元凝神一法封固。火不上行，肺窍不痒，其嗽自止。却寒嗽特守微用闭法，却火嗽但用封固。取静后，引肾水浇灌肺火。周旋度数，肺得水润，嗽自然止。"

（二）治脾病之功法

脾气滞涩保养法。《保生秘要》曰："凡人气旺，则血荣而润泽。气绝，则血枯而形灭。故气虚弱，则滞涩而成病。如涩于脾，则胃口凝滞，不克饮食，而多泻泄。久不疏通，则成中满之证。诸湿肿满，皆属于脾。四季脾居土，轻呼稍宽胸，大病须服气，能伏养谷神。说脾为一身之主，气滞于内，却为五脏之患。滞于外，防疖疮之忧，皮裹膈膜有积热，而内外相感，尤防疽毒。所感者七情

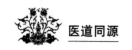

六欲而生也。"

导引。《臞仙神隐书》曰:"可大坐,伸一脚,屈一脚,以两手向后反掣,各三五度。亦可跪坐,以两手拒地,回顾用力。虎视各三五度。"

修养。《养生书》曰:"常以夏季之月朔旦,并四季之末,十八日旭旦,正坐中宫,禁气五息,鸣天鼓十二通。吸坤宫之黄气入口,十二咽之,闭气五十息。"

对于脾之肿胀、胸腹胀闷功法有以下几种。

导引。《保生秘要》曰:"双手交叉,低头观脐,以两手贴胸口,将身往下,不论数推拂,能宽胸胀止腹疼。"

运功。《保生秘要》曰:"先定归元,后行斡旋。至胸前推散,左右分开,如未通畅,以艮背佐之无不效矣。"

臌胀导引法。《保生秘要》曰:"坐定,擦手足心极热,用大指节仍擦摩迎香二穴,以畅肺气。静定闭息,存神半晌。次擦手心,摩运脐轮。按四时吐故纳新。从悬雍窍转下至丹田。扪气面,撮谷道,紧尾闾,提升泥丸,下绛宫,复气海,周天一度。如此七七,身心放下,半炷香许。如久病难坐,用得力人扶背,慎勿早睡,恐气脉凝滞,神魂参错,效难应期。手足可令人摩擦。患轻者,一七能取大效,重则二七,五脏尽消,屡屡取验,妙入神也。"

运功。《保生秘要》曰:"反瞳守归元。念四字诀,定后斡旋,推入大肠曲行,提回抱守,能消臌胀。气胀如推散四肢。时吐浊吸清。饮食宜少,降气定心,而食自然愈也。或病酒过用汤水而成,宜通其二便,摩脐轮、肾俞二穴,吹嘘其气,或开腠理以泄微汗,其胀自消,血胀加运血海效。"

(三)治心病之功法

心气滞涩保养法。《保生秘要》曰:"凡人气旺则血荣而润泽,气绝则血枯而形灭。故气虚弱滞涩而成病。如滞于心,心为一身之主,统领血海,故心血少,则神不安,寝不安,百病集作诸痒疮痍,皆属心火。当常呵以泄其火,吸以和其心。诸心切勿食,秽气触我灵。夏至半夜后，地气一阴生，大热勿食冷，受寒霍乱侵，并忌房中事，元气离命门。大抵当甚暑，人善于养心，则无秋患。时常饮六一灯心汤、豆蔻香茹水。醉饱勿顶风前卧，慎此则无患矣。"

心脏修养。《养生书》曰："常以四月、五月朔望清旦，面南端坐。叩金梁九，漱玉泉三，静思注想，吸离宫赤色气入口，三吞之，闭气三十息。"

心脏导引。《臞仙神隐书》曰："可正坐，以两手作拳，用力左右互相筑各用度。又可正坐，以一手搂腕上，一手向下托空如重石。又以两手相叉，以脚踏手中各五六度，能去心胸间风邪诸疾。闭气为之良久，闭目三咽津，三叩齿而已。"

对于心痛之症。导引，《保生秘要》曰："于足三里掏之九九，运行生功，痛气降而愈。"

运功。《保生秘要》曰："行归元逐痛处，流行胃火自然发散。此导引、运功二法不但治心痛兼治胃口痛。"

（四）目疾导引功法

目疾导引法。《保生秘要》曰："对香静坐，灰心歇念，目含光意，觉头有灰，以意吹之。又静觉灰，又吹香尽为期，治一切云翳胬肉攀睛肾水枯、心炎盛，皆效。"

运功。《保生秘要》曰："法行艮背，右旋上行，逾昆仑，经明堂，渐旋至眼细圈，入瞳仁撤散数五十度。降胸臆曲行大肠出谷道，退火复归元位。左目运左，右目运右，左右齐患则止，从明堂位上分行双运。"

又导引法。《保生秘要》曰："先以手抱昆仑，仰头吐气，或嘘或呵，泻而复纳。次以二目转动左右上下，转时先开后闭，闭而复开，随时行之，不间，或动或运，二者兼之。"

运功。《保生秘要》曰："双瞳藏于两肾，想肾水浸洗，能退热。运彻四散，能去风。双目视二肾，存两道白水运至眼中，着意圈洗磨剥，单去翳。想二乳下肺肋，推下脚股，吹吸之法，能退白上红。以双手向肩崖，两脚悬空嘘吸，能退黑睛热，能泄肝经之

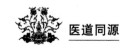

火。常注念脐，缲取肾水，升洗覆脐效。"

再如对耳病导引法。《保生秘要》曰："凡搓掌心五十度热，闭耳门空，次又搓又闭又视，如此六度，耳重皆如此导法，兼以后功，无不应验。"

运功。《保生秘要》曰："用意推散其火，男则用逆收藏于两肾之间，女则用逆归藏于两乳之下或耳中，或按耳门，内若蝉鸣，咽津液，降气安。"

（五）外感六淫而致的表证

对于外感六淫而致的表证，《保生秘要》曰："凡头痛目胀，膝酸发热者，当先守艮背，入定后用行庭，运至风府，用意绕回百度，直行泥丸，亦旋百度，后分两路，旋眼胞，渐入瞳仁百度，至鼻柱合行，亦旋入深处，多旋一会，接上鹊桥，经重楼，行胸腹，止于气海。"

该法运用于道教内丹养生功，能疏经活络、祛除风寒湿邪，在临床上能有效地散热止痛，在伤风感冒之类的外感疾病治疗上有良好的效果。《沈氏尊生书》所引的道教养生术在临床治疗上颇符医理，例如运用"一指归元，三提三咽"的功法治疗劳瘵，其原理是将意识活动集中于丹田，呼吸时咽下，咽时提肛收腹，以增强肺的功能。

沈氏在运功法中，对道教养生功法的诀窍、要则，如"归元诀窍，艮背诀窍，行庭、运规十二则"等，都能从医家治病的角度进行独到诠释，详细说明各功法的主治功能、注意事项及相互关系。对应用道教养生功法治病祛疾之要领做了简明概述，语气平实，无一般丹道养生方书所常有的玄秘之词，切合实用，便于医家和病者在运功时作为参考。

七、《老老恒言》

明清时期问世的养生著作的另一个特点是切合日常生活，所述养生方法多浅近易行，这以清代曹庭栋的《老老恒言》最为典型。《老老恒言》成书于清乾隆三十年（公元1765年），曹庭栋所著。曹庭栋，自号兹山居士，时人称为"神仙中人"。该书专论老年人养生，故名《老老恒言》，全书共五卷。卷一至卷四所谈的是关于老年人日常起居饮食方面的养生方法；第五卷为粥谱，从食疗学角度载药食二用粥方百种，切合老年人调养、治疾所用。《老老恒言》一书在养生思想与方法上富有特色，正如清人金安清所评论的："此《老老恒言》二卷，乃自其言养生之道，慎起居，节饮食，切切日用琐屑，浅近易行而深味之，古今至理，实不外乎此，引证书至数百种，可谓博而约矣。"这一评价道出了曹庭栋养生方法的一大特色，即从日常生活起居、食物、散步、盥洗、见客、省心、出门、衣着等入手进行养生保健。书中本着从老年人的生理特点出发，总结出一整套衣、食、住、行的养生方法。这些方法大多是他本人亲自体验过的有效方法。曹氏幼时患过童子痨，但由于善于养生，著述《老老恒言》时已七十五岁，且能享年九十余岁无疾而终。

《老老恒言》是一种在中国传统医学史上有一定影响的养生学杰作，这与曹氏善于汲取历代道教养生精华不无关系。《老老恒言》一书篇幅虽然不长，但旁征博引、博约精当，所引的道教养生典籍占相当大部分，有《道德经》《南华经》《列子》《黄帝内经》《抱朴子》《黄帝阴符经》《周易参同契》《千金食治》《名医别录》《肘后备急方》《千金翼方》《食疗本草》《刘涓子鬼遗方》等。这些充分说明了明清时期的道教养生方法仍然有着很大的影响力，同时也表明了道教医学与传统医学在养生学领域内的融通趋势。

八、《道养全书》

《道养全书》的作者粘本盛是清康熙年间福建晋江人，自号眉春子，精于易学，有晋江易学之称。粘本盛博通儒、道、医，其思想特点是提倡儒道互通，融道学与道养为一体。著有《道养全书》，

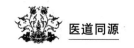

全书不分卷，现存有清康熙稿本四册，原件现藏于福建师范大学古籍部。册首有大清康熙岁次丁未端阳月晋江粘本盛题的《忠孝全书序》。序中对该书主旨进行了交代："善养生者以气而理形。道书曰：道自虚无生一气，便从一气产阴阳。又曰：神是性兮气是命，神不外驰气渐定。夫性命神气其相关如此，不可无以养之也，明矣，此道养一书所由著也。其功夫甚简易而正大，不过法天地阴阳升降之理以调和气血，疏通经络，为祛病延年计。初无奇异可秘也，而方士以神奇秘之，各立旁门炫人听闻，行之罔效而大道隐矣。是篇直诀大道正宗，不于旁门稍溢一语，冀人易知易行……"

粘本盛撰写此书的一个目的就在于使天下人知道养生者必精于道学，而道学者必深于道养，将道教养生理法用易知易行的形式公之于众。之所以以"道养"为名，粘本盛子士凤在"凡例发明"中进行了说明："性命大道，从前多立名色，曰金丹，曰玉液，曰金液，曰震龙兑虎，曰黄芽、白雪等字以炫听闻。不知此不过天地阴阳升降周流无息之枢机。人身一小天地也，其阴阳升降之径路亦如之。乃天下公共之大道也。家大人删去金丹等名号，只以道养贯之，以明道为天地人物公共之至理，而养为人生日用饮食之常事也，因是以道养名。"

由此可见，《道养全书》乃是一部在清代问世的以通俗化形式介绍道教医学养生方法的专著，这可以从该书的具体内容与编写体例上反映出来。作者以问答形式阐述道教的养生理法，在问答中，作者撷取历代道教养生精华，用通俗化的语言对养生过程中的种种问题进行了解答，例如祛病法："论却病，问曰：道养功夫可以却病者亦可学否？答曰：可。正谓平时不知保养，病时急需调摄。古仙云：一点阴气不仙，一点阳气不死。人禀天地之气以有生，气治则病自除，气全而神自灵也，故善治病者必先服气。鱼腹中不得水出入则死，人腹中不得气出入亦死，其理一也。《寿域神书》云：百病乘虚而入，虚者，气虚也。服气则气充矣，发汗则可宣泄热毒郁蒸邪气耳。若补元气还要炼阳气，须得真师口诀。虽气息奄奄，缓缓使火渐，渐使阴阳升降之法。仙圣云：始信形神堪入妙，半夜残灯可着油。如服气稍倦即熟睡一觉，醒而阳升即服气以采回之。采回之后，又服气以锻炼之，此则补益甚大。庸医不知而谬以五苓、柴胡、参芪、仓苏为长物，是弱其旨也，八段锦云：'水湖除后患，起火得长安'即此也。人不可猛加精进哉。后有旋机运法为疗病医疮诸秘诀。"

明清时期，人们对人体脏腑构造及机能的认识不断深化，道教养生著作在锻炼养生方面的论述带有很浓的医学色彩，呈现出"医学化"的态势。这一特点在《道养全书》中也得到突出反映。

《道养全书》用相当大的篇幅阐述道教医学对人体结构、功能的认识，如问答三就依次以心、耳鼻口目、肝胆脾胃肺肾、肝肺、三膈、三焦、二十八脉、奇经八脉、节骨毛窍、项骨八门、魂魄、呼吸等进行了阐释，使得《道养全书》所阐述的养生方法建立在比较理性化的基础之上。《道养全书》在文字论述的基础上，还在后编中附有许多医学人体结构图像，并对图像进行解说："学者用功之时，不得图像指示而印证之，则口授为难，而身上天机及火候何以了然于胸。图虽大半为古人所有者，其中得之传闻，得之体验，亦有为古人所未曾及者，一一开列于后，如内景图，旧有精道循脊背过肛门者，甚属非理，且无子宫命门之象，皆失也。所以学道之惮通关，虑及此耳，今改正之。余任督二脉、奇经八脉、普照、返照图、内外药图、火候图、天根月窟图皆集诸经而成。又如返太极、铉方图、龙含狮坐图、鼓巽风图皆得之新授。旧图中所未曾有者并辑之以公同志。若行持坐卧皆关道机尤不可忽也。斯集萃诸诀之奥，进道其有崖梯矣。"

这种重视图像在炼养过程中的作用，视其为进道之阶梯的思想无疑是正确的。图文并茂的形式大大便利了修习者掌握养生要领。值得注意的是书中还有"行禅图、坐禅图、卧禅图"等，这是明清之际儒、释、道三教合一思潮在道教养生学中的反映。

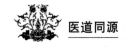

九、道教医学与传统医学的融合

明清时期，道教医药学丰富多彩的医学养生思想和方法，得到传统医药家的普遍重视。如李时珍的《本草纲目》中就汲取了道家大量有价值的医药学精华，道教医药学丰富了中华传统医学的宝库。

明代戴思恭所著的《秘传证治要诀及类方》一书就汲取了大量的道教医学丹方。戴思恭，字原礼，浙江浦江县人。明永乐年间为太医院使，曾著《订正丹溪先生金匮钩玄》《类证用药》《证类要诀》《证治要诀类方》等医药著作，以医术闻名。据《证治要诀类方》序称："本朝太医院使戴原礼，得神农品尝之性，究轩岐问答之旨，明伊尹汤液之法，察叔和诊视之要，精东垣补泻之秘，故凡疗疾加减用药，取效如神，虽古之扁鹊、华佗，不是过矣。况其际遇明时，遭逢圣主，位总医流，名扬四海，有正谊不谋利、明道不计功之心，唯以活人为念，尝著《证治要诀类方》二册，藏之箧笥，甚为秘惜。"

现通行本《秘传证治要诀及类方》分两大部分：第一部分为《秘传证治要诀》十二卷，分为诸中、诸伤、诸气、诸血、诸痛、诸嗽、诸热、大小腑、虚损、拾遗、疮毒、妇人等十二门，计有一百五十余种病症。对每病述病因、叙病源、辨病证、示病法。第二部分为《证治要诀类方》，按前十二门分类列方，共有汤类、饮类、散类、丸类、丹类、膏类等六类，计方四百四十三首。本书在中国传统医学史上有相当大的影响和临床应用价值，正如医家所评述："本书出新意于法度之中，著奇见于理趣之极，且因病制宜，临机应变，药不执方，权衡增减，圆机活法，造诣匪浅。"该书最引人注目的特色之一就是在《证治要诀类方》中引用了大量的道家医学丹方，计有养正丹、经进地仙丹、活络丹、碧霞丹、伏虎丹、三和丹、来复丹、二气丹、返阴丹、黑锡丹、灵砂丹、复元丹、紫霞丹、三妙丹、火符丹、太阳丹、茸砂丹、三仙丹、清金丹、八神来复丹、截疟丹、玄兔丹、玉华折丹、养气丹、震灵丹、朱砂丹、镇心丹、还魂丹、续骨丹、黑白丹、神仙聚宝丹等三十多种医用丹药。这些丹方丹药都各有主治，在临床上有很高的应用价值。

如返阴丹，主治伤风寒，邪中阴经，属阴证，其方为：硫黄（透明者，研，五两），硝石（另研）、太阴玄精石（另研）各二两，干姜（炮）、附子（炮）、桂心各五钱。上用铁铫，先铺玄精石，次下硝石，各一半，中间铺硫黄末，仍将二石余药末盖上，以钱盏合着，熟炭火三斤，烧令得所，勿令烟出，候冷取出，研细，入药末，糊丸如梧子。每服三十丸，煎艾汤下，汗出为度。未回，乃着艾炷，灸脐下丹田、气海。更不回，以葱温熨之。

这是一则典型的道教医用丹药。此方亦治气虚阳脱、体冷无脉、气息欲绝、不省人事，以及伤寒阴厥百药不效者。

八神来复丹，主治停饮伏痰。其方：硝石（一两）、硫黄（一两）、太阴玄精石（研飞，一两）、五灵脂（水澄去沙石，晒）、青皮、陈皮、小茴香、沉香、木香、南星各一两。上为末，面糊丸，如桐子大，每服二十九丸，空心，米饮下。

神仙聚宝丹，主治经滞作痛，以及产后恶血未尽诸证，其方：当归、没药、琥珀、木香、乳香各一两，朱砂五钱，麝香一钱，上为末，糊丸如龙眼大。每服一丸，酒磨下。如一切难产及产后败血冲心，恶露未尽，入童便服。

以上略举方例表明，明清之际道教医学渐次汇入传统医学之中，与传统医学融为一体，成为传统中医药学的一个有机组成部分。明清道教医学与传统医学的融合是历史发展的必然趋势。这种融合在清代太医院集存的医方内容上也明显地凸显出来。《清宫秘方大全》为清太医院集存秘方大全，系根据历代御医宫中所用之治方和配方的抄本及历朝名医方剂与清宫临证记录簿纂辑而成，集汉、唐、宋、明以来官方之大成，加以清太医院之临床验证，选优录存，治方乃叙述每一方剂之功效和主治疾病，配方乃叙述每一方剂之药物组成和简明制法。留存至今的清太医院秘方是中国传统医学史上的瑰宝，从某种意义上说，它是历代传统医方精华的荟萃。从中国医学发展看，医方典籍源远流长。其著者如葛洪之《肘后备急方》、孙思邈之《备急千金要方》《千金翼方》《海上仙方》、王焘之《外台秘要》、王怀隐之《太平圣惠方》、苏轼与沈括合著之《苏沈良方》、郭思之《千金宝要方》、许叔微之《普济本事方》、傅山之《傅青主女科》、陈自明之《妇人大全良方》、薛古愚之《女科万金方》、方贤之《太医院经验奇效良方》、《道藏》之《仙传外科秘方》……加之民间流传的秘方、单方，可谓浩如烟海，汗牛充栋。《清宫秘方大全》再版时的肃序云："然总数千年来之万卷医方，要以《清宫秘方大全》一书为最精最简要且最神验之医方秘典，总千古名医之历验，集万卷医方之大成，复经清宫太医院历朝御医临床治疗之鉴证，删次取要，去芜存精，凡所著录，无一莫非千金不换之神验良方。"这一评价虽然只是《道藏精华》编辑者一家之言，但也道出了清太医院之药方的重要价值。在清代，医学凭借皇室之力，使得清太医院能广搜数千年医籍秘方，延揽天下良医，潜心研究，故清朝太医院之药方历来受到医学界所重视。

《清宫秘方大全》分为十六门，共记录了四百二十五方，涉及脾胃、风痰、痰嗽、伤寒、暑湿、燥火、泻痢、妇科、儿科、疮科、眼目、咽喉、气滞、痰证、杂治等诸方面方剂。在这些宫中良方中，有相当一部分采撷于道家医方，如补益门中就有补天河车大造丸、五老还童丸、延龄回本丸、打老儿丸、神仙苣蕒子丸、《千金》封脐膏、毓麟固本膏、萃仙丸、仙人还少丹、神仙既济丹、孔圣枕中丹、坎离丸、朱砂安神丸、益寿比天膏等；痰嗽门有壬水金丹、九转黄精丹等；伤寒门有制灵砂丹、选料大灵砂丹、神仙冲和丹、寸金丹等；风痰门有救苦还魂丹、十香还魂丹等；疮科有万灵丹、生肌散、梅花点舌丹、飞龙夺命丹、蟾酥丸、太乙紫金锭等；暑湿门有八宝经灵丹；眼目门有磁朱丸；气滞门有遇仙丹；杂治门有玉容粉、红雪方、碧雪方、琥珀万应仙方、避瘟丹、灵宝如意丹、益仙救苦金丹、紫金化毒散、益气养元丸、百补增力丹等。

有一些人，对中国传统文化持激烈批判的态度。他们也许会说，学那些中国古代传统的文化，对中国社会的发展有什么好处？现在是科学发展的时代，你们还在宣扬《道德经》，岂不是让人们都躲避社会矛盾，修身养性，清静无为，那不就完全成了消极保守的思想了！

面对这些问题，在这里不想做任何的论辩，我们只想对老子的《道德经》进行一次微言评价。

老子的《道德经》不仅是社会学、政治学、军事学、战略学，更是指导我们的处世哲学，这些都是被今天的人们所认识到的，而且它是宇宙学，有着对宇宙、物理、哲学的把握与论述。

第一节　微言老子与《道德经》

一、老子

无论是根据考证，还是根据我们后人对老子的推断，老子确实是春秋时代的人。根据各种史料的论述，也根据我们对《道德经》的理解，《道德经》确实是老子一人所作，而并非纂辑。书中有若干战国的甚至战国以后的时代痕迹，也不足以改变这本著作的基本时代特征。一本古书，相传几千年，有所失真、有所添伪是难免的，是可以理解的。

研究历史，当然要考证一切细枝末节。但有时候，总体的把握，本质性的确定却是首要的。否则，我们很可能陷于烦琐，失于枝末。

据《史记》记载，老子是楚国苦县即今河南鹿邑东历乡曲仁里人。他曾任东周守藏室之史官。孔子曾向他问礼，看来也是事实。后来周室内乱，他辞官，过函谷关，关令尹喜强请著书，遂作"五千言"，出关而去，莫知所终。对于一个修炼道德的高师，隐居是再好理解不过的一种情况了。

《史记》中最重要的一句话就是"老子修道德，其学以自隐无名为务"。联系整个《道德经》，就知道老子是清静无为、修炼道德的高师。当然，他的修炼不是我们现在一般人的练练气功、养养身体，他是真正的大修道德！

"道德"二字，来自老子。今天我们却把"道德"这两个字用得走样了，所谓"伦理道德"，比老子使用它们要狭义多了。如果

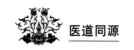

恢复老子"道德"二字的原义，那么，"老子修道德"就非常全面地概括了他的基本情况。

根据我们现在的理解，一个人要真正成为大智能、高功能的人，一个俯瞰宇宙、社会、人生、科学、哲学、艺术的人，一个博大精深、超尘脱俗又自由自在的人，就要像老子那样修道德。

修道德，就是在宇宙、社会、人生的一切方面都修德悟道，得大道，得大智慧。狭义的修炼，只是修道德的一部分，而真正的修炼高功夫，也要靠修德悟道。

当我们真正理解老子时，他的人生，他的《道德经》，就是非常简单易解的。

讲到老子的身世、理论，又有一个我们历来争论不休的问题，即老子代表的是哪个阶级？

这个问题历来有两大派意见。一派认为，老子代表没落贵族的利益与思想，他之所以反大封建主，反对他们的兼并战争，反对新兴地主，反对唯利是图的商人，同时又主张愚民政策、复古、倒退，处处表明了他是统治阶级中没落的成员；另一派意见认为，他代表没落公社农民，又有引自《道德经》的种种论证。

我们通过分析历史资料可知，说老子是古时的一个知识分子，属于士，这首先是可以肯定的。说他来自没落贵族、小贵族，他的出身是可以大致断定的。他可能有种种农民的思想，也是可以想象的。

古时的士，是那个时代的知识分子，其处于不得志的地位，他对一般意义上的政治、经济、社会纲领，也是容易把握的。然而，正是由于这种不得志，使他得以超脱了世俗熏心的利欲，清静无为，进行高级修炼，修道德，结果就有了高功能、高智能。这种高功能、高智能，使他可以超越阶级的，甚至时代的限制，也即时空的局限来阐述许多大真理，他就表现出了超尘脱俗的智慧。

这种智慧，虽然在落实到社会与人生层面时，难免和他同时作为一个俗人的某些情绪混淆起来，但总结起来讲，那是有超时代意义的，是全人类的宝贵财富。况且，对他的社会学、政治学的许多论述，也还要重新理解。我们现在绝大部分的解释，容我们尖锐地说，我们还没有能真正理解老子。我们要真正理解老子，就需要我们从宇宙学、物理学、人类学、哲学、社会学、思维学、心理学、人体特异功能学的综合角度来重新解释老子的《道德经》。

二、微言《道德经》

老子的《道德经》一共只有五千言。老子本人从未从事过任何组织与宣传工作，只是把这五千言一气呵成后，往尹喜那儿一放，就隐去了，不知所踪。然而，《道德经》就这样传播开来，形成这样深远广大的影响，为什么呢？它的普及性体现在哪里？老子的《道德经》，可以说是中国文化史上重要的一脉。政治、军事家把它当作政治、军事经典；士大夫、知识分子，退居避世时依靠它支撑精神；道教以它为"圣经"；气功修炼以它为经典；艺术，受它影响，成就出抽象艺术；中医，被它的理论所笼罩；养生者，把它作为修身养性的摹本；现代的一些科学家，在《道德经》中寻找新的理论与思路；经济家、企业家、经理人，在《道德经》里寻找经营之道……《道德经》为什么有这么大的影响呢？

《道德经》的力量是神秘的。这种神秘力量的神秘本质，我们并没有真正揭示出来。我们要想想，为什么老子对历史和生活的总结如此透彻呢？他对宇宙的认知，为什么能给现代物理学以新的思路呢？我们应该这样推理：宇宙的演变，我们一般人只看到了它在各方面的表象，而我们的理论，就是根据这些表象在猜谜，在猜测宇宙那巨大的谜底。然而，像老子这样有特别高功能的圣人，却可能直接看到谜底，超越时空的隔离。所以，他就有可能表现出特殊的智慧。

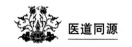

对于老子和他的《道德经》可以有千万种解释、千万种分析文章、千万种成见。《道德经》的五千之言，就是那么简简单单。老子的《道德经》是随意的一个吟咏，是挥笔舞就的一篇自发功，是潇潇洒洒的一幅图画，是宇宙的一个虚谷，收聚各方的能量，就是所谓的知其雄、守其雌，是把奥妙压缩到最简约的程度以给后人一个大道理，是虚，是道，是一，是万物，是自然。老子吟着自然，写着自然，读着自然，自然却不自然，自然即合于自然，自然即又归于无，吟完即无，读完即无，道可道，非常道，无难以言，无可言……万念归于一念，一念归于无。

有些所谓的思想家、学问家可能会提出一个尖锐的问题：老子的思想是保守的、消极的、避世的。老子的思想汇入中国文化，是造成中国两千多年来发展缓慢的原因之一，为什么还要推崇《道德经》呢？

对于这个问题，要超出我们通常的狭隘思路，才能透彻地找出答案。

如思路一：我们所说的社会发展、变革、进步，这一切的宇宙学意义是什么呢？不过是人类认定的那不可逆的时间，不过是宇宙及万物由生到壮、由壮到老、由老到死的一个过程，不过是"顺则凡"等，一切都是用时间在衡量。这种判断等于说：今天比昨天好。这样说听起来很顺耳吧！然而，这同样等于说：青年比幼年好，老年比青年好，死亡比老年好。这样说，听起来还顺耳吗？不顺耳了吧！成熟比不成熟好，这是人们认识上的公式。由这个公式必然推出：衰老比青春好，死亡比生活好，这又该怎样想呢？人类的种种判断其实是很狭隘的。

如思路二：《道德经》中所讲的复归于婴儿、复归于无极、复归于朴，这既是他的修炼原则，又是他的社会观，讲的是宇宙及人类社会存在的另一种"逆时间运动"。高级修炼中的复归，不就是"逆时间"运动吗？它使人年轻、祛病、长寿。艺术中的返璞归真，是"逆时间"运动，不断再现、创造人类的童年。宇宙在成长，同时，也常"复归于婴儿"，也常"返璞归真"。修炼中的复归，艺术中的返璞，都是宇宙中逆时间运动的反映。

一个真理，在一个高层次的认识，是这样的意义；在另一个较低的层次认识，又是那样的意义。比如，一位教授在大学里的课讲得很好，如果他到了小学里讲课可能就不那么好了，也许会束手无策。

老子既是圣人，又是凡人。他既有特异的、超尘脱俗的智慧；也有个人世俗的情感，有他具体的、不一定是很伟大的观点。

老子的清静无为的思想所演变出的"消极""避世""守旧"，也可能正是整个人类社会所需要的一种内部调节。社会内需要有竞争、斗争、较量、争夺、对抗、冲突，但同时，大概就需要另一种缓冲的机制了。

老子的遵"道"是"人法地……道法自然"，是"天人合一"，人与自然要和谐相处，人类若要违背自然，不会有好结果。如近百年来，世界上有些所谓的科学家认为：只要科学技术进步，就一定能改造自然；科技进步能给人类社会创造高质量的生活条件，只有科技进步才能让人类得到真正幸福。实际情况真是这样吗？绝不否认，由于科学技术突飞猛进，确实改变了自然，如地球变暖、两极冰山融化、时旱时涝、地震海啸、气候异常等。这些现象都体现了科技进步，试问，人类真的得到幸福了吗？

有些人一定会问，老子的特异智慧从何而来？他是外星人？那他总是冰川期前地球人类遗留下来的"成员"。我们可以从《道德经》看出，老子是地球人，而且就是我们这历史中的地球人类中的一员，他的特异功能和智慧，并非神秘难以理解，在古时，拥有这种高智慧、功能的高人是比较多的。

如《道德经》第十五章云："古之善道者，微妙玄通，深不可识。夫唯不可识，故强为之容：豫兮，若冬涉川；犹兮，若畏四

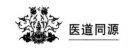

邻；俨兮，其若客；涣兮，其若凌释；敦兮，其若朴；旷兮，其若
谷；混兮，其若浊；澹兮，其若海；飂兮，若无止。孰能浊以静之
徐清；孰能安以动之徐生。保此道者，不欲盈。夫唯不盈，故能蔽
而新成。"这讲的是什么呢？讲的是"古之善为道者"。古代得道
之人，古代具有特异功能、特异智能的人。他们是老子的先师，老
子并不是唯一的。

"古之为道者，微妙玄通，深不可识。"下面，老子对他们进行
了描述。

第一，这就是为道者在修炼道时的形态。"豫兮，若冬涉川"，
安安静静，像冬天涉水过河，或若履冰过河；"犹兮，若畏四邻"，
警觉、多思，如提防四周的敌人；"俨兮，其若客"，俨然像做客；
"涣兮，其若冰释"，涣然，像春冰融化；"敦兮，其若朴"，敦厚，
像未雕琢的素材；"旷兮，其若谷"，旷达，虚极若谷；"混兮，其
若浊"，浑然，像混浊之水；"澹兮，其若海"，恬淡之貌，像大
海；"飂兮，若无止"，飘逸之貌，若无止无境。这都是修炼高功夫
时的身态、心态、形态、意态。

第二，更具体地说，还可以理解为修炼道德时的逐层深入。豫
兮，是要安静、沉稳；犹兮，是要敏感把握周围环境的信息；俨
兮，是要诸事无我，俨然处之；涣兮，就是要使自己像冰一样融
化，融入宇宙；敦兮，使自己复归于朴，与宇宙、生命的原始态相
合；旷兮，就是使自己知其雄、守其雌，在宇宙中虚无若谷，吸纳
各方能量；混兮，就是混混沌沌，对一切都无察、无分、无辨；澹
兮，就是恬淡然然，若大海一样浩渺而自在；飂兮，就是大自在，
大无为，无止无境，无边无际。"孰能浊以静之徐清"，讲的是混混
沌沌的状态，在"入静笃"后，逐渐又变得清了、透明了、无了、
色不异空及空不异色了。"孰能安以动之徐生"，安安静静地修炼，
逐渐会出现自发的运动。

第三，老子的真正高超之处，就是在于他不把修炼时的"道

德"与生活中、社会中的"道德"隔离开，他们是相通的。豫兮、犹兮、俨兮、涣兮、敦兮、旷兮、混兮、澹兮、飂兮，是修炼时的心、身之态和形、意之态。修道德本身是无不修的，无时无刻在修炼。

第四，老子《道德经》"……夫唯不盈，故能蔽而新成"这段话告诉我们一个很深的道理——"祸患在人谦卑时，往往就会自行消失"。国学大师南怀瑾先生说："也许早在中国文明肇始之初，中国人就把谦虚谨慎视为人类的最为可贵与美好的道德之一，尽管谦谨退让可能会让人觉得某种程度上的吃亏，但是从长远的角度来说，这种所谓的吃亏亦不过是自己的谦卑美德的一种表现而已。"

行为与内心的平衡是一个人成功的前提条件。只有谦虚谨慎的人才能保持行为与心灵的平衡；而那些失去了平衡的人，对社会所要求的不是太多，就是太少，因而招致灾祸，给自己的人生带来不可挽回的损失。

所谓的谦卑，即虚心不自满。不自满，便能经常保持一种似乎不足的状态，因而能获得更大与更多的益处。《尚书·大禹谟》中曾说："满招损，谦受益。"即自满将招来祸患，而谦卑则能得到好处，这就是老子的修道德。

宇宙、社会、人身、道德相通，道德一体，这是老子的高明之处。一个真正得道的人，就是大哲学家、大科学家、大社会活动家、大社会学家、大政治家、大艺术家，拥有超尘脱俗的智能。

老子是把一切领域都融会贯通，使他能融汇这诸多智慧的原因，是他从一个更高的思维层次、更高的境界俯瞰了这一切，透彻地洞察了这一切。众人只在地面上察看山水阡陌的各个方面，而老子则站在最高处，将整个地貌一览无余。

三、道为何物

《道德经》就讲了两个字："道"与"德"。

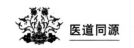

道是什么？关于老子的这一概念，海内外学者对此有多种评价。从哲学上讲，常常有老子是唯心主义还是唯物主义之争。其实，关于老子在哲学上是唯物主义还是唯心主义的争论，几乎是没有多大意义的。

老子的"道"字，在五千言的八十一章中，出现了七十三次，分布在三十多章中。

老子所说的"道"，到底是什么呢？以往的哲学争论，始终没有争清楚，也不可能争清楚。我们现在从新的角度来讨论老子的"道"，也不可能说清楚，也只能算微言而已。

第一，要以老子的《道德经》来解他说的"道"。我们认为，老子所说的"道"，是他在高功修炼状态中，是他在特异功能态中看到的、感受到的这个世界最原本的实存的东西。我们可以综合看他《道德经》中的有关论述，以经解经。《道德经》第一章云："道可道，非常道；名可名，非常名。无，名天地之始；有，名万物之母。故常无，欲以观其妙；常有，欲以观其微，此两者，同出而异名，同谓之玄。玄之又玄，众妙之门。"

老子在这一章中讲了，他在特异态中感觉到的"道"，是难以用言语道出来的。当我们用言语概念来说它时，已经不是原来的意义了。若一定要说的话，可以用"无"和"有"的概念。"道"原本状态是"无"，是我们通常什么也感觉不到的状态，而后演变为"有"的状态，又由"有"的状态演变为万物。

"无"是道，那么"有"是什么呢？《道德经》第四十二章云："道生一，一生二，二生三，三生万物。""有"即是"一"，就是"气"。万物冲气以为和。万物散者为气，聚者为形，"有"也是"二"，一生二，即气分阴阳二气。"有"也是"三"，阴阳二气组成一体，"三"生万物。这是"有"的全部物质内容，由此生出万物。

"一"实际上就是《周易》里所说的"太极"，"一生二"就是

"太极生两仪"，两仪即阴阳二气；"二生三"，就是两仪生四象，四象生八卦，每卦分三才，即天、地、人三才；"三生万物"，八卦两两相配生出六十四卦，六十四卦生出万物万象。

我们应该知道，像老子这样修炼道德高功的大师，他可以追溯到宇宙最原始的状态，也能追溯到世界万物物质结构的最原始状态。

《道德经》第十四章云："视之不见，名曰夷；听之不闻，名曰希；搏之不得，名曰微。此三者不可致诘，故混而为一。其上不皦，其下不昧，绳绳兮不可名，复归于无物。是谓无状之状，无物之象，是谓恍惚。迎之不见其首，随之不见其后。执古之道，以御今之有。能知古始，是谓道纪。"

这段话用常规的逻辑是很难讲清楚的。这讲的什么？无非说"道"是不可感知的，无法认识的，是无相无状的。而以老子在特异智慧角度来看，这一切非常浅显明白了。"能知古始，是谓道纪"。在修大道德状态中，把握古来的开始，宇宙、社会古来的开始，这就是道，这就是道的内容，这就是道的规律！

《道德经》第二十一章云："道之为物，唯恍唯惚。惚兮恍兮，其中有物；恍兮惚兮，其中有象；窈兮冥兮，其中有精；其精甚真，其中有信。自古及今，其名不去，以阅众甫。吾何以知众甫之状哉？以此。"这里讲的是什么？老子依然在修大道的高功能状态中对道进行感觉、认知。道，是唯恍唯惚的，在道的唯恍唯惚中，有象、有精。其精，有信，真实、实在，万物的原始状态得到认识。翻来覆去讲，就是为了论证老子所说的"道"，他是在大修道的特异状态中把握、感知这个世界的最原本的实存。

万物有气，万物冲气以为和，它是物质，但需要我们去认识，因为我们不曾认识它。然而，还有比气更原始的东西，那就是"道"，那就是"无"。气是有，是物质，气是从"道"中、从"无"中生出来的。

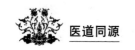

关于"道"的这种物理学的、哲学的论断，应该是我们重新认识《道德经》的出发点。

第二，我们来谈谈"道"的统一性。因为道生万物，万物都由道而来，因此，一切都是道，都是道的演化。这样就可以说：宇宙的原始状态是道，宇宙的演化也是道；万物是道，万物的运动也是道；人类社会及人类社会的一切方面都是道；政治是道，政治的规律是道；人生是道，人生的规律也是道。在老子看来，一切都是道。物质及物质运动的规律都是道，物质的各种形式、物质的各种规律都是道。

这可不是字词的贫乏，恰恰表现出老子的大宇宙观的大智慧，他看到这一切之间的统一。那不是一般传统意义上的"统一"，或统一于所谓"物质"，或统一于所谓"精神"。

老子的道的概念，是非常彻底的概念。这概念经得起我们的哲学考察，经得起未来物理学的考察。老子把握到了我们现代物理还不曾认识的"道"，以及由之所生的"气"。

老子关于道的统一性的思想，既是因为他在修道中把握住了万物生于道的真谛，也在于他在一生中，确实体悟到了社会、人生中的一切与道是相通的。天道、人道相通。社会、人生经验与感知相通。无论是悟宇宙之道、社会之道还是人生之道，都应该采取天道与人道相通的法则。

第三，我们来具体地剖析道的各个层次、各个方面。老子在《道德经》第二十五章中云："有物混成，先天地生。寂兮寥兮，独立而不改，周行而不殆，可以为天下母。吾不知其名，强字之曰'道'，强为之名曰'大'。大曰逝，逝曰远，远曰反。故道大，天大，地大，人亦大。域中有四大，而人居其一焉。人法地，地法天，天法道，道法自然。"

我们读到这段时，一切显得生动又恍惚。因为在恍惚中感受到老子生动的思维。道，即有物混成，先天地生。寂兮寥兮，独立而不改，周行而不殆，可以为天下母。那是生动地对演化为宇宙及宇宙间万物的最原本的实存的描述。

大曰逝，逝曰远，远曰反。不过是对道运行规律的描述，周而复始。人法地，地法天，天法道，道法自然。这个公式意义是重大的。人是道演化的一个层次，它是一个重要的层次，但它和地、天一样，同属于道。人道、地道、天道是相通的。

人是地球上的生物，其一切"道"属于地球之"道"。地球又归属于天、宇宙。老子对人道的最深刻解释就在这里。所以人类社会的一切存在和规律，不过是道演化的某一个层面。人类社会的一切细枝末节，都是道的体现。既是实存的道，又是规律的道。在高级思维态中，物质与物质的运动，此与彼，生与灭，都是没有差别的。所谓物质与精神（意识）的差别，就更不存在了，它们成为混沌的一体。人类的思维发展了，把混沌的一体分解成无数个方面，似乎是高级了，但同时又是低级了，离道远了。但"远曰反"，又会返回，我们又会复归于无极，复归于朴，重新去把握道。

通常人类科学思想的发展，不过是"顺则凡"的一个方面。不过是"道生一，一生二，二生三，三生万物"的反映，应该说只是一部分。一分为二，分而又分，高级了，又低级了。同时，研究《道德经》，复归于朴，复归于道。

一切修道德者，无论是要把握人道，还是要把握天道，无论是要把握社会之道，还是要在修炼中得道，都应该"人法地，地法天，天法道，道法自然"。一言以蔽之，人法自然！

道可道，非常道。看你是否有悟性！宇宙间的一切环节、一切运动，都是道，天道、地道、人道。我们行走的路也叫道，立交桥亦为道。喝茶有茶道，插花有花道，无不是道。艺道、医道、诗道、画道、书法道、乐道、舞道、烹饪道、饮食道、建筑道、雕塑道、交际道、经营道、求财之道、言语之道、治国之道、治军之道、生死之道、养生之道、起居之道等，万事皆道！

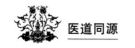

道可道，非常道。常道，不可道之道。

四、无为无不为

说到无为无不为，是老子《道德经》中的重要思想。第三十七章云："道常无为无不为。侯王若能守之，万物将自化。化而欲作，吾将镇之以无名之朴。无名之朴，夫亦将不欲。不欲以静，天下将自定。"

这段话该如何理解呢？什么叫"道常无为无不为"呢？这就要从前面讲到的道的含义说，那是宇宙及其万物的原本的、原始的实存形态，是一切事物发生的原始根源。"道"，自自然然，没有任何偏执，没有任何意念，什么妄为都没有，什么有意的行为都没有，就是自自然然地、浩浩荡荡地演化着，这是它的"无为"形象；然而，宇宙间的一切又都是它所为，一切都是它演化出来的，这就是它的无不为。

人法地，地法天，天法道。人若合于道，他就会在其领域中表现出与道相同的"无为无不为"。

在社会活动中，无为就是没有任何执着，没有任何与道相悖的意念，没有任何妄想、妄为，没有任何与社会规律不符的主观欲望及倾向，整个思想浮在道之中，感受着万象、万念，又把万象、万念发于无。结果，这样的人看似无为，没有执着地为目的而努力，却因为顺大道，表现出无不为的"作为"来。

无为，就是根除一切与道不合之念，不做一切与道不符之为，这样，他就必然在社会活动中表现出无不为的成就来。

老子的大智慧，其特征之一就是天道与人道的相通，就是与社会生活的相通。所谓"侯王若能守之，万物将自化"，既是讲修道德，又是讲社会政治。在修道德中若能守一，意守道，与道合一，那么，万物将自化，万象、万念皆融于无。在社会政治生活中，若能守道，与道合一，天下万物也将自化，自生自长，融合化为一体，没有任何障碍，就能在政治上"无为而无不为"。

"化而欲作，吾将镇之以无名之朴。无名之朴，夫亦将不欲。不欲以静，天下自定。"这段话，首先讲的是修德。万物自化了，万象、万念化了，但欲念还可能有。我们将以质朴的道镇服之。欲念没有了，清静了，天下就自定了，就进入虚极静笃的高境界了。同时，这段讲的又是社会政治生活。执政、守道的过程中，万象、万念都化为无，没有任何执着之念，天下万物也将自化。然而，人的各种都化为无，人清静了，天下自定。这就是《道德经》第五十七章所云："我无为而民自化，我好静而民自正，我无事而民自富，我无欲而民自朴。"这难道不都是真理吗？

无论在道德修炼中，还是在社会政治生活中，老子的无为无不为的思想，都是一种大智慧。如果你确实有悟性，你可以进入境界去体会。你就会真正认识到天道与人道是相通的。

如果你是社会活动家、政治家、实业家、学问家、艺术家，你要善于把悟到的道扩展到修道德之中，扩展到特异思维状态中，你才能真正大彻悟，有大飞跃，洞察出宇宙及人类的大智慧。

随着对宇宙真理研究的深入，我们会越来越明白《道德经》第三十七章讲的几层意思。

"道"常无为而无不为。"道"就是这样。要不断精进地去悟此大道。

道常无为而无不为，我们（侯王）若能守之，万物将自化，全变成虚无。

这时，如果又有欲望产生（化而欲作），悟将用道来镇服它（悟将镇之以无名之朴）。

道不过是根绝欲望，一切听其自然（无名之朴，夫亦将不欲）。

"不欲以静，天下将定"，人定，天定。再往下才是将此宇宙之道引申入社会、人生。

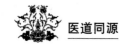

这样，人道与天道表现出了完全相通的状态。

五、德是什么

老子讲的"德"是什么？

《道德经》第二十一章中云："孔德之容，唯道是从。"

最简单而概括性的回答：德是唯道是从的。德与不德，唯一的标准，要看是否符合道。我们知道，道是一切，是物质，是物质运动的规律，是整个宇宙的一切。在这个意义上，一切都是道。

在道演化到人类、社会存在这一层面时，道的某些具体的表现，老子就用"德"来名之。合乎道的，便是德；否则，便不德。如何合乎道，就要修德。所谓修德，就是调整自己在社会生活的各个方面，包括政治、军事、生活、处世、哲学观、价值观、人生观等各方面，在德的修炼中的思维、言行，使自己能更好地合乎道。

修道德，其实讲的是修德。修德是为了悟道、得道。完全的得道了，便不需要德了，这即所谓"失道而后德"。修德是极为广义的，小至修炼时的一念思虑，大至宇宙观，都可谓修德，最终是为了得道。

"修之于身，其德乃真；修之于家，其德乃余；修之于乡，其德乃长；修之于邦，其德乃丰；修之于天下，其德乃普。"

修了德，其德乃普，悟得道，不仅在理智上悟得道了，而且在感觉中也真正悟得道了，不仅是天道，也是人道，都在修德中悟得了。观天观地，从政从经，生活处事，诸种学问，无不道，万事万物无不道，精化气，气化神，神还虚，虚合道，我在气中，气在我中，我在道中，道在我中，我与道合一，我与道无分别，无我无道，此乃常道也。

修德悟道，将使你在人生诸方面法于自然，在各方面都表现出大智慧。其实，仔细想想，我们在一切领域智慧的最高表现，就是合于自然。

老子的《道德经》虽然博大精深，但是，概括为两个字："道""德"，而最后，只有一个"道"字。

千日修炼，一日彻悟。这彻悟就在于悟到"道"，得到"道"。这时，一切繁文冗意都不需要了，透透彻彻，简简洁洁，宇宙及万物都是道之所生，都是道。道生一，一生二，二生三，三生万物，阴阳相分相合，繁衍万象，仍然是道之运行。天人合一，天之道，即人之道。天人相应，人之流转，即合于宇宙之流转，韵律完全相同。天下万物皆是道，所以天下万物都可以悟道。天地、日月、山川、草木、河水都是修道的对象。要行医（中医），便可一味药一味药地修炼。万物气相异，万物气相通，天地气相连。万物有精，精化气，气化神，神还虚。性命双修，即要性命合于道。

所谓德，唯道是从。"失道而后德，失德而后仁，失仁而后义，失义而后礼。"没有道，没有悟到道，失去道，道衰，才要讲究"德"。修德万日，为了悟到道。合乎大道，万事自合。没得道，就要日复一日地讲德了。无德，才要考虑仁、义、礼。慧、明、悟，就在于得"道"，而不是追求繁文缛节，在道之门外徘徊。立身于道，以道莅天下，就其鬼不神了。一慧百慧，一明百明，一悟百悟，一通百通。得了道，就将一切非道、无道之思、言、行都抛弃了。世俗之愚昧、狭隘、怯懦、斤斤计较，都弃之身后了。

六、复归于无极，复归于朴

悟道，就是从万千物象复归于无极，复归于朴。这个复归是什么呢？

老子在《道德经》中反复讲复归，首先是在修炼大道意义上的复归。《道德经》第二十八章云："知其雄，守其雌，为天下溪。为天下溪，常德不离，复归于婴儿。知其白，守其黑，为天下式。

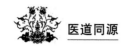

为天下式，常德不忒，复归于无极。知其荣，守其辱，为天下谷。为天下谷，常德乃足，复归于朴。朴散则为器，圣人用之则为官长。故大制不割。"

这讲的是什么？

其一，首先讲的是修道练功。很多人不理解这一点，始终不明白为什么要复归于婴儿。在练功时，要使自己在意念作用下，复归于婴儿态。功夫练到一定程度时，不仅仅是一般的自我暗示复归于婴儿态，而是真正在记忆中追溯到自己的婴儿态，进入自己的婴儿态的"思维"，与自己婴儿态相合，这样，修炼的结果就使自己年轻化、婴儿化。老子在《道德经》第五十五章讲："含德之厚，比于赤子，毒虫不螫，猛兽不据，攫鸟不搏。骨弱筋柔而握固。未知牝牡之合而作，精之至也。终日号哭而不嘎，和之至也。"

修炼不仅要复归到婴儿态，而且要继续复归，要追溯到自己胎儿时，追溯到自己生命的由来，追溯到人类历史之初，追溯到宇宙诞生之初，追溯到世界的原始态，追溯到道，即朴，与道、朴相合，这才是修炼的大境界。在这一境界中，一切都圆融了，一切都无分别了，生死、彼此、有无的分别都不存在了。

修炼到要复归，就要知其雄、白、荣，守其雌、黑、辱。就是使自己处于宇宙的虚谷中，吸收宇宙六方的能量。

其二才讲的是社会、政治、人生。天道与人道相通。社会生活之德与练功之德是一致的。现在社会生活中，依然是可以修炼的。原理相同，依然是知其雄，守其雌，知其荣，守其辱。这样自居低位，便可吸收各方面的能量。这不仅是社会意义的能量，而且是物理意义上的、宇宙意义上的能量。

如果你在社会生活中也遵循知其雄、守其雌、知其荣、守其辱的原则，也复归于婴儿，复归于无极，复归于朴，你就可以在社会生活中无为无不为。

其三，为何要在练功中、在社会生活中复归于婴儿、复归于无极、复归于朴呢？这种复归，只是因为道本身在演化中就有复归规律，即所谓"周行而不殆"。周行就是循环。有了复归才有循环，就如五行相生的循环一样，如以"水"为始，水生木、木生火、火生土、土生金、金生水，水又生木……金又生水，又复归于"水"，一节一节地生化上去，越生越远，最终循环回来，复归即所谓"大曰逝，逝曰远，远曰反"。道演化中流逝了、远去了，远极便反。

老子反复讲物极必反，那是万物的规律，是整个宇宙的规律。这些规律是老子在修炼到高境界时把握到的，这个道理在阴阳五行中最能体现。

《道德经》第十六章云："致虚极，守静笃。万物并作，吾以观复。夫物芸芸，各复归其根。归根曰静，静曰复命。复命曰常，知常曰明。不知常，妄作凶。"老子讲的不是很清楚吗？在虚极静笃的修炼态中，看到万物芸芸、万物并作，皆复归于其根。

要复归，在社会活动中，就要知其雄、守其雌，处于低位，因此，柔弱制胜的原理便也提出来了。这又是老子反复强调的大德之一。弱者道之用，谦虚、含蓄，《道德经》第三十九章曰："贵以贱为本，高以下为基。"第七十八章云："受国之垢，是谓社稷主；受国不祥，是为天下王。"

这里，我们再看看《道德经》第二十一章所云："孔德之容，唯道是从。道之为物，唯恍唯惚。惚兮恍兮，其中有象；恍兮惚兮，其中有物；窈兮冥兮，其中有精；其精甚真，其中有信。自古及今，其名不去，以阅众甫。吾何以知众甫之状哉？以此。"从这里我们应该知道，练功修道不仅要靠入静，也要靠对"道"的悟性。"孔德"，大德也，其内容是"唯道是从"。而道之间物，唯在恍恍惚惚、惚惚恍恍中，有象、有物、有精。根据在恍惚中有象、有物、有精的"道"，就能认识万物的开始了。

我们不是常讲"返璞归真"吗？对于社会发展，这似乎是一种倒退；对于文学艺术，这常常含有真理；但是对于修道者来讲，它

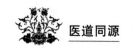

就是高度的概括了。"璞"就是"道",就是复归于婴儿,再复归于无极,再复归下去,悟到的是道。

七、道与法术的区别

道,理,法,术。得大道者,可以兼有法术,但有法术者,不一定得大道。这是道家内部功法的层次差别。

得大道者,比如老子,我们从《道德经》里就可以看到,他得道了,他与宇宙相合了,物我合一,自自在在,他洞察到天地、宇宙、人生。他既恍兮惚兮,又清清醒醒。

《道德经》第六十章云:"治大国若烹小鲜。以道莅天下,其鬼不神;非其鬼不神,其神不伤人;非其神不伤人,圣人亦不伤人。夫两不相伤,故德交归焉。"这里讲的治大国,既是国家之国,也指身体。治大国若烹小鲜,就是说治国,如修炼治身,都要清静无为,像烹小鲜一样,不要乱扰动。还有一层意思,就是其看小、看轻、看无,烹小鲜而已。"以道莅天下,其鬼不神",就是指无论是治国,还是修炼治身,都要悟道、合道,以道面对天下,这样鬼就不神了。就练功而言,鬼是指阴间之魂,指潜在的神秘力量。你合乎道了,它就不神了,不能加害你、干扰你了。就治国而言,鬼不过是指各种潜在的反对力量、破坏力量。只要你在治国、治身时,合乎道了,以道面对天下,就不在乎任何鬼的力量。所谓"非其鬼不神,其神不伤人;非其神不伤人,圣人亦不伤人,夫两不相伤,故德交归焉。"这几句的意思较好理解。不过仔细体悟,这里包含着这样的意思,以道莅天下,其鬼不仅不神,而且可能还被你掌握,转化为对你有用、为你所用的力量。这不仅是政治之道,也是修身之道。

八、大道氾兮

《道德经》第三十四章云："大道氾兮，其可左右。万物恃之以生而不辞，功成而不有。衣养万物而不为主，可名于小；万物发焉而不为主，可名为大。以其终不自为大，故能成其大。"

天下万物万事皆可悟道。治国、治家、写诗、作画、饮茶、插花、练功，都可以得道。得道之大小，功夫之大小，具有可比性。因为天道、人道相通，万事之道相通，一个人得一家之艺的功夫，道德是可以和一个学问家或一个政治家比较的。学问家、政治家，也有功夫，有其道德。

这一切认识，不该只是理智上的、逻辑上的，还要真正化为功夫和感觉。我们的种种思悟、种种理解，如果能化为大功夫的感觉，那才能完全、真正、彻底地超脱，得到大智慧、大功夫。人在日常生活中，种种理智思悟、种种行为言语，都在自我暗示，都在一点点影响自己的潜意识。

"大道氾兮，其可左右。"该如何理解呢？大道像泛滥的江河大海，甚至比大海更广阔。其可到处漫流，万物依靠它生存，它从不推辞，功成而不自居，养育万物而不自以为主宰，可谓很伟大吧！可它从不自大，所以才成就其伟大。这些不过是一般的解释，我们大致理解就行了。重要的是我们在吟诵老子《道德经》的过程中，要进入老子的思维，通过进入老子的思维进而进入大道的思维，与道相合一。我们想象道的形象，大道氾兮，其可左右；想象它的人格，万物恃之以生而不辞，功成而不有，衣养万物而不为主，万物归焉而不为主。

我即是道，我氾兮，其可左右。万物恃我以生而不辞，功成而不有，我依万物而不为主，万物归附我而不为主。

天道、人道相通。如在修炼中进入了大道的思维，与大道相合

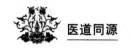

了，那么这种以道自居的新人格、新自我意识，要贯彻到日常的全部生活中。

无论你治国、从政、做实业、做学问、做艺术、做买卖，都要在这种新人格、新角色中。也许，你经常会跳出角色，会从这种大道的自我意识中跳脱出来，不要紧，要继续修炼，继续进入角色。终有一天，你会真正地、完全地进入角色。这时，你就会有大智慧、大功夫。

第二节　镇之以无名之朴

我们中国现在有许多成语、名言，皆出于《道德经》，如"出生入死""大器晚成""祸兮福所倚，福兮祸所伏""以正治国，以奇治兵""祸莫大于轻敌""抗兵相若，哀者胜矣""天网恢恢，疏而不漏""民不畏死，奈何以死惧之"，等等。

《道德经》五千言，一字千金。

然而，我们不要仰视它，不要眼花缭乱，不要将它看成一片汪洋大海。要从从容容，以道莅天下，以道莅《道德经》。万象、万念皆融于无。无念、无为而已。

一、《道德经》与心理学、生理学

我们人人都关心自己的健康、平安、长寿。老子《道德经》第五十章曰："出生入死。生之徒，十有三；死之徒，十有三；人之生，动之于死地，亦十有三。夫何故？以其生生之厚。盖闻善摄生者，陆行不遇兕虎，入军不被甲兵。兕无所用其角；虎无所用其爪；兵无所容其刀。夫何故？以其无死地。"老子此言，我们可以这样理解："以其生生之厚！"有的人因为求生太切，结果反而不达目的，而真正"善摄生者"，行路，不怕遇猛虎，猛虎无法伤害他；战争，不会遭杀伤，兵器无法加刃于他。为什么？因为他"无死地"！意思就是说，他修道德，心无牵挂，坦坦荡荡，潜意识中没有任何要使他致伤、致害的因素，潜意识状态松弛、坦然、灵活、敏感，能保佑他避免一切灾难。

修道德，修大德悟大道，才能达到如此境界。一般的小法小

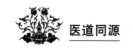

术，远不足以达到"无死地"之境。

要生，不过是去除死；要健康，不过是去除疾病；要安全，不过是去除灾害。常修道德，多做善事，心地坦荡，身心自然健康，潜意识的"神灵"自然会保佑你，灾害的潜意识自会离你远去。

你与道相合，道法自然，才能"无死地"。执着于"无死地"，并不能无死地。

在人类社会的日常生活中，到处可以看到潜意识的外貌、潜意识的作为、潜意识的"言语"。各种各样的建筑物、绘画、音乐、广告、宣传，无不有潜意识在参与"创作"。神话、传说、诗歌，都是潜意识的"歌声"。人的表情、人的动作、人的各式各样的情绪、人的过失，无不都是潜意识在作怪。

人的一生不知有多少挂碍。怕病、怕死、怕苦、怕穷、怕失恋、怕离婚、怕失去地位、怕失名利、怕羞、怕耻、怕辱、怕不能出人头地、怕别人对自己有看法、怕事业受挫折、怕老、怕胖、怕瘦、怕被别人看不起、怕坐飞机出事故、怕家庭纠纷、怕隐私泄露、怕空气污染、怕传染病、怕各种不安全……简直可以说，每个人都有数不清的"怕"。

你知道吗，无数的"怕"，其中任何一种，都可以通过潜意识造成你身心的疾病，如怕工作紧张，就让你患一次感冒，休息几天；怕羞、怕见人，就出现口吃症、面部神经抽搐症，等等。怕这怕那，不仅可以造成数不清的身心不健康，还会制造事故。

有些疾病不过是潜意识表现自己意志的一个方面。某些疾病都是潜意识的作为，都是潜意识创作的作品。它用疾病来保护你，使你避免受负担。工作太累了，它让你生点小疾病，休息一下；吃多了，它让你腹痛，少吃一点。它用疾病解脱你的内疚、自责、惭愧、不安；它用疾病惩罚你，转化、释放你的内疚、自责、惭愧、不安；它以疾病的方式，使你避开你不愿意承担的各种责任。病了，可以不工作，古代就有"皇上不用生病臣"的说法。

二、一切皆安然处之

老子《道德经》每一章都是在讲道，讲天道、人道，关键是要善于理解和领悟。《道德经》第五章云："天地不仁，以万物为刍狗；圣人不仁，以百姓为刍狗。天地之间，其犹橐龠乎？虚而不屈，动而愈出。多言数穷，不如守中。"

刍狗，古时祭祀用草扎成的狗，一般为古代祭祀的象征性用物，用完也就扔掉了。宇宙无为，对万物无所仁义，刍狗而已，任其自然。圣人的社会观，也没有"仁"，没有主观的"仁"，没有执着、倾向，一切听其自然，任百姓自生自息，安然处之。这是在讲道的形象，又是在讲得道者的形象。

进入道的形象，进入道的人格，以这样的态度对待宇宙、对待社会，以万物为刍狗，没有任何主观仁义，一切听从自然，安然处之。这样，才没有任何执着，没有任何有为，没有任何与道相悖的意念，才能进入高境界。

"天地之间，其犹橐龠乎？虚而不屈，动而愈出。多言数穷，不如守中。"

橐龠者，古时风箱。天地之间，如风箱，同时也比喻人体的头脚之间，也该如风箱（古时中医将五脏之肺的功能喻为橐龠）。中间空虚，不会穷竭，愈动，愈有气出。"多言"，依马王堆出土文献解释，作"多闻"，"多'闻'数穷，不如守中"，守中，其表示练功之义非常明显，不过是讲丹田之类了。

把自己想象成一个风箱，将天地也想象成一个风箱，空空虚虚，气在天地间、头脚间上下往来，愈动愈多，不必多闻，守中即可。天人合一，犹如风箱，平时生活中也该如此。如风箱，虚而可屈，动而愈出。

《道德经》第六章云："谷神不死，是谓玄牝。玄牝之门，是

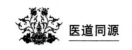

谓天地之根。绵绵若存，用之不勤。""谷神"，是指道。谷般空虚，神奇莫测，以此状道。"谷神不死"，是指道的永恒。"是谓玄牝"，是说道乃诞生宇宙万物的微妙的母体。"玄牝之门，是谓天地之根"，微妙母体的生殖之门，乃天地之根矣。万物皆从天地之门中诞生。然而，万物首先是"气"，"绵绵若存，用之不勤"，这就是老子对天地间、宇宙间"气"的感觉和描述。这是修炼得道而具有高功夫的感觉。

我们知道，老子修道德，始终是以天道、人道相通，人天相应，所以，"谷神不死，是谓玄牝"，又同时指人体。人是宇宙，人有其谷神，即人的原本实存。人的生命由之而生。河上公注："谷，养也，人能养神则不死也。神，谓五脏之神也。心藏神，肝藏魂，肺藏魄，肾藏精，脾藏志，五脏尽伤，则五神去也。"他的这个注，不能说没有道理，他又注："玄为天，在人为鼻，牝为地，在人为口。"也有道理。演绎下去，还可以说玄为功能，牝为器质，玄为阳，牝为阴，等等。"绵绵若存，用之不勤"，既是指天地之气，又是指修炼时的口鼻之息，指人体之气是毫无疑义的。天地之气"绵绵若存，用之不勤"，同时也就是指人体之息、气绵绵若存，用之不勤。人化为天，天化为人，人天无别。玄牝为天地，为鼻口，为头足。皆是也！

《道德经》第十章云："载营魄抱一，能无离乎？专气致柔，能如婴儿乎？涤除玄览，能无疵乎？爱民治国，能无为乎？天门开阖，能无雌乎？明白四达，能无知乎？"

这完全讲的是道德修炼。神体合一而不离；专气致柔而复归于婴儿；涤除杂念深玄观照而透明无疵；爱民治国而无自然；天门（天目、耳目、感官）开阖而退居柔雌；明白四达（特异感知）而自然无为。

"生之畜之；生而不有；为而不恃；长而不宰；是谓玄德。"你可以理解成道对万物的态度、品格，也可以理解成是修炼时对

"气"的"态度"。练功要修德，修德要讲究玄妙。高功夫、高境界要在把握玄妙中获得。玄之又玄，乃道法自然；道法自然，必是玄之又玄。

在修德中、社会生活中反复体悟，最终会发现，真正做到自然是不容易的！要有玄之又玄的悟，才能真正进入大自然的境界。

"载营魄抱一，能无离乎？专气致柔，能如婴儿乎？涤除玄览，能无疵乎？"意思是说再高明的人也有无知处，多听多看没坏处。一个人的本事再大，他的知识、经验、能力、精力都是有限的，真正什么都懂、什么都能的人是不存在的。因此，凡是高明的领导人，无不把下属的参谋作用放在重要的位置上，注意让他们充分发表意见。

国学大师南怀瑾先生说："天纵睿智的人，决不轻用自己的知能来处理天下大事。再明显地说，必须集思广益，博采众议，然后有所取裁。所谓知者恰如不知者相似，才能领导多方，完成大业。"

三、知其子，守其母

《道德经》第五十二章云："天下有始，以为天下母。既得其母，以知其子。既知其子。复守其母，没身不殆。"老子在《道德经》这章讲，知道了宇宙万物的本源，把握了道，也就认识了宇宙万物。而认识了宇宙万物，又复归于道，复归于本源，并守之，这样终身都无险。这是整个人类发展的轨迹，是人类应该遵循的轨迹。人类认识了宇宙及其中万物的根源，不就是认识了宇宙及其中万物吗？而认识宇宙及其中万物，我们又需要不断去复归，坚守宇宙及万物的根源。这样，人类才是智慧的，才能很好地发展。

我们在日常生活中，修德练功知道了万物，仍守其道，这就是大德。比如，你知道这是一杯茶，知道它是生长在什么地方，知道是哪种茶叶，知道如何冲泡这种茶叶，知道它对人体有什么益处，

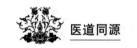

也知道茶是怎样喝的，你也就会品茗了。然而，知其子，守其母。你该从一杯茶中看到大道。一杯茶，穷尽其奥妙，穷尽其根源，茶道，其乃道也！万事皆有母，母即道也。

《道德经》中同时探讨治国及养身之道，《道德经》有其高人一筹的大智慧。要不然，就不会如此深久地影响中国和世界人。譬如，《道德经》第二十九章，老子说："将欲取天下而为之，吾见其为得已。天下神器，不可为也。为者败之，执者失之。夫物或行或随，或歔或吹，或强或羸，或载或隳。是以，圣人去甚、去奢、去泰。"老子的意思讲得非常明白，天下有其法道、法自然的规律。天下这种神器，是不可按任何人的意愿改变的。如发起第二次世界大战者，想独霸世界，夺天下神器，最终其必灭亡。为者必败，执者必失。谁想把持它、掌握它，而不是顺从它，谁必失去它！

圣人，绝对不会悖道而为。所以，出色的政治家，绝不会产生任何不合乎道的欲望。那么，他该怎么办呢？即认识到世界原本就"或行或随"，有前行者，有跟随者；"或歔或吹"，有轻歔者有急吹者；"或强或羸"，有强者有弱者；"或载或隳"，有平安者，有毁灭者。这都是正常的。出色的政治家能感觉这一切，把握这一切，综合这一切，把万象融归于一。把天下"或行或随，或歔或吹，或强或羸，或载或隳"的各方面矛盾综合成一个趋势、一个结果，那便是各种错综交叉的力量的合力，那便是你的行为取向，究其实，那是历史的取向、道的取向。

所以，一位出色的政治家，他要做的是"去甚、去奢、去泰"，把太甚的、过分的、极端的、奢侈的、多余的东西全去掉，把那些不合道的东西去掉了，就得道了，就这么简单。

你也许会问：看世界各国的历史，有许多伟大的人物，在历史上有大作为，他们一生始终是艰苦奋斗的，这该如何理解呢？他们不符合道吗？答曰：一个人做他该做的事情，并且只做他该做的事情就是道。该做的不做，不该做的硬要做，此乃不道。

用现代语言讲，就是每一个人要认清自己的历史使命，完成自己的历史使命。既不推卸，也不奢求。实际上就是你把你该做的做了，就顺从了自然，就领悟了大道。

在此，可能会有人提出：治国、养身，在老子看来是一致的，对吧？是。谁能把这两件事看成一件事，看到其中相通的本质，谁就对老子有些真正理解了。治国，能无为、去甚、去奢、去泰，这样的人必然心清静。他在日常生活中如若也这样无为、去甚、去奢、去泰，那么，这两方面结合在一起，就是养生之道了。

四、唯道是从

老子《道德经》第九章云："持而盈之，不如其已；揣而锐之，不可长保。金玉满堂，莫之能守；富贵而骄，自遗其咎。功成，名遂，身退，天之道也哉！"老子这段话的大概意思是说：往一个容器里不断地注水，水早晚会溢出来，不如适可而止；器物打磨得十分尖利，不可能永保锋芒；家里满是金玉珠宝，怎么能够守得住呢？富贵而骄狂，只会给自己招致灾祸。功成名就后急流勇退，才符合天道。

一个人，真能对天道自然的法则有所认识，那么，天赋人生，已够充实。如果忘记了原有生命的美善，反而利用原有生命的充裕，扩展欲望，希求永无止境的满足，那么，必定会招来无限的苦果。事实上，事物发展也确实如此，纵观历史，那些本已具备足够名望，而最终却不得善终的，多是因欲望太盛，不能适时而退所造成的。相反，那些看得清世事，不留恋权名之人，才能远离灾祸，自我保全。

有些人对于权力非常渴望。尤其是对那些具有强烈权力欲望的人来说，利用一切机会从别人的手中夺得权力，是其人生中的最大快事。而当他们功成名就之后，就会牢牢抓住手中的权力不放，有

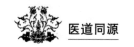

些人甚至会利用权力来谋求个人私利。

纵观古今中外，处于最高权力层的人物对于权力的态度，似乎可以分为以下四种：第一种人是追求权力，一旦掌握权力之后，就再也不愿意丢掉一点。第二类人是贪恋权力，一旦控制了权力之后，会擅权专断，作威作福，甚至不顾民生疾苦。第三种是对待权力小心谨慎，或者是恪尽职守，精忠报国，如诸葛亮对于蜀汉政权；或者极力远离权力场，将手中权力让给别人，以求明哲保身，如曾国藩晚年主动让权；或者功成身退，不再留居官场，如范蠡和张良的隐逸或离权。第四种是位居权力最高层，既不过于贪恋权力，也不刻意让权或隐逸，而是将权力视如淡水，不以权谋私。

《道德经》第七章云："天地长久，天地所以能长且久者，以其不自生，故能长生。是以圣人后其身而身先，外其身而身存。非以其无私邪？故能成其私。"

大公到极点之后，所得到的最大的私人（个人）美名。如历史上一代廉吏于成龙，身为清代有权力的官吏，他大权在握，却得到"天下第一廉吏""廉能第一"的最高名誉。于成龙病故时，市民闻之"罢市聚哭，家争绘像祀之"，江宁、苏州和黄州纷纷建立于成龙祠堂。康熙皇帝因于成龙"清操始终一辙，非寻常廉吏可比，破格优恤，以为廉吏劝"，加增太子保，谥清端。于成龙一生清廉，处处为公，他对人慷慨付出，自己却十分清苦。然而，正因为如此，他才受人尊敬，美名远播，为后世人所敬仰。于成龙就是大公而后成为大私的，他大私是指得到各项廉吏的名誉，名垂青史。

《道德经》第八章云："上善若水，水善利万物而不争。夫唯不争，故无尤。处众人之所恶，故几于道。"一个人如要效法自然之道的无私善行，便要做到如水一样至柔之中至刚、至净、能容、能大的胸襟和气度。水的自然之道有无穷的力量，柔中有刚，刚又现于柔，这是真正的天地之道啊！

孔子说："夫子之道，忠恕而已矣。"曾国藩把"恕"当成自身修养的一项重要标准。"恕",是对人而言的,"己所不欲,勿施于人";"忍",则是对自己说的,"好汉打掉牙,和血吞之",便是善于忍。"恕""忍"都在"柔"学当中。那么,什么时候可以刚,什么时候可以柔呢?曾国藩曾经说:"天地之道,应刚柔并用,不可有所偏废。"他的见解是:但凡遇到的是公事,应当刚强,而为了追逐名利,就应谦逊退让;开创家业,应当自强刚毅,而守家业则应以安乐为上,懂得谦让;为人在外遇事待物,应当刚强,在家与妻儿共处时则应以和睦谦让为主。

曾国藩在一篇日记中写道:"大抵人常怀愧对之意,便是载福之器、入德之门。如觉得天之待我过厚,我愧对天;君之待我过厚,我愧对君;父母之待我过慈,我愧对父母;兄弟之待我过爱,我愧对兄弟;朋友之待我过重,我愧对朋友,便处处有善气相逢。如觉我已无愧无怍,但觉他人待我太薄,天待我太啬,则处处皆有戾气相逢。德以满而损,福以骄而减矣。"

在曾国藩看来,一个人在外名声显赫,建功立业,另一方面又贪图家财万贯,这两者太过于招摇,完全没有谦退的意思,那么这种人,家业、事业都不能长久。他认为做人、做官都要懂得进退,注意刚柔相济。刚,并不是暴虐,而是强矫;柔,并不是指卑弱,而是指谦逊退让。

刚柔并济,是水之道,也是人之道。

老子《道德经》说:"居善地,心善渊,与善仁,言善信,正善治,事善能,动善时。夫唯不争,故无尤。"老子这段话对人生的确有很大的指导意义,他的意思是说:安于应处的地位,心要像水那样沉渊清净,与人交往要像水那样亲近自然,说话要有诚信,为政要像水那样自然有条理,做力所能及的事情,把握行动的时机。正因为不强求结果,才不会招致怨恨,不招致怨恨,才最终能够取胜。然而,如果按老子讲的这一连串人生哲学行为的大准则集中在一个人的身上,追求完善,这实在是太难了。不过,能有一项

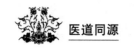

美德，也就可以树立典范而名垂青史了。所以说，老子所说的"夫唯不争，故无尤"是给所有的人生准则的最有力指导。

做人要力争上游，但要以善道行之。如果所要求之事力所不能及，那还是安心处于自己的位置比较好。如果非要强求，那就很可能不走正路，最终害人又害己。

从辩证法角度看，有取必有舍，有进必有退，就是说，有一得必有一失，任何获得都需要付出代价，问题在于付出值得不值得。为了公众事业、民族和国家利益，为了家庭和睦，为了自我人格的完善，付出多少都值得，否则，付出越多越可悲。总之，不强求结果，才不会招致怨恨。

《道德经》第十二章说："五色令人目盲，五音令人耳聋，五味令人口爽。驰骋畋猎，令人心发狂。难得之货，令人行妨。是以圣人为腹不为目，故去彼取此。"老子说：多彩的颜色会损害眼睛；繁杂的声音会伤害耳朵；丰盛的食物会败坏口味；奔驰打猎会使人心灵狂乱；珍贵的物品会诱惑人干坏事。因此，圣人追求内心的幸福而不贪求肉欲的享受，放弃别人追逐的享乐方式而保持纯朴本性。这是老子对后人提出的警示，他告诫人们外在的丰美和物质的享受未必就能给人带来幸福，真正的幸福和快乐是发自内心的一种自然纯朴的本性。然而，对于现在的一些年轻人来说，华丽的外表、物质的享受似乎成了他们快乐的唯一标准，为此他们不可抑制地攀比，不惜一切代价地追逐。

国学大师南怀瑾先生为此而感叹说："老子虽然为后人担忧，看来也是白费口舌，因为目盲自有眼镜架，耳聋自有助听器，口爽自有营养片，发狂又有镇静剂。现在的人越来越爱从与别人的比较中寻找快乐，而一旦不如别人，就会在原本平静的生活里增加一份悲哀。真不知道这样的比较到底是会让人有所得到，还是失去更多？其实，真正的快乐与别人无关，那完全是自己的事，是自己发自内心的一份喜悦，无关乎外在的一切。如果内心一片凄凉，再丰富的外在又有何用呢？"

人常常会假想一些敌人，然后在内心累积许多的仇恨和抱怨，使自己产生许多毒素，结果把自己活活毒死。

你是不是心中也还怀着一股怨气呢？你是否还在不惜一切代价追逐那些别人有而你没有的东西呢？你是否还在自己的不如意中苦苦挣扎呢？要知道这样受伤害最大的是你自己，为何不看开点，放自己一马呢？

快乐是自己的事情，只要你愿意，立即就可以打开你心灵快乐的窗户，让快乐进入你的心境。请记住，快乐无关乎别人、无关乎外在的物质，快乐只在你心中，快乐是你自己的事情。

我们每个人都应该牢牢地记住这句话——每个人的手里都握着关系成败与哀乐的大权。世上没有绝对幸福的人，只有不肯快乐的心。

《道德经》第十三章云："何为宠辱若惊？宠为下，得之若惊，是谓宠辱若惊。"有关人生的得意与失意、荣宠与羞辱之间的感受，古今中外，在官场、在商场、在情场，都如在剧场看戏一样，是看得最明显的地方。古往今来，宠辱若惊者有之，宠辱不惊者也有之。

凡人大都渴望和追求荣誉、地位、面子，为拥有它而自豪、幸福；人不情愿受辱，为反抗屈辱甚至可以付出生命代价。所以，现实人生便出现了各种各样争取荣誉的人及形形色色的反抗屈辱的勇士和斗士；也有为争宠、争荣誉不惜出卖灵魂、丧失人格的势利小人。这些就是宠辱若惊者。当然也有人把荣誉看得很淡，甘做所谓"荣辱毁誉不上心"的清闲人、散淡者！他们对客观的外在的出身、家世、钱财、生死、容貌都看得很淡泊，追求精神的超逸、洒脱，正所谓"去留无意，任天空云卷云舒；宠辱不惊，看窗外花开花落"。我们不敢说宠辱若惊是不好的事，但真正有大智慧、有大收获的人却一定是宠辱不惊者。

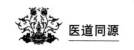

《道德经》云:"不知常,妄作凶。知常容,容乃公,公乃王,王乃天,天乃道,道乃久,没身不殆。"老子《道德经》里的这段话告诉我们:不知道自然之道,轻举妄动,必有凶险。知道自然之理,就没有贪欲;没有贪欲,就处事公道,就能管好天下;管好天下,才能合乎天意,才是正道;合乎正道,就能长盛不衰。懂得上述道理,便没有危险。

一个人让自己的情绪不加控制地表现,常被人认为是性格直率、是一种可爱的表现。人们常认为这样的人心地单纯,没有城府,交往起来更让人放心。国学大师南怀瑾先生说:"我们生命的本来,不生不灭,对这不生不灭的本源,要把握得住,认识得透彻。'不知常,妄作凶',醉生梦死,盲目人生,那将没有好结果。"

一切坏事都是从率性而开始的。人生一世,好像开车进行一次漫长的旅行。无论你心里多么急于到达目的地,红灯亮了你得停,绿灯亮了你才能开,该限速时要减速,上了高速才能加速行驶。如果由着性子来,如入无人之境,迟早会害了别人也害了自己。

我们必须认识到,在很多场合、很多时间里是不容许我们率性而为的,任何一个人都会产生情绪,如果谁都可以不分场合地任意作为,那就会乱成一团。所以,自我控制便成了一种难得的美德。我们需要控制的情绪很多,在我们所有的情绪中,最需要克服的便是愤怒,因为愤怒会使人失去理智思考的机会。在许多场合,因为不可控制的愤怒,使人失去了解决问题和冲突的机会,而且,一时冲动的愤怒,可能意味着事情过去以后得付出高昂的代价。在实际生活中,愤怒导致的损失往往可能是无法弥补的,你可能从此失去一个好朋友、失去一份工作,甚至失去婚姻。所以,当我们遇到意外的情景时,要学会控制自己的情绪,轻易发怒只会达到相反的效果。而及时制怒,做到有礼有节,则会得到别人的尊重。

弱者用情绪来左右行为,而强者则用行为来控制情绪。很好地控制自己的情绪,便可以避免一些不愉快的事情发生。自制是一种难得的美德，学会自制的人才能控制别人。冷静的人是永远的胜者，所以，自制是每个人都应具备的优秀品质。

《道德经》云："不自见故明，不自是故彰，不自伐故有功，不自矜故长。夫唯不争，故天下莫能与之争，古之所谓曲则全者，岂虚言哉！诚全而归之。"

老子告诉了我们中国传统文化的原则，指出做人处世与自利利人之道——"曲者全"。为人处世，善于运用巧妙的曲线，只此一转，便事事大吉了。凡事不要刻意，越是直接地表现，有时越达不到效果，越是想彰显自己的美名，往往美名越得不到流传。

外国有一著名的格言说："愈是喜欢受人夸奖的人，愈是没有本领的人。"反之，我们也可以说："愈是有本领的人，愈不需要别人夸奖。"也曾有人说："愈是不喜欢接受别人赞誉的人，愈是表示他知道自己的成功是微不足道的。"假使你常常为芝麻大的小事而得意忘形，接受别人的赞扬，自己拍自己的肩膀，把它当作一桩了不得的事情，那你无疑是在欺骗自己，从此你将走上失败之路，因为你早已没有自知之明，盲目骑着瞎马乱闯，怎能有成功的希望呢？

美名无须自己彰显，更不必自吹自擂，如你确有真本事，自然就会有别人替你去说。

五、道法自然

《道德经》两千多年来的影响，也不必做什么总结，只想这样说：一是我们应该更深地理解老子，阐发他的思想的真正含义，使人类能真正认识到老子所具有的大智慧。真正认识了《道德经》，抛弃两千多年来各种不正确的认识、解释、论述，使老子的许多思想注入现代物理学、宇宙学、人类学、哲学、养生学，那么，其意义是重大的。从这个意义上说，老子是圣人，确实是位了不起的人物。他的许多智慧，是我们大多数今人很难企及的。我们可以这样

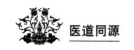

说，两千多年来对老子的解释，有哲学的，有社会学的，有帝王之术的，有养生学的，都是离真正理解老子有距离的。二是我们认为，老子的高智慧、高功夫，是逐渐修炼成的。在此之前，他当然也是个普通人，或者说，他就是个普通人。他的许多社会学的论述，可以明显地和他的地位、立场相联系，我们认为没有什么奇怪的，认清这一点，不盲目崇拜老子，倒是研究老子的必要条件。

"道可道，非常道""失道而后德""为学日期增，为道日损""损而又损，以至于无为。无为无不为"。

为道，就是越来越简单的，越来越少欲念，越来越少意念，越来越少语言，越来越清静，越来越没理论。损而又损，以至于无为、无念，境界就高了。

如果说我们对《道德经》五千言都悟了，逐章逐句悟了，都理解了，就可以都不记了，只有一句话就可以了——"以道莅天下"，这是宇宙观、社会观，是修炼中的自我意识。真正"道莅天下"了，与道整个相合了，从潜意识深处与道合一了，一切就都是另一个境界了。

人们觉得道很玄虚，其实，道就是玄虚，道既玄虚又实在。

为什么一个细胞全息缩影着一个人呢？一个人，我们也曾推测，全息缩影着宇宙。其实，取世界任何一部分，都缩影着世界的全息。对这一点，我们该从更高的层面来理解了。

第三节 道教医药学在民间的影响

中国传统医学素来以学派林立而著称。中国传统医学正是通过各个流派之间的不断相互砥砺、相互渗透而向前发展的。学派一般指同一学科中由于学说观点不同而形成的派别，也有文化传统、民族地域方面的因素。过去学术界在谈及中医流派时，由于受到"儒之门户分于宋、医之门户分于金"的传统观念的影响和束缚，对中医流派的探讨仅局限于金元寒凉派、攻邪派、补土派、养阴派这四大派，以及明清的温补和温病学派、清末民初的汇通派等，而很少将传统医学的发展置于整个中华传统文化背景下进行全面审视，忽视了作为中华传统文化的重要组成部分——道教对传统医学的影响。道教医学是中华传统医学发展史上的一个重要的医学流派，道教医学曾对传统医学有过积极的贡献。

一、历代道教医学分析

稽考历代文献，医家的称谓五花八门，其中有儒医、僧医和道医之分。明人李梴在《医学入门》卷首就将历代医家区分为"上古圣贤、儒医、明医、世医、德医、仙禅道术"等。又注："上古圣贤，三代以前，圣君贤相，创为医药，以济生死者也；儒医，秦汉以后，有通经博史，修身慎行，闻人巨儒，兼通乎医；明医，医极其明者也；世医，以医为业，世代相承者也；德医，乃明医、世医中之有德者也。"民间常用"丹医、隐医、走方医、草泽医、刀圭医"来称呼道医，也反映了道教医家在民间的广泛影响。

道书中也有"道士医师"这一提法。《太上灵宝五符序》载：

"……三尸常欲人死，故欲攻夺，此之谓也。凡道士医师但知按方治身而不知伏尸在人腹中，固人药力，令药不效，皆三虫所为。"该方在强调治身修真过程中必须先除去"三虫"的重要性，运用了"道士医师"这一术语。《云笈七签》中也用了"道士医师"这一说法，其云："凡道士医师但知治身而不知伏尸所在，上尸好宝货千亿，中尸好五味，下尸好色。若不下之，但自欺耳。去之即不复饥，心神静念，可得延生。真人贵其道，道士尊其药，贤者乐其法。"由此可见，"道士医师"在道门中已是一个具有特定内涵的专门术语。

纵观道教的发展历史，历代兼通医术的道教名士层出不穷。《历世真仙体道通鉴》是元代赵道一所撰的一部道教神仙人物传记，该传记收录始自上古三皇，下逮宋江等神仙人物七百四十五人。赵道一编撰较为严谨，详审校定，严行笔削，不敢妄书。作者搜之群书，考证历史，订之仙传，用实《列仙传》上下及黄帝，《神仙传》上下及晋代，《续仙传》所遗极多之失。该书历史来源皆有所本，所谓"不敢私自加入一言"。赵道一后来又编撰《历世真仙体道通鉴续编》及《历世真仙体道通鉴后集》。除了弥补前书所缺外，历世真仙体道通鉴主要收集了三十四位金、元时期的道教人物。《历世真仙体道通鉴后编》主要收录女仙、女道约一百四十四人。这三部道教传记，无论从其史料来源、收录范围，还是从其编年体例来说，都可谓是道教传记中的上乘之作。在其所收集的九百二十三位道教神仙及人物中，其中三百零四位擅长医药养生，约占三分之一。这也从一个侧面反映出道教尚医的事实。在历代涌现的道教医家中，不乏杰出的医家，其中董奉、葛洪、鲍姑、陶弘景、杨上善、王冰、孙思邈、孟诜、张鼎、王怀隐、张伯端、崔嘉彦、刘完素、周履靖、傅山、徐大椿等就是其中的名医代表。道教医家在传统医学的各个方面包括基础理论、本草学、制药学、针灸学、食疗学、性医学、养生学都有突出贡献和成就。道士医师曾是推动中国传统医学发展的一支重要力量，从历代知名道医人数及其占同时期医家总数之比例上就可得到充分证实。

根据《古今图书集成·医部全录·医术名流列传》所载的历代医家统计，自东汉至明清，历代知名医家总计 1437 人，其中包括传统医家 1308 人、道教医家 129 人。从上述各代道教医家人数上讲，道教医家对中国传统医学的发展起到了极大的推动作用。

二、中医典故的由来

中国医学历史悠久，源远流长。中医有许多脍炙人口的典故，如"杏林春暖""悬壶济世""橘井泉香"等，考其由来，都与道教医家有关。

众所周知，"杏林"一词是中医界常用词汇，医家每每以"杏林中人"自居。然而，"杏林"一词的典故出自汉末三国时的道医董奉。董奉，字君异，侯官（今福建福州）人，有很高的道术和医技，与华佗、张仲景齐名，号称"建安三神医"。《神仙传》《历代名医蒙求》《古今图书集成·医部全录·医术名流列传》均记载了他济世行医的事迹。据《三国志·士燮传》引《神仙传》注云：交州刺史"燮尝病死已三日，仙人董奉以丸药与服，以水含之，捧其头摇消之，食顷，即开且动手，颜色渐复，半日能起坐，四日复能语，遂复常"。由此可见董奉医术的高明。

在诸多有关董奉传奇般的事迹中，最有影响的是他在庐山行医济世的故事。据《神仙传》记载："君异居山间，为人治病，不取钱物，使人重病愈者，使栽杏五株，轻者一株，如此十年，计得十余万株，郁然成杏林……"董奉曾隐居在江西庐山南麓，行医时从不索取酬金，每当治好一个重病患者时，就让其在山上栽五棵杏树，看好一个轻病患者，就让其栽一棵杏树，所以闻讯前来求治的病人云集，董奉均以栽杏树为酬。十年后，庐山一带的杏树多达十

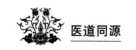

万株之多。杏子成熟后，董奉又将杏子兑换成粮食用以赈济贫困百姓。《名医列传》云："奉每年货杏得谷，旋以赈救贫乏，供给行旅不逮者，岁二万余人。"正是董奉行医济世的高尚品德，赢得了百姓的普遍敬仰。庐山一带的百姓在董奉羽化后，便在杏林设坛祭祀这位仁慈的道医。从此"杏林"一词便成为医家的专用名词，人们喜用"杏林春暖""誉满杏林"这类的话语来赞美像董奉一样具有高尚医德的大医。

"悬壶"一词也是中医行医的专用名词，"悬壶"典故出自《后汉书》及《神仙传》记载的道教医家壶公。《神仙传》云："费长房者，汝南人也，曾为市掾。市中有老翁卖药，悬一壶于肆头，及市罢，辄跳入壶中，市人莫之见。唯长房于楼上睹之，异焉。因往再拜，奉酒脯。翁知长房之意其神，谓之曰：'子明日可更来。'长房旦日复诣翁，翁乃与俱入壶中，唯见玉堂严丽，旨酒甘肴，盈衍其中，共饮毕而出……后长房欲求道，遂从入深山……"

这段颇为神奇的记述也见于《壶公传》中，称"壶公者，不知其姓名。今世所有《召军符》《召鬼神治病玉府符》凡二十余卷，皆出于壶公……"壶公乃是东汉时一位卖药的老翁，有道术，善用符术治病。因常悬一壶于市头卖药，"药不二价""治病皆愈"，故后世称行医为"悬壶"。这一典故流传甚广，至今人们日常语言中还有"你葫芦里卖的是什么药"这样的口语。

称中医"橘井泉香"也与道医有关。这则典故说的是西汉时期湖南有位叫苏耽的道人，身怀绝技，对母亲极为孝顺，后得道成仙。在成仙之前，苏耽嘱咐母亲，明年将有瘟疫流行，到时可用庭中井水与橘叶来治疗。第二年果然发生流行性疾病，他母亲便遵照苏耽的嘱咐，用橘叶泡井水施救众人，救活无数人。据《医术名流列传》载："苏耽，桂阳人也，汉文帝时得道，人称苏仙。公早丧所怙，乡里以仁孝著闻……一日，云闻仪卫降宅，公语母曰：'某受命仙箓，当违色养。'母曰：'我何存活？'公以两盘留。母需饮食扣小盘，需钱帛扣大盘，所须皆立至。又语母曰：'明年天下疾疫，庭中井水橘树，患疫者，与井水一升，橘叶一枚，饮之立愈。'后果然。求水叶者，远至千里，应手愈而。"

这则"橘井泉香"的典故出自《列仙传·苏耽传》，流传甚广。至今湖南郴州市郊苏仙岭上的苏仙观、飞升石、鹿洞，以及市内第一中学内的橘井，都是纪念苏耽的遗迹。"橘井泉香"一词与上述"杏林春暖""悬壶济世"一样，在中国医学界脍炙人口，医家常以"橘井"或"橘""杏"并用来为医书取名，诸如《橘井元珠》《橘杏春秋》等，寓意深刻。

这三则中医典故，从一个侧面鲜明地反映出道教医家在中国传统医学文化史上的深刻影响和历史地位。

三、民间崇拜与道教的影响

中国民间对神的崇拜始于远古，源远流长，根深蒂固。中国民间历来有"医神""药神"崇拜的习俗，这是民间的一种信仰。人们最大的信仰莫过于祈福禳灾、祛疾除病，所以民间十分崇拜能消疾除患的各种医神、药神。历代有关道教医家悬壶济世的传说与笔记小说很多，且多富有传奇色彩，颇能迎合民众的心理需求。这就使得道教医家备受民间百姓的敬奉。在全国各地建坛设庙祭祀供奉着的形形色色的医神和药神中，除了像扁鹊、张仲景这样著名的医家外，更多的是道教医家，如董奉、鲍姑、孙思邈、韦慈藏等。这一习俗绵延至今，充分说明了道教医家在民间的广泛影响。

民间除了对道教医家的信仰外，还对道教的医仙也十分崇拜，如民间信仰吕祖就是一个典型例子。吕洞宾作为道教金丹派南北二宗公认的祖师之一，不仅被道教奉为神仙，也是民间"八仙"中最富神异色彩的一位仙人，成为世俗社会中家喻户晓的人物。民间吕祖信仰历史悠久，自宋元以来逐渐形成，明清之际迅速发展成为一

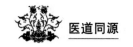

种普遍性的民间信仰。据了解，现今全国各地都建有祭祀吕祖的祠庙，较著名的有山西的永乐宫、纯阳宫，北京的吕祖阁，天津的吕祖堂，河北的吕翁祠，河南的吕祖庵，福建的道山吕祖宫等。我国民间普遍存在有一种俗称"吕祖诞"的民间活动，即在吕祖诞辰日（相传吕祖诞辰为农历四月十四日），要在当地的吕祖宫举行斋醮等祭祀活动，对吕祖仙人顶礼膜拜，求签问药。明清时期，吕祖祠庙里的香火一直很旺。民间对吕祖信仰的形成有其复杂的社会背景和民俗文化上的诸多因素。民间对吕祖的信仰之所以长期兴盛不衰，形成较为普遍的全国性民间信仰习俗，原因有多种，其中与道教医学在民间的广泛影响力，特别是吕洞宾在道俗中是一位擅长丹道养生、精通方药医术的丹医有直接关系。

以多民族的"万灵崇拜"与"多神崇拜"而著称的中国民间信仰，具有三大基本特征，即多样性、多功利性和多神秘性。其中实用、功利性原则在民间信仰中表现得尤为明显。

在中国的民间信仰中普遍存在着人与神之间"许愿"与"还愿"的功利关系。民众在对神灵顶礼膜拜的背后，存在着这样一个潜意识，即认为崇拜神灵越是心诚，就越易达到"心诚则灵"的效果；崇拜神灵越心切，自然就会收到"有求必应"的实惠。民众在有病患求签问药时许下"重塑金身"的祈愿，病愈后必定会以隆重的仪式，捐资为神像披金戴银。民间信仰中的这种人与神之间的最迫切的功利要求，莫过于祈福禳灾、祛病驱邪了。所以，民间自然十分崇信能消疾除患的各种医神、药神。民间对吕祖的信仰也不例外，正是这种求医问药、祈求身体康宁的功利需要，促使吕祖信仰长盛不衰。

民间信仰吕祖有一个有趣的现象，这就是吕祖的职司随着民众的实际需要不断增益而变化。民间不仅将吕祖视为"剑仙""诗仙""酒仙"，而且将其奉为能"普施方药"而救民疾苦的"药仙"，民众在祭祀吕祖的民俗活动中，通过降乩等形式，吕祖不但能和文人墨客吟诗酬和，而且能画符开方为信众"治病"，极大地满足了信众求医问药的需求。过去在苏州一带，民间有供奉吕洞宾为中医祖师的习俗，吕祖庙在民间也被称为"天医院"，大殿两侧厢房供十二尊神为天将，神像牌注明某某"天医"，也分男科、女科、儿科等。人若生病，即来求仙方。

道书《吕祖志》记有吕祖"丹药济人"的种种显化事迹，《吕祖志》汇集了吕祖师承、丹法源流、显道事迹及歌赋、诗词等。其中记载了吕祖灵验事迹"丹药济人十一条"。从中我们可以看到吕祖在医药济人方面的种种神力和职司，以及民间对吕祖的虔诚尊奉情形。

有则故事说的是文思院一位患瘰疬的亲事官，是位孝子，自知毒疮发作，濒临死亡，仍念念不忘身后老母无所依托。其孝心感动了吕祖，于是吕祖现身，亲自授以除疮方药，终获救。

诸多吕祖"丹药济人"的事迹，绘声绘色地描写了吕祖在医药方面的神通与职司。吕祖的职司已不再局限于教化度人和仗义行侠、抑恶扬善这些方面。吕祖在民间信众眼中已是一位身怀"药到病除、起死回生"之奇方妙术的"药仙"。正因为吕祖在治病疗疾方面神通广大，供奉吕祖就可以凭借其无边法力祛病消灾。这对于长期缺医少药的平民百姓无疑具有很强的吸引力，信众自然如云。总之，随着历代对吕祖职司的改变，尤其是对吕祖在丹药济世救人方面职司的强化，大大提高了吕祖在民间的威望，赢得了众多的信众，从而使吕洞宾成为妇孺皆知的仙人。

据《历世真仙体道通鉴》记载，吕洞宾羽化后，宣和元年（公元1119年）宋代崇道皇帝宋徽宗封吕洞宾为"妙通真人"，至元六年（公元1269年），元世祖又尊封吕洞宾为"纯阳演政警化真君"。后来吕洞宾又由"真君"进一步被加封为"演正警化孚佑帝君"。历代帝王对吕洞宾的推崇，大大提高了吕洞宾在道教神仙谱系中的地位和声望。此外，再加上多年来文人学士对吕洞宾的渲染

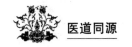

和神化，在文人笔记、小说、戏剧、评书中都有许多以吕洞宾为题材的作品，这对吕洞宾在民间的影响起到了推波助澜的作用，促使吕洞宾成为全国性的一种民间信仰。

道家学说思想的形成，大致可归纳为四个来源：黄老学说、老庄学说、隐士思想、方士学说。道家学说思想也就是中国文化的原始宗教思想、哲学思想、科学理论与科学技术的总汇。

　　道教宗教学术思想的形成，也大致把它归纳为四个来源：渊源于道家学术思想、发生于政治社会的演变、发展于外来宗教的刺激、奠基于神秘学术的迷信。

　　道教学说思想广博精微地包罗万象，笼络贯穿了中国古今的文化。因为它流传久远，再加上后来驳而不纯的结果，便变得"支离破碎、怪诞杂乱"，有些说法使人感到可望而不可即。

　　正如天下的事与物一样，都有正反、好坏的两面。我们不能因噎而废食，抛弃一个传统文化的宝藏。所以，我们必须要区分出道教与道家思想的同异之处。

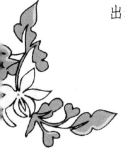

第一节　道家学说的渊源

一、黄、老与道家

道家学说思想也就是中国文化的原始宗教思想、哲学思想、科学理论与科学技术的总汇，道教学说思想笼络贯穿了中国古今的文化。虽然道教与道家在宗教色彩上混为一谈，但在实质上道教与道家却有异同之处。然而，一般习惯上人们对道家与道教的分野区别不清，往往混为一体。

实质上道家思想与道教思想是有所区分的，正如天下的事与物一样，都有正反、好坏的两面，道教学术思想，固然广博精微地包罗万象，但它流传久远，加上驳而不纯的结果，便变得"支离破碎、怪诞杂乱"，有些说法使人感到可望而不可即。但是，我们不能因噎废食，抛弃一个传统文化的宝藏，那是非常荒谬的行为。所以，我们必须要区分出道教与道家思想的同异之处。

首先要提出道教与道家的渊源。

道家学说思想的形成大致有四个来源：黄老学说、老庄学说、隐士思想、方士学说。

道教宗教学术思想的形成也大致把它归纳为四个来源：渊源于道家学术思想、发生于政治社会的演变、发展于外来宗教的刺激、奠基于神秘学术的迷信。

道家的学术思想在秦、汉以后，往往以黄、老并称，还是老、庄并列为道家的祖宗。黄，指的是黄帝，老，指的是老子，但无论是黄、老并称，还是老、庄并列，我们普遍都知道老子的确算是道

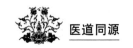

家的祖宗。如果拉上黄帝做道家的祖宗，在一般认识上，就难以确信了。其实，笃信道教的也未必承认黄帝为道教的创始人，究竟黄帝能不能算道教的祖宗呢？依古书引证一般号称黄帝的著述，如医药书籍的《黄帝内经》，以及道家流传用于兵法或谋略的《黄帝阴符经》和阴阳家的《黄帝宅经》等，历来学者几乎都认为这些是后世的伪托之书。除了历史上承认黄帝是我们上古民族中比较有史料可稽的祖先以外，并无法证实黄帝有可靠的学术思想流传下来，所以说黄帝是道家的祖宗是没有确切根据可考证的。虽然直接说道家祖宗是否是黄帝很不好考证，但是我们中国的传统文化最起码要从黄帝说起。我们对于远古历史与文化的追寻，除了传说的资料值得存疑考据以外，实在缺乏文献上比较可靠的证据，为了学术上的谨慎诚实，所以便断定黄帝为始祖。因此，凡是讲到中国文化历史的渊源，便也都从黄帝讲起了。如果依照道家的流传，所谓值得存疑的资料和传说来讲，我们的民族历史可推到几万年、十几万年以前或更悠久，这种说法大家认为好像太玄虚了，所以很客气地断定中国道家文化以黄帝为开始。道教以黄、老并称，自认为它的学术渊源可远及黄帝，这就是道教的学术思想，是根据中国上古文化正统传承的观念而来的，并非是故弄玄虚。《淮南子·修务训》说："世俗之人，多贵古贱今，故为道家，皆托之于神农、黄帝，而后能人说。"汉代司马迁在写道家方士的《邹衍列传》中说："先序今而上至黄帝，学者所共术，大并世盛衰。"这就充分说明黄帝是中国学术上所共同承认的文化共祖，史学家、儒家、医家、兵家等文化都追溯于黄帝，不只是道教文化而已。

二、老、庄与道家

老子具有十分渊博的学问，而且富有超越尘俗的修养，是一个不求名利的隐君子。自古以来，老子是隐士思想的总代表，是一个千古绝妙的人物，司马迁在《史记》中提及关于孔子见了老子以后，孔子对于老子所做的评价"其犹龙乎"，赞叹老子是见其首不见其尾的奇妙之人。老子其人的妙处莫名，司马迁在笔下把他写成神龙见首不见尾，后来又被人推崇为道家的祖宗，再被道教奉为教主，登上"太上老君"的宝座。

在中国文化史上，把道家学术思想判归于老子的管领范围，那是秦、汉以后学者笔下写成的，在这之前，凡讲到道家的学术，都是以黄、老并称的。到了司马迁著《史记》时举出他父亲司马谈《论六家要旨》以后，跟着便有刘歆的《七略》、班固的《汉书·艺文志》等著述，不但把周、秦之际的学术分了家，使其门庭对立，壁垒分明，而且把道家确定归在老子的学术范围之内，于是后世的学者讲道家便以老、庄并列了。因此，我们提到道家，便会以老、庄作为中心代表了。

三、隐士与道家

隐士思想历来居于传统文化精神最崇高、最重要的地位，隐士思想与历史上的隐士们，实际上是操持中国文化的主要幕后角色。至于说道家学术思想，更与隐士思想不可分离，与其说道家渊源于黄、老或老、庄，毋宁说道家是渊源于隐士思想，后演变为黄、老或老、庄更为恰当。

相传历史上的隐士在夏、商、周三代之前，就有许由、巢父、卞随、务光等人，这些人物大多是视富贵如浮云，所谓敝屣功名、薄视帝王而不为所动，同时，又说他们的学问、道德、人品，都有超人的成就。正因为他们见富贵如浮云，敝屣名利，所谓"天子不能臣，诸侯不能友"，因此使我们历史上所推崇的圣帝明王如尧、舜、禹、汤等人，都对之礼敬有加。尤其在野的知识分子和民间百姓，对隐士们态度的向背非常重视，到了秦、汉以后，《史记》特

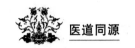

别点出隐士的重要性，把他们和谦让的高风亮节结合在一起，指出中国文化与中国文人高尚其志的另一面目。

其次，论到历史与隐士的关系，在我们整个的历史系统里是一个非常有趣的问题，可是无论怎么研究，对于历史政治上幕后隐士们的价值都被忽略了。自古以来，真正的隐士，已经无法确实得知他们的事迹，只有被道家的人们搜罗一部分，归入若隐若现的神仙传记里。我们现在能提出与历史上政治有关的人物，也只能算是"半隐士"，历史上与政治有的关的"半隐士"，例如伊尹、傅说、姜尚，间接有关的鬼谷子、黄石公，还有秦、汉以后的"半隐士"如张良、司马德操与诸葛亮等人。

南北朝以后列入道家人物的如王猛、陶弘景、魏徵、陈抟、刘秉忠、刘基、周颠、范文程等，都是其中的名家。

至于"隐士"思想在中国文化史上的价值与利弊，一时很难说清楚。总之，姑且拿以老、庄为代表的道家"隐士"思想，与以孔、孟为代表的儒家思想来说，他们最高的目的和最基本的动机，所谓救世治平的宗旨，其实并无两样。所不同的是采用的方法与态度，各自别有主张。儒家的孔、孟，他们的做法是积极地入世，冀图挽救世道人心；道家"隐士"们的主张是因势利导，处之于无形。所以道家的方法是用"弱"、用"柔"，结果往往被用错，以至于柔弱不堪，这是它有害的一面。但在有利的一面来讲，道家大多精通《周易》，它正是应用《周易》乾卦"用九"的精神，所谓《周易》卦辞"见群龙无首，吉""龙德而隐者也"（乾卦的用九卦辞）。因为它不在任何一个爻位上，所以它能够保持绝对的冷静和客观，在幕后领导九五的变化（九五爻为卦的君位）。倘若使它入了爻位，当然便被变道所拘，自身难免不受其变。所以我们研究道家的应用，必须先了解道家这种精神，才能谈道家对于中国文化的利弊和价值。

四、方士与道家

"方士"属于道家的范围，一提到"方士"，我们便有无限的感慨。首先我们应该为历史上的"方士"们提出申辩，所谓的"方士"属于什么性质，确确实实地说，古代的"方士"也就是我国古代真正的科学家。由于受传统文化另一观念所影响，历来被一些自命为儒家的学者，根据有关对"方士"们不利的资料，而将"方士"之名变成是一个轻薄鄙视的名词。因此我们历史上的"方士"与"方术之士"和"方技之士"等称号，一直被读书的知识分子视为江湖末技，与跑马卖艺、玩把戏、变魔术及走江湖、混饭吃的概念混合在一起了。其实，很客观地说，假使"方士"就是走江湖、混饭吃的一流，虽然多少含有混骗的成分，但也不过是"众庶凭生"，为了生活需求而为之，与那些欺世盗名者相比，也无什么惭德之处。但是最不幸的是由于我们的历史文化，过去对于"方士"有了这种不客观的偏见，就使我们对方士原始资料的研究，在这种观点之下，永远被埋在角落里了。

关于"方士"名称的来源，据比较可靠的资料记载，首先见于战国时代的学者们，但在那个时候，这个头衔并不含有轻视的意思，只是作为学术技能的特称而已，庄子曾经提出"方士"的名称，说明"方士"是一种有学术特长的人士。秦、汉以后"方士"之名逐渐通用，尤其是在司马迁的《史记》里写到秦始皇迷信"方士"而求神仙，汉武帝受到"方士"们的欺骗而到海上求仙，《封禅书》中用微言大义的笔法描述汉武帝的愚痴与迷信，以及"方士"们欺诈的丑态，于是后世对于丑陋可鄙的"方士"就因袭旧时观念不屑一顾了。其实在司马迁的笔下，对于具有价值的"方士"，只要他的学说与方术技能足以影响人心，有利于社会，他并不轻视，更不放过，都分别地为他们一一列传。如属于阴阳家的邹

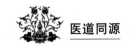

衍，属于医学家的仓公和扁鹊，属于游戏人间以滑稽见长的东方朔，属于占卜的《龟策列传》中所叙说，乃至后来与"方士"合流的游侠等，无一不尽情描述。有关天文、历象研究的专家，更加悉心记载，极为重视。甚至，司马迁自己正是醉心于天文、历法的研究者，他学问的长处是想秉承儒家孔子的精神与道家的宗旨，他拥有渊博的知识与学术修养，很注重对天文与历法的探索。如果我们用强调一点的口吻说，像庄子与司马迁这样一流的人物，才有资格成为中国传统文化中的正牌"方士"。

上古时期的天文历史与占卜，本来是属于同一学识范围的，到了秦、汉以后，便愈分愈专，慢慢形成专家，凡是声名不免显赫，或者对于这些学识还未完全博通深造的，便演变为"方士"了。于是在后来的"方士"学术中，便包括天文学、历法学、星象学、占卜学等，关于占卜一门后来又分了家，有数理推算的占算法，有用卦象或其他方法断事的卜筮法。所以秦汉以后便有了龟与策分用的区别，同时，因为天文、历法、星象等学科不单是属于技术性质的学识，而且必须要有理论的依据，于是高谈宇宙物理的理论学科的阴阳家们，也就勃然兴起了。这些学术，凡有高明研究的，就显仕于朝廷，凡是声名不彰于世的便流落民间，一一归于"方士"之流了。

因为古代传统的文化精神，一切都偏重于人文本位与人生的修养，所以过去的读书人，对于科学的学术向来抱有不堪重视的陋习，大家认为那是"奇技淫巧"。虽然没有明文规定如天文学上的技法等也与"奇技淫巧"有关，但因研究天文而发展为宇宙物理理论的阴阳家思想，就此断送在这种观念之下，不能在实际的技术才能上充分加以实验与证明，这是古代知识分子的一种偏见，更是中国天文学界的悲哀。

根据阴阳家理论，认为人的生命可以不受自然物理的支配，能够自由地控制生命，于是便慢慢发展为对于物理变化的寻求，而研究到心物一元的控制方术，因此，便有利用物理的本能，而产生

"方士"修炼神仙法术，再综合物理学与化学的研究，便有医学炼丹术的发明。我们姑且不管"长生不老"的神仙是否真的存在，至少对于因此目的出发而形成养生学、生理学、药物学、物理治疗学等的雏形，实在是生命科学的先进，也是为好古者所自豪的了。至于后世为什么反而不如其初了呢？古代所谓的养生学，在它的命名的内容观念上，不完全等同于现在的卫生学，所谓卫生，还是消极的抗拒，养生才是积极的培本。尤其现在的生理学，是根据在人身体上所做解剖和动物生理的研究而来的，因此，用在对人体生命的医学观点与医事的修养上，看待一个人也如对待一个动物一样，甚至，把活人看成一个唯物机械的死人一样，这正是因为在医药学的本身上缺乏哲学理论修养的结果。现代医学文化如何才能与中国传统文化的精神合流，都在等待着我们这一代和后代的努力，承前启后也是义不容辞的中国文化传统精神的要点。

中国上古文化，有关于最早的理论物理的学说就是五行、十天干、十二地支，乃至后来配合归纳成为《周易》八卦术数一系的纳甲学说。这是由"方士"对天文、历法学识的关系发展，这个系统到两汉、魏晋以后，形成专门的理论法则。无论天文、历法、星象、医药、炼丹、农业、工艺、占卜的龟策，还是选拣阴阳顺逆的"择日"，以及人文科学的种种，或多或少都受到阴阳家术数思想的影响。后来宋儒理学家们如程颐、程颢兄弟和朱熹等人，尽管排斥佛老，但也始终在阴阳家的范围内沐浴悠游。但可惜的是，我们过去始终无法跳出传统习惯，把它扩而充之，付之于物理与人生的实际体现，用来追究宇宙物质的自然科学。因此，许多不懂这些学问的人，不是骂它为迷信，便是骂它不科学，虽然科学的精神在于实际的求证，是要把理论见证于事实之中，但如果连这些理论与法则都不懂，就轻易地遽下断言，这才是一种大大的迷信，而且不合于现代科学的求证精神。

有关周、秦之际"方士"学术的内容，我们可以将其区分为广

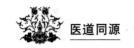

义和狭义两种，从广义的范围来讲"方士"的学术内容，凡是春秋战国时期的阴阳家、农家、医家，乃至杂家，都可以归纳在"方士"的学术内容里。倘使只能从狭义的"方士"学术来讲，那便属于专以研究神仙丹药、冀求人我生命的长生不老，乃至做到"羽化而登仙"的一些专门学术。不过，我们不要忘记，这种专门学术，也正是世界文化史上最早期的自然科学，若是妄加轻视，未免太过遗憾了。

五、道家方士学术的渊源

一提到道家，一般人不是想到老子和庄子，便是想到神仙与"方士"，甚至把老庄、神仙、"方士"三位一体，构成一个"扑朔迷离"的道家形态。大家一提到"方士"就很自然地依循一种传统观念，认为他们就是烧炼神仙丹药之术，服用了"方士"的丹药就可以成为神仙，就可以长生不老，这种观念在古代深入人心，对于这种观念的信仰与追求神仙丹药的风气，一直或明或暗地笼罩着中国古代社会长达两千年之久，上至帝王，下至平民，历来都受到这种"迷信"观念的影响。既然"方士"是战国时期的产物，大家可以想一想，为什么在那个时期才会有这种"方士"的产生呢？他们的学术思想的根据难道完全没有可靠的来源，都是凭空捏造，专门欺世盗名的吗？倘若真是如此，这些所谓的"方士"也足以自豪了，因为他们不但欺骗了历史上第一流的聪明人，同时他们欺世骗人的遗风也维持了几千年，这不是一件大有可疑的怪事吗？因此，我们就需要对这些"方士"的根源追查一番。

远古时期，可考的文献资料匮乏，所以孔子抱着"述而不作，信而好古"的态度，在整理古文献的时候，十分谨慎地删定《尚书》，断自唐虞开始。后人再退而求信，便以夏、商、周三代的文献记载作为标准可信的史料。但从孔子开始，虽然断自唐虞为准，但在周、秦之际，诸子百家的传述著作中，仍然存疑存信，保留了许多自远古相传的历史资料，后来就为道家与道教的思想全盘接受了。

汉代司马迁在《史记》里提高了历史文化年代的观念，然而后人崇信古时的传说，还是觉得不满足，所以在唐代司马贞为《史记》作补充，根据道家传说，又写了一篇《三皇本纪》，从黄帝以上，一再推前。如果再看晚期的历史学家，他们采用道家对历史文化演进的观念来讲，从三皇以下，至伏羲画卦，再降到五帝的开始，少说也已经有十二万年的历程，多说可以推到一百多万年前。后来宋代邵康节著《皇极经世》，创立了对历史演变的一种新算法，用他自己得自道家思想的律例，裁定自三皇到唐尧甲辰年止，共为四万五千余年。我们要了解道家文化思想，就必须对中国文化历史旧说有一定理解。

六、道家方士与侠客

我国文化的基本统一是从秦始皇开始，渐使"书同文，车同轨"，才有了废邦国而建郡县的统一制度，知道中国历史上这个文化大转折的时期，就不至于把秦、汉以前的地理文化不同的观念随随便便忽略过去。现在我们要讨论的是"方士"学术来源的问题，因此就要先从齐国说起。齐国姜太公吕望是三代以前炎帝神农氏的后裔，到他这一代的时候，已经算是东海上人了。祖先的传统文化与他的学术思想，是属于周、秦之际"隐士"思想的道家世一系。他在困穷的环境中，过了几十年的艰苦生活，到了八十岁左右才遇到周文王，后来以兵谋奇计辅助周武王，完成周室革命事业的成功，他是周初道家学术思想的代表者。周武王为了酬谢他伟大的功勋，封他在齐建国，《史记·封禅书》说："齐之所以为齐者，以天齐。"但是那个时候的齐国并不是个好地方，不能与后来春秋战国时期的齐国相比，而且还存在着原来的地方恶势力。所以姜太公

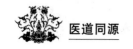

吕望在受封去齐国的路上，也有不愿前往的意思，好在受到一位店家启示他的一番话，他才马上赶去建立了齐国，当然这个店家也应该算是一位隐士之流的人物。姜太公吕望到齐国施政的首要任务是开发经济资源，发展海岸一带的渔盐之利，所以说到我国的盐务财政史，古代除了内陆山西盐城蚩尤统治的盐业之外，姜太公是开发海盐的祖师爷。至于有关姜太公吕望的学术思想在此不必多讲，我们只要研究他的《六韬》《三略》一类书与道家、兵家共同推崇的《黄帝阴符经》等的见解，就可以得其义了。无论这些典籍是否是假托太公之名而著的伪书，但事出有因，查无实据，兵家思想系出于齐这是不会有问题的。齐国的学术文化秉承姜太公的道家学术思想而来，所以他与鲁国传承周公学术思想系统就大有不同了。据司马迁游历齐国观察的结果说："自鲁适齐，自泰山属之琅琊，北被于海，膏壤二千里，其民阔达多匿知，其天性也。"他说的"匿知"应有两种解释：其一指如现代语所说有深沉保留的智慧。其二也可以说富于神秘性的知识。所以战国时期的"方士"如名勋公卿，诸侯争先迎致的邹衍等人都出在齐国，秦汉时期的"方士"神仙们，也多数出在齐国。同时因为齐国自姜太公开始，发展了渔业与盐务，所以它在春秋战国时期，已然是当时中国经济的中心地区，相当于唐代的扬州，以及清末、民国的上海。

文化与经济本来有不可分割的关系，所以到了春秋时期，便有齐相管仲经济政治的思想出现，而大讲其"仓廪实则知礼节，衣食足则知荣辱"的至理名言了。齐国因为经济的繁荣昌盛，所以文化学术也特别发达，因此成为诸侯各国之间彼此文化交流的重镇，所以战国时期的名儒学者，大多数都到过齐国，想求发展。如孟子、荀卿都与齐国有过莫大的因缘，这岂是偶然？而且孟子与庄子都是同一时代的人物，他们在学术理论上都大谈其养气、炼气的道理。孟子的思想显然与曾子、子思以后的儒家学说大有出入，孟子在《公孙丑》与《尽心》中的养气之谈，俨然同于"方士"炼气的口吻，你能说学术思想可以完全不受历史背景与地理环境的影响吗？因为孟子有养气之说和"夫志，气之帅也"的立论，才引出宋儒理学家的理气二元论，如果溯本穷源放开气度来看，那么，对于战国时期燕、齐"方士"的流风遗韵不能不使人为之悠悠神往了。

提到道家的"方士"，很自然地就会联想到在战国时期，燕、齐两国之间突然出现了许多"方士"的问题。燕国在周朝处于北方穷困的地区，古代幽、燕并称，往往用来表示北方边境的称号。燕国是周朝初分封诸侯时而建国的，他是与周同姓召公奭之后，召公在周代的历史上流传下来有名的甘棠树下听政的美德，成为历来政治上歌颂与效法的榜样，可以想见召公有豁达大度的胸襟和慷慨不羁的风度，他是一位具有政治道德的大政治家。他的德化与政风加上燕国的地理环境，便造成燕赵自古多慷慨悲歌之士的现象，在战国时期就成为产生游侠、刺客的名都了。游侠是隐士的化身，任侠使气，与道家"方士"的炼气、炼剑等方术又是不可分家的技术。再加上燕国的地理形势，本来就与齐、晋交杂相错，所以他们吸收融会齐国的学术思想，那是顺理成章的必然趋势。司马迁作燕世家的结论说："燕，北迫蛮貉，内措齐、晋，崎岖强国之间，最为弱小，几灭者数矣。然社稷血食者，八九百岁，于姬姓独后亡，岂非召公之烈耶。"了解了燕国的历史和地理环境，便可对燕、齐之间多"方士"，燕、赵之间多侠士的原因了然于胸了。

殷商末代皇帝纣王固然残暴不仁，但是殷商的文化也是中国上古文化演进中的主流，《尚书》保留的一篇《洪范》便留下了殷商文化思想的一部分精神。殷人的文化具有浓厚的宗教气息，他们崇尚天道，相信神鬼，而且将阴阳、五行的学说披上神秘的外衣与天道、鬼神并论，或者以阴阳、五行作为天道、鬼神的注解在殷人的心目中传统悠久，牢不可破。随着一变再变，因此形成后来道家"方士"阴阳学术的一系。历史记载，武王建立周王朝以后，将近百年间，还有殷的顽民并不降顺，由此可以想见上古氏族宗法社会

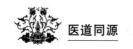

的精神与信仰的力量。

孔子为了研究殷商文化，曾经到过祖籍之邦的宋国，虽然他很遗憾，感叹宋国有关于殷商文化的文献资料已经无法找到，然而他对《周易》乾坤之理的了解，以及他对天道与鬼神观念的思想，多少还是受到了殷商文化的影响。至于墨子类同宗教观念的思想，如相信天有意志，相信鬼神有奖善罚恶的权能等见解，完全是他在宋国生活长大，承受殷人崇尚鬼神的文化思想所致，他所著作的文字章法既不同于鲁国文学，如孔子、孟子的文章，也不同于齐国文学，如管子的文章。

在战国时期，秦、晋的历史文化和地理环境还孕育出法家与名家的学术思想，以及产生了一批纵横家捭阖权诈、造就谋略之士。郑、卫介于大国之间，社会环境造就了它们颓废、富于风流浪漫的文学情调。齐国由于受到太公吕望道家思想的影响，又受到时代的刺激，便多产生军事学术的兵家。凡此等所谓春秋战国诸子百家文化思想的根源，都是各自有因缘，互为影响，并非无因而生的。

七、道家与楚国文化思想

通过讨论南方楚国文化思想，便可了解老子、庄子所代表的道家思想的时代背景。楚国在春秋战国时期，不但有它独树一帜的文化系统，而且因国势与国力的壮大，文化也是与时俱增的，到了战国末期，足以与秦国抗衡的只有楚国，后来楚国虽然被秦灭了，而楚南公预言"楚虽三户，亡秦必楚"也并非是无因而发的，结果亡秦的果然是楚人。在那个时期，楚是一支新兴的力量，它的文化学术思想与南方好强的民风，都富有青春新生的气息，比之文化传统悠久而古老的杞、宋两国，实在是不能相提并论。它与齐国有过密切的联盟，更有过文化的交流，齐国不像鲁国那样保守，所以齐、楚两国在政治、外交、军事的关系上，一直都有联系，因此连带而有文化学术的交流那也是必然的。

楚国在周成王时，才受封有子男之田，本来微不足道，他在春秋战国以前，因祖先不满周室的轻视，便开始自称为南面王，正当北方多故、中原多事的夹缝中，得以强大，由此渐渐成为大国，成为战国末期有举足轻重地位的势力。虽然他的立国称王并不如齐、鲁、晋、郑那样顺理成章，但是楚国祖先的来历确是大有来头的。周文王时楚国的祖先鬻熊曾经做过文王的老师，鬻熊的儿子曾经跟文王做过事。战国时期他的家史极其神秘，而且是富有传奇性的家史。因为楚国是春秋战国时期新兴的南方诸侯，而且不满周天子对他的态度，早已有不臣之意。楚国不受约束地逐步扩张土地规模，并随时有问鼎中原的意图。正因为楚国是新兴的年轻国家，它的文化思想没有太多的传统压力，所以它在学术思想方面也很年轻而富于飘忽的气氛，因此而产生与北方大有不同的楚国文学，处处飘逸、空灵而富有情感，连他们的学术思想也如文学一样，磅礴不羁，思想新颖。但是楚国文化仍然有他祖先的传承，远绍五帝之首，继黄帝学术思想的余风，加上南方地理环境的关系，有滚滚长江与滔滔汉水的天险，堵住了北方的势力，有无数未经开发的深山峻岭，处处都有神秘而好奇的诱惑，于是在春秋战国时期，出现老子、庄子等道家圣人，属于南方楚国系统的文化思想便应运而生了。老、庄的文辞格调，与后来屈原的《离骚》，都是与楚国文化属同一类型的文学，至于有关老、庄的思想，由传统道家与南方文化思想的结合在老、庄的书籍中可见。

以上简略分别举出春秋战国时期各国文化学术思想的渊源与环境，何以后来人造成这些学术思想一变再变，融会交流，就统统入于道家了呢？那是秦、汉时期的时代趋势。之前，由于中国文字和语言，犹如诸侯邦国一样并未统一，直至秦、汉以后文字和语言统一，各国的天文、历法、星象、医药、炼丹、农业、工艺、占卜、龟策、兵家、法家、名家、杂家等就统统归属于道家了，时代使中国文化学术集大成于道家。

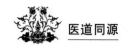
第二节 道家与道教的学术思想

一、道家与道教的发展

中国儒、释、道三教文化历史上，儒、道是中国本土的文化，佛教是外来文化，佛家为了在中国这个有古老文化的国度站住脚，必须纳入大量的儒、道文化思想，形成中国式佛教文化。虽然各自为独立的体系，各家学说思想相互影响却成为三教合一的中国文化大体系。

道家与道教从外表上看是不可分的一个体系，而实质上却大有不同，秦汉以前，道与儒本来不分家，甚至诸子百家也统统渊源于"道"，这个"道"的观念只是代表上古传统文化的统称。后来的儒、道分家，以及诸子百家分门别户的情形，都是在战国末期至秦汉之间才形成的，尤其是汉初有了司马谈《论六家旨要》的观念以后，后世相承，愈来愈明显，汉秦时期儒、道分了家。汉、魏、南北朝以后，道教改变道家的学术思想，与佛教抗衡，乃使道家与道教泾渭难辨，到唐宋以后，儒者并斥佛、老，更使道家含冤不白。其实，秦汉以前道家的学术思想是承受三代以上，继承伏羲、黄帝的学术传统，属于《周易》原始思想的体系，也是中国原始理论科学的文化思想。道教自汉代起，汉、魏以后的道教逐步兴盛壮大，原本道教是以道家学术思想内容为中心，采集了《尚书》系统的天道观念，又加入杂家学说与民间的传说信仰，构成神秘性的宗教思想，渐渐形成自为一体的道教。后来人们为了称呼方便，则把两者混为一谈，所以，在今天人们的心目中都认为道家和道教就是一回事。

二、道家与道教的天人宇宙观

中国文化思想对于宇宙的定义，是由汉代道家代表性的著作《淮南子》所提出的，其实《淮南子》一书的内容，严格地说也不是纯粹的道家思想，大半还是杂家思想的成分。《淮南子》说："上下四方曰宇，往来古今曰宙。"所谓宇，是空间和太空的代名词，宙，是时间的代名词。在此之前，战国时期的庄子，曾经从道家和阴阳家的观念，提出"六合"的名称，"六合"便是指四方上下的空间而言，并不包括时间的观念，孔子作《易传·系辞》的上篇里说的"六虚"，其中也含"六合"的意义。实际上，《周易》八卦的六十四卦里早有宇宙"六合"的含义了。

人类对于宇宙世界和人生的来源，无论古今中外，都具有好奇心，都想寻求其答案，于是世界人类的文化，便有宗教、哲学的建立，对于这些疑案，各自构成一套理论体系。然而在大体上不外有神造论、自然说、物理自然论等几个原则，再由这几个大原则产生一元论、二元论、三元论、多元论、有神论、有因无因、唯心唯物等许多支离差别的理论。这些属于后世所谓宗教或哲学的学说，现在正在自然科学的祭坛上斗法，欲知后事如何，且听将来分解。我们的立场，只是说明道家原始的宇宙世界的观念和理论的基础而已，道家对于原始宇宙世界的学术思想，也是原来中国自己的文化思想。在周、秦以前中国天文学术不用宇宙这个名称，只有天地的观念就足以代表后来宇宙的含义。道家的思想认为，在天地未开以前，只是一种混沌的状态，既不管有主宰无主宰的事，也不问是前因或为后果，这个混沌既不能叫它为物，也不能叫它为精神，正如老子在《道德经》里所说："无状之状，无名之名。"在《周易》学系，原始理论科学的阴阳家们，认为这个混沌是阴阳未分混合状态的现象，后来根据八卦的法则，叫它为一画未生之前，六凿（六

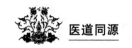

爻）未运之初。在儒、道未分家的理念上，叫它天地未判之先，在老子便叫它"有物混成，先天地生"。老子说的混成并不是纯粹的物理作用，是说物的作用正在孕育含混在其中，经过相当长的时期，这个混沌便分开了阴阳，阴阳一分，便就是有了天地的开始。"混沌初开，乾坤始奠"，等到混沌初开，形成乾坤的天地以后，这个地与天的情形就像一个鸡蛋一样，地球像鸡蛋里的蛋黄，地球外的大气层与太虚就像蛋黄周围裹着的鸡蛋清，天在这个地球的鸡蛋壳以外，鸡蛋壳外就是无边无量的天。

早在三千多年前，我们道家思想始终认为地球和天体一样，都是有生命的机体，正如我们生命的扩大情形是一样的，因此，便形成后世道家神仙家的学说，认为人身便是一个小宇宙。有了天地的开辟，人与万物就自然产生了，可是我们首先要讨论道家与道教对于天地生成以后的思想理论，才能说明其他种种。

属于道家老、庄派的说法，也有两种思想。依照列子所说属于"方士"思想的观念，认为天地万物与人类都是一"气"的变化，这个"气"，究竟是个什么东西？是心，是物？后面再说。不过列子所谓天地气化的生成，是有四个程序与原因的，如说："夫有形者生于无形，则天地安从生？故曰：有太易，有太初，有太始，有太素。太易者，未见气也。太初者，气之始也。太始者，形之始也。太素者，质之始也。气、形、质具而未相离也，故曰混沌；混沌者，言万物相混沌而未相继也。"庄子说得更妙了，他以寓言的方式、讲故事的口吻进行了阐释，他说：中心之帝，名字叫混沌，因与四方之帝一商量，觉得中心之帝的混沌太好了，可惜的只是混沌不分，为了报答他的好意，便每天为他开一个窍，开了七天，便开出了七窍（七窍在人身上代表五官的七个孔窍）。但是，非常可惜，七窍生而混沌死。最富于哲学幽默感的是，庄子说的这个故事与《周易》卦象名词的另一趣味如出一辙。《周易》的卦象称天地为"否卦"（六十四卦的天地否卦），反称地天叫"泰卦"（六十四卦的地天泰卦），这与庄子的"七窍开而混沌死"的观念一样，都是对世界形成的紊乱与人生自作聪明而庸人自扰的情况，含有无限惋惜的感情。

道家思想对于开辟以后的天地，属于精神世界与物理世界理论的原理，即是上古与三代文化思想的渊源，那就是《周易》学系的阴阳八卦学术，与《尚书·洪范》五行思想的集合，上接黄帝传统的天文（天干、地支）等学术。可惜我们后来的人有些不明白这些原始理论科学的价值，便用一句"迷信"说辞来为自己遮盖，并且作为扼杀传统文化的挡箭牌。

三、道教对中国文化的影响

汉魏以后，由道家学术思想的内容演变而成为道教以后，对于天人之际与宇宙万有的法则，仍然以这几套罗织而成的"纳甲"思想为基础。但是道教对于天庭与人世间的关系，在汉魏以后，受到印度佛教传入的影响，便自创立另一个世界天人观念了。由东汉开始，自张道陵创建五斗米道，把战国秦汉以来的"方士"学术一变而成为汉末的"道士"思想。起初他把汉代行政地理的各个划分区域，指定了以名山洞府为中心，重新划分天人管辖区，已然含有宗教政治的革命作用，这项工作在三国时期，由张道陵的后裔东川张鲁普遍展开。他们把中国划分为三十六个名山为神仙的洞天，七十二个名胜为仙人的福地，每一个洞天福地都划分于自古以来的隐士与方士们，也就是后来被道教所追认的神仙手里，认为那一区域中的阴曹地府所属的鬼、神都受这一区域的神仙所管辖。例如江淮所属的句容山就是属于汉初神仙三茅真君所管区域，山上有三台，又分属其兄茅盈与其弟固与衷所属，因此，后世道家的法派便有茅山派的一支，大茅山有华阳洞，也就是后来梁朝有名的隐士神仙陶弘景隐居的地方。他们把这些主管的隐士神仙们自由地加以封号，不

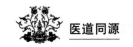

管他出身为平民或将相，有的称号为真君，有的称号为真人，由此可以了解东汉末年混乱的局面中在民间社会与知识分子结合的另一面，早已有宗教政治革命的思想。他们逃避现实而又想超越现实，想建立一个自由天地中的精神王国，犹如西方自罗马帝国建立前后的教廷组织，如果仔细研究东西方文化演变的迹象，处处会发现有相似的法则，好像日月运行，在时间的影响上，略有先后的不同。也像山川风物的异样，在空间上，各自构成一幅不同的画面而已。总之，这种天人思想的背景，仍然渊源于上古文化《尚书》学系中，类似宗教思想的来源，他们把上古重视"封禅"、尊敬天地鬼神与祭祀山川神祇，以及对于自然万物崇敬的心理，进行扩充和提升，就变成汉魏以后道教天人的组织思想了。不过有一点须特别注意，无论如何变化，如何布置天地鬼神的局面，道教仍然以人道文化为本位，人提高了人道的价值功能，由修善道而升为神仙，由修恶道而下堕为鬼。

到了魏晋以后，南北朝北魏的寇谦之等道士开始为了抵抗当时的外来宗教如佛教，多方设法积极发展道教，于是把道家原始关于天人的物理思想变成气化天地的观念，后世所谓"气之轻清上浮者为天，气之重浊下凝者为地"，就因这种理论的形成，再加上集合道士关于天人的信念，综合起来便有昊天上帝、元始天尊等天庭的主宰名号出现。这种天庭的组织是从《尚书》学系与《礼记》思想而来，依照周官的体制，与古代天文学上三垣、二十八宿的观念，组成一个完整的上帝天庭，本来兵家所用的星象学上，主军事和战争的太白星，又变成与太白长庚星的关系，变化成一个慈眉善目、白发苍苍的天上和事佬，老子与释迦牟尼所管的教务相当于天上的天公元老院（顾问），各自另有自由的区域。

唐、宋以后，对于道教教主太上老君（老子）的说法，又仿照佛教主如来有三身的说法，便成为老子一气化三清，成为玉清、太清、上清的三身。总之如果详细梳理自汉魏以后道教的天庭组织和神帝神鬼的户籍，以及与天上政治体制的系统，也如我们历史上的帝王政体一样，历代都有变更，难以细说，但也很富有传奇的趣味。后来加上天有三十三层天，最高的天主为玉皇大帝，地狱有十八层，而分属于十八地阎罗王所管理。人世间的帝王介于天帝与地府的阎罗王之间，人死后的灵魂先见阎罗王，由阎罗王陪同去见玉帝，再来审判他一生的善恶，受到赏罚的判处等观念，都是基于佛教天人思想的传入而建立的，例如"阎罗王"的名称就是印度梵文的外来语。可是到了元、明之间，民间社会小说如《封神演义》等出现后，便以周朝武王伐纣的历史故事为中心，编了一套姜太公封神的剧本，玉皇大帝与山川鬼神，以及厨房、厕所、猪圈等一一都封了神祇。因为姜太公的大公无私，最后自己没有神位可封了，只好把自己封为社稷坛的坛神。我们由这个历史故事，牵上天人关系，在非常有趣的神话中，始终可以看到中国人道文化深厚的一面，即如道教建立以来的宗教学术思想，也始终没有离开人文文化的本位。

至于现在民间所流行的对于鬼神的信仰，严格地说来，非常复杂，往往神佛不分，始终在《封神演义》《西游记》两部小说中存在，要分别中国民间的真正信仰，也正如中国文化一样，很难严加区别，即如现在民间的一般信仰，究竟要哪一个宗教来负责？人们所信仰的神应该属于哪一宗教？都很难说清。不过在这里，我们可以了解中华民族另一面的伟大精神，因为在我们的历史观念上，过去虽然没有法律明文规定"宗教信仰自由"，事实上在五千年来，便不成文地承认"信仰自由"，我们不管是外来的宗教信仰，还是自己的宗教，只要道理是教人为善，有利于世道人心的，一概请上座受恭敬，从来没有因为宗教信仰的不同而变成仇恨。只有互谅互助，相辅相成维护人道的教化。

中国文化对于人伦道德、善恶价值的赏罚，在民间社会自有一套自由民主的主张，自有是非的公论，这是受道教思想的影响，例

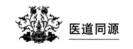

如对于乡村社会的善人死后值得纪念的，便封他为土地神，一个好官死后便封他为城隍神（城隍神就相当于人世阳间的县长，行政区域首长的职位）。例如一生以道义义气为重的关公，后来封他为神，而且是逐步加升他的地位，直至成为万能之神；又如以精忠报国为重的岳飞，也封他为神；做官公正廉明的如包文正，也封他为阎罗王，只要多翻阅历史与地方志，到处可以找出民间对于善恶赏罚封神的公论，这是中国文化自周制以来评定帝王官吏与读书人等死后功过的判例"谥法"的另一面，属于民间的封谥思想，非常值得重视。因此，它影响我们过去社会教育的思想，对于做人处世、伦理道德的观念，不需要主管官的管理，就自动存有生死荣辱的警戒，也是由于这种天人如一的多神思想而来，其中的成败得失、是非因果的关键与教育政治的关系，究竟价值如何，很难下一断语。

四、道家修炼的学术思想

道家的学术渊源于上古文化的"隐士"思想，而变为战国、秦、汉期间的"方士"，复由秦、汉、魏、晋以后的神仙，再变为道教的道士，到了唐、宋以后，便称为"炼师"。这一系列学术思想从表面看来，有几个阶段的变化，而在实质上却是一脉相承，并无多大的改变，只是循历史文化发展途径，吸收其他外来学术方法扩充之而已。道家学术思想的中心，便建筑在这一系列修炼的方法上，道教因袭道家的内容，也就是用这一系列的学术思想作为修炼的根基。

我们平常只知道中国文化代表儒家的孔、孟学术，尽量在阐扬人文道德的思想，提倡以人为本位，构成五经六艺、人文哲学思想体系，但是忘了由上古历史文化的传统与五经学系的关系，以及诸子百家散佚保留着。祖先留给我们后代子孙的人生科学的学术思想，被任意抛弃，实在非常遗憾。

古今中外的哲学都在研究宇宙人生的问题，想在其中求得使人类得到永久平安的对策，然而哲学思想正如宗教信仰一样，都是从人生的悲观、世界的缺憾而发出，虽然哲学与宗教一样也是现实的人生，为现实世界的问题而努力，可是他的最终要求与最高目的，大体都是为了研究生死问题。尤其是在宗教思想上，正如一般人所说，都是为了死的问题而工作，摒弃人生而否定现实，把现实人生努力的成果作为死后灵魂超脱的资本，换言之，宗教与哲学都站在死与灭亡的一边喊话，呼唤灵魂的升华。只有中国文化，根据《周易》学系的思想，与这种精神大有不同，因为生与死、存在与灭亡，只是两种相对立的现象，等于一根棒的两端，也犹如早晨与夜晚，如果站在日薄崦嵫、黄昏衰草的一方，看到的是"白日依山尽，黄河入海流"的情景，一切只有过去，没有未来，充满了无限凄凉的悲感。然而站在晨朝的东方，"楼观沧海日，门对浙江潮"的一面，看到的是"野火烧不尽，春风吹又生"的生命源头，永远会有明天，永远有无尽的未来，给人们无比的生气、无穷的远景。中国文化《周易》学系思想，便是从生的一端观看宇宙万物和人生的，因此而建立"生生不已之谓易"的观念，这就是中国《周易》文化的思想。

　　上古两大文化的主流，道家与儒家，便从这个生命无穷的哲学基础出发，认为人本生命的价值与人类智慧的功能，对于缺憾的天地、悲苦的人生、生灭的生命，都可以弥补天地物理的缺憾，于是便确立人生的目的价值，是有"参赞天地之化育"的功能。也就是说，人这个生物，有无穷的潜能，如果自己把它发掘出来，就可以补缺天地万有的缺憾。道家的学术思想，基于这种观念而出发，认为人的生命，本来便可以与"天地同修、日月同寿"，而且还可以控制天地，操纵物理，可是为什么不能发挥这种潜能？为什么自己做不到呢？一是由于人类自己不能认识生命的根源，被外物所蒙蔽，被七情六欲所扰乱，随时随地给自己制造麻烦，自己减灭寿

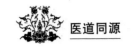

命。二是由于不知道延续补充的原理，只知道减少的消耗，不知道增加的妙用。到了战国时期，时衰世乱的刺激，自由讲学内气的盛行，因为民间研究学术思想渐为上流社会所重视，于是燕、齐之地笃信这种思想观念的方士们，有的从天文物理、地球物理的角度研究，认为人身生命的规律是与天地运行规律相同的，便建立了一种养生的原则和方法。在这种方法的总则之下，有的做物理、生理的研究，有的做化学的研究，有的做锻炼精神、颐养神气的研究，有的做祭祀、祈祷、净化思想信仰的研究，花样百出，各执一端。可是这只是举出他们对于人生修养的方术观念而言，他们从这种方术观念出发，至于立身处身，用在对人对事的观点，也各有一套思想和理论，就构成诸子百家异同的学术了。我们姑且不管这种绝对崇高的现实理想是否能做到，至少这种对于人生价值观与生命具有伟大功能的观念和理论，在世界文化思想史上史无前例，只有中国道家"首倡其说"。过去中国医学的理论基础，完全由道家这种学术思想而来，因此，在魏晋以后，医家不通《周易》《黄帝内经》《难经》与道家学术，在医理上不免存在欠缺，自此，中国医学理论才逐步建立。

春秋战国时期这种新兴流行的"方士"思想，在只知穷经苦读书者，除了坐以论道，讨论人文思想以外，完全缺乏科学兴趣，不但不加重视，甚至笑为荒谬不经，一概摒弃，上流人士也与愚妇一样，多多少少受其影响。于是当时流行的"养神""服气""饵药""祝祷"等风气，便逐渐普及。

（一）道家的养神论

养神论者的理论与方法当然首推老子，例如老子所说养神论的原则，便有"谷神不死，是谓玄牝。玄牝之门，是为天地根。绵绵若存，用之不勤"。老子说的这个谷神，后世有些旁门左道的道士硬把这个说法拉扯到医学的范畴，被用到修养身体的生理上，认为这个"谷"字就是"谷神",强解说为脾胃的神,道士们称它为中宫的部分,一种解说是"谷道",属大肠与肾的衔接处,于是修功便忍屁不放,紧撮"谷道",认为这样做就是合了老子的道法,是修炼"谷神"的妙术。其实老子所谓的"谷神",只要仔细读老子的"致虚极,守静笃"的道理,便可知道他所说的"夫物芸芸,各归其根,归根曰静,静曰复命"的方法论,便是对"谷神"的注解了。能把心神宁谧,静到如山谷的空旷虚无,便可体会到"空谷传音,虚堂习听,绵绵若存"的境界了。魏晋隋唐以后的道家"存神养性"的方法,配合道家《黄帝内经》与道教的《黄庭经》,就产生"内视反照""长生久视"的理论。所以"内视"与守肚脐眼的方法,都是后世道家修炼的事,并非禅宗的术语。

道家所说的"神"究竟是指什么呢?这在战国时期的子书中存有很多说法,姑且举例来说明,孔子在《易传·系辞》中曰:"神无方,而易无体。"后来司马谈《论六家要旨》中说:"凡人所生者神也,所托者形也。""神者,生之本也。形者,生之具也。"司马迁在《律书》中更加发挥地说:"神使气,气就形。""非有圣人以乘聪明,孰能存天地之神,而成形之情哉!"司马氏父子所说的形神问题,与《黄帝内经·太素本神论》篇中岐伯所说的形神原则一致,如:"形乎形,目冥冥,问其所痛,素之于经,慧然在前,按之不得,复不知其情,故曰形。"又曰:"神乎神,不耳闻,目明,心开,为先志。慧然独语,口弗能言,俱见独见,适若昏,昭然独明,若负吹云,故曰神。"这些有关道家思想学说的神,都不是宗教性质所谓的"神",而且这些神的理论是科学的,也不是纯粹哲学的,但是它不是物理的唯物思想,它是神驭物,作为生命根源心物一元的思想。到了道教《黄庭经》中,这种原始道家生命的神论,便被穿上道袍法服,绘上鬼神的脸谱,站在人身五脏六腑、四肢百骸的每一个穴道里。于是依照《黄庭经》的思想观念,我们这个生理的身体简直成了一个神的神秘世界。如果用它来解释儒家

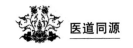

的思想如《大学》《中庸》戒慎恐惧的理论，培养虔诚的心志，倒是最好的注解。倘使从纯粹道家原始科学思想的观念看来，这种贯穿生理与宗教性质的学问，实在为世界宗教思想史上独一无二的境界。

（二）道家的养气论

自东周开始到春秋时期，道家方士们的修养方法是偏于养神的，到了战国时期，因为医药的进步，药饵、炼丹的方术盛行，因此道家修炼的方法，从专门主张养神的阶段，进入"形神俱妙"偏重于服气、炼气的阶段了。在这个时期，为道家代表的庄子，便随处而论"形神俱妙"的方法与理论，所以同为道家宗祖的老子和庄子，他们的学术思想虽然脉络相承，但在理论的旨趣与方法上却有了不同之处。庄子说的养神原理，大致为忘物忘身，视生死为一贯，齐物吾于无形，而在方法上，特别提出"斋心"论与"坐忘"论，为养神合道的根本，使其能够达到"虚室生白，吉祥止止"的境界，然后才可以"乘天地之正，而御六气之辨，以游无穷者"。比起老子的道妙理论已演进得相当具体。可是他在养神以外，又同时提出养气的方法，说明"真人之息以踵，众人之息以喉"，以及"缘督以为经，可以保身，可以全生，可以养亲，可以尽年"等理论，随处说明气机存在的作用，与生命关键的道理。庄子这种学术思想的发展，显然是受到"方士"思想的影响。与此同时，认为自己直承孔子，行仁由义，"当今天下舍我其谁"的孟子，在他的学术中，讲到修养的方法，也显然是受到道家"方士"养生思想的影响，与孔子原来平实的学说已经大异其趣，与曾子的"慎独"与"诚意"、子思的"诚明"和"明诚"的养神方法也大有不同。孟子在修养方法上干脆提出养气的言论，所谓"夫志，气之帅之"，乃至于特别提出由养其夜气而至于平旦之气的气象，然后可养到至于浩然之气，而充塞于天地之间，而且更具体地说出养气进修的程序，如"可欲之谓善，有诸已之谓信，充实之谓美，充实而有光辉之谓大，大而化之谓圣，圣而不可知之谓神"等言论，无论如何，在孔子、曾子、子思传承的修养方法论中，实难找出类似这种思想线索的。

　　经历两千多年的道家炼丹学说，始终没有跳出"气"的范围，一般思想求"长生不老"效法修道的人们，天天在吐故纳新而炼气，作为修道的基本方法。那么，道家所谓的"气"究竟是什么东西呢，修炼服气的功，究竟气纳到哪里才对？殊不知人的身体犹如一副内外通气的大皮袋，皮袋里装进许多骨骼、脏腑、经筋、肌肉、血液与分泌液，以及神经系统，皮袋内所有的东西是一个完整的系统，牵一发而动全身，到处都是流行无碍的，譬如一个皮球，当你打进气的时候，如果你想把气集中停留在皮球内某一个固定之处，是可能的事吗？如果不可能，那么吐纳呼吸的炼气术只等于通风的作用，借以做到吹扫清洁的运动而已，哪里可以积气炼丹而得到"长生不老"的成果呢？根据一部分瑜伽炼气术的理论，认为空气当中充满了日光能，以及许多不可知的物理养分，可以增加人的寿命。空气当中固然存有许多营养人体的物质，如氧气，如果吸收多了，大大超过了人体本需要的量，它也会变成有害无益的，殊不知日光能吸收得太多了，也会引起不良的后果。总之，这些理论都是似是而非的妄语，实际上都被"望文生义"所蒙蔽，并不真能了解道家的意义，所以魏晋以后的神仙家们，生怕大家误解"气"字的意义，便独创一格，把这个气字改写成"炁"字，这样便是后世道家另一派的旁门，专以拆字方式传道的一个派别。这个"炁"，也就是道家用来说明此气非空气的道理。另有一种观念，把"氣""气""炁"三个字做了三种解释，认为氣，是指呼吸的氣；气，是指空气的气；只有炁字，才是道家所讲的气。

　　什么才是道家气的真正含义呢？道家说的气，是专指生命中本有的一种潜能，并非是电，也非原子的作用，我们站在现代文化的

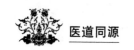

观念立场上，很难以一个合适的名称说明它，只能为它借用一个物理上抽象的名词，姑且叫它"能"来作为"气"暂时的解释而已。由此而知，所谓吐故纳新等炼气的方法，并非说它对于健康养生没有用处，只能说道家用吐故纳新的呼吸术，不过像是借用一根火柴，靠它来点燃自身潜能的一种方法而已。我们对于道家这些太涉专业问题的解释也仅此而已。

战国时期的道家，由"方士"们提出"形神俱妙"的服气、炼气的方法以后，便由"方士"的观念提升到了"神仙"的境界，在传统的观念中，道妙德高的人，可以成为君子、大人、先生、圣人，无形中把他变为人当中的至高标准。庄子由此标准再向上提升，便创立了"至人、神人、真人"的名号，如说"至人无已，神人无功，圣人无名"。后世的道家与道教用以称呼得道的神仙，叫他为"真人"便是从庄子开始。在庄子全部思想中，如果一个人达不到这种神人的境界，就是做人没有做到顶，所以不能称之为至人。既然做人做不到人的最高境界，那么芸芸众生统统是假人，也就是后来道家思想所谓的"行尸走肉"而已，并非"真人"。庄子这种对于人生的境界要求和人格升华的标准实在是太高了，对一般人而言，可以说是可望而不可即的标准，所以大家认为他和所有的道家的思想一样，只是一种理想主义。其实，把人生命的观念提升到和宇宙一样何尝不对，只是人类既要自尊自大，又不够伟大，所以就自卑而敢承担而已。那么，他提出的"真人""神人"的境界是什么样呢？庄子说："藐姑射之山，有神人居焉，肌肤若冰雪，绰约若处子，不食五谷，吸风饮露，乘云气，御飞龙，而游乎四海之外，其神凝，使物不疵疠，而年谷熟。"庄子像这样描述"神人"的话屡见不鲜，有的地方便说"神人"是乘日月以游行，比乘云气还要扩大，因为他提升了人的境界与价值，所以居高临下，凭空鸟瞰，便自然而然地摒弃世俗，卑微不足道也。所以他说像这一类的"神人"，只要用他本身的残渣废物就可以制造出许多圣人来，其他还有什么可说的呢？如他云："人之也，物莫之伤，大浸稽天下不弱，大旱金石流，土山焦而不热，是其尘垢秕糠，将犹陶铸尧舜者也，孰肯以物为事！"

（三）道家的服饵"炼丹"

说到服饵者，在古代道家学术中也叫"服食"或"饵药"等，总之，这是道家"方士"演变而成后世丹道派的"炼丹"，与服食丹药成神仙的一派，同属道家物理科学的正统派，这便是中国上古原始的科学知识，将物理科学的观念引用到生物生命学中，企图以药物改变身心生理的气质，以此来延长人的寿命，达到羽化而登仙的状态。他们是世界上打开化学纪元的先驱者，也是初期药物学研究的主流，这种以药物服饵为主的道家流派，才是战国时期所称的"方士"，同时也包括了医学的人士。因为在中国古代历史上，从儒家思想的观念出发，对于从事济世活人事业的人们，一概叫"方伎"之士，向来把从事医学的人们与"方士"并列，他们在儒林中并无地位，也不受重视，有时还把懂医学的人们列入佛、道一系，鄙视他们为江湖"末技"。因此，在明、清以后，有许多学者从医时特别标榜自己为"儒医"，以争取他们的学术地位。

关于服饵方士派的理论，有两个理论、三个种类、三个程序。第一个理论，他们认为人身是一个细菌的世界，四肢百骸、五脏六腑都充满了细菌，他们以原始的观念给这种细菌命名，统统叫"虫"。在中国古代的医药观念上，素来把人的身体分为上、中、下三焦，大约由头部至肺部为上焦；自胃部到横膈膜为中焦；从横膈膜以下包括肾脏系统及大小肠、肛门、膀胱为下焦。这三焦所有的寄生虫统称为"三尸虫"，而且还为"三尸虫"的种族各取了名字，叫彭琚、彭质、彭矫。后来道教又叫它为"三尸神"。如说"上虫居脑中，中虫居明堂（左右眉眼的中间部位），下虫居腹胃。上尸虫伐人眼，中尸虫伐人五脏，下尸虫伐人胃命。"综合起来叫

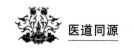

宏观世界三彭。所以他们炼矿物药品所用的如水银（硫化汞）、砒霜、硫黄、雄黄等五金八石的毒药，经过化学的提炼而凝结，制成丹药吞服成仙，意图也就是为杀死体内的"三彭"，起到杀菌的作用。我们姑且不论这种理论是否正确，但在两千多年前，根本还没有现代科学影子的时代，就有了这种医学理念的出现，你能说他是绝对没有科学思想根据的吗？

第二个理论，除了服饵丹药要消灭"三尸虫"以外，他们还认为人体这个血肉骨骼系统的五脏六腑是容易受外界物理作用的损害而生病的，如寒、暑、温、湿与传染病的侵袭，如果把人身生理所有的机能都换成黄金、白银一样的体质，就可以抵御外界不良物理的侵入，人就不会生病了，当然寿命就可长久了。因此他们研究矿物药的化学，把铜、铁经煅炼制成黄金，因为秦汉时代所谓的黄金大都是赤铜，真正的天然黄金很少，所以要经过化学制造，因此中国的炼金术也是世界科学史上最早发明的冶炼技术。后来由阿拉伯人辗转传到欧洲，再发展为用一种天然植物把纯净黄金化为液体，渐渐吞服下去，让人体慢慢吸收，久而久之便把人体换成黄金的体质，当然就可以长生不老了。大家一定说这种思想多么可笑，真可笑吗？不然，凡是科学发明的初心都是等同儿戏的幻想，他们在那个时代就大胆地尝试这种科学的试验，实在是没有什么好可笑的。可是你一定又会问，吃了黄金不会中毒吗？会的，黄金中毒的症状还很严重，如果不把黄金化成液体，随时都会造成肠胃穿孔，"方士"们对于解救黄金中毒的药物，早在两千多年前已经研究出来几种，可惜有的已经失传了。至于炼铁成金的方法，在后世还有流传，据说现代人试过，果然可以炼成，可是现在的天然黄金矿发现后，直接炼金非常普遍，就没有必要再用这种方法炼金了，化学方法以铁炼金的成本比炼天然黄金要高得多，所以也就没有用处了。我们了解到当年道家"方士"炼丹学术的思想，现在看来是非常可笑，同时也很有趣，当然不会使人相信。但是现代的人，想用血清等药物延长人的寿命的理想，到今天还未正式试验成功以前，岂不是同样值得怀疑吗？科学家的精神，是由幻想、理想中寻求理论的依据，然后再拿理论来求证实验的，所以我们对于道家"方士"这种求"长生不老"的理想，就像现在我们看到的科幻电影、电视剧一样，姑且把它当作古代的科学小说来看，还是不加评论为妙。

在中国过去的历史上，许多名人，例如汉、唐、明、清几位笃信道术，服用丹药的帝王，以及韩愈、苏东坡、王阳明等人，都是服用道家"方士"丹药而促成死亡的，这是为什么呢？在此，忠告各位迷信现代保健药品、大量服用补药，以及专门打保健针的朋友们，应该同在这个问题上予以相当的注意！过去"方士"们发明煅炼五金八石等矿物质的药品，在医药的价值上，与在人身上做物理治疗的用剂，只要用得适当不但没有错误，而且能发挥相应的功效，与现代某些由多种维生素组成的成药一样，有殊途同归之妙。在真正道家"方士"们服用的方法上，第一重点必须要在心理、行为上彻底做到"清心寡欲"，抑制男女性行为与贪吃肥厚肉类等食物的欲望，绝对不生贪恋的思想，才能开始服食丹药。否则，这种药物一吃下去，具有强烈的壮阳作用，必然促进性机能的冲动，这种现象对于那些帝王与名公巨卿们，以及整天与醇酒、美人在一起的富人们，无疑就会变成了催命索魂剂。道家服食丹药还有一个非常重要的条件，就是在服食丹药前，必须先要练到神凝气聚、可以辟谷而不食人间烟火的程度才能将丹药吸收融化，否则，或因食物相反而中毒，或因服药而得病死亡。总之，一般服用丹药的人，不能断绝"男女饮食"的欲求，而又想靠丹药以达到"男女饮食"贪欲玩乐的要求，那么，只会"服药求神仙，反被药所误"，这是必然的结果，大可不必把这些一律记在"方士"们的名下。

关于服饵丹药大体可以分为三类，也就是后世道家所谓的天元丹、地元丹、人元丹三个种类。

天元丹有两类，一是指用天然的矿物制成的丹药，如五金、八

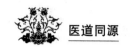

石等天然化学药品；二是指不需自己的辛勤煅炼，接受已经炼丹得道之人的赐予。

地元丹是指采用植物性的药材研究提炼的丹药。从秦汉以后，中国药物的发展与讲究修炼地元丹的道家有不可分割的关系，例如民间相传服食成仙的灵芝草、何首乌等故事，都是由地元丹的思想而来的。道家对于灵芝草的研究存有专书，大多是见所未见、闻所未闻的，我们采到普通的野生灵芝，并非神仙炼丹的那种，这是属于菌类的灵芝，有的是有毒的，即使是无毒的一种，少吃只会使人产生幻觉，多食会使人精神分裂或中毒，万万不可迷信服用，以免当神仙不成而仙逝。

人元丹也有两类，一是指离尘出俗，避世清修，专门养神服气，弃欲绝累，涵养身心，使其达到清静无为、虚极静笃的境界。利用极其寂静的作用，只求积累，不事任何消散的成果，引发本身的潜能，例如所谓打通任、督二脉与奇经八脉，然后到达神凝气聚的状态，发挥生命具备的伟大功能，再来自由做主制造新的生命，也就是后世道家所谓的清修派，或名为单修派的一种功效。二是以古代房中术的理论为基础，研究性心理与性生理的作用，认为男女两性内分泌（荷尔蒙）具有延续生命的功能，要追求合理正常的夫妻性生活，不乱、不纵欲，升华精神，而达到延长寿命的功效，这就是后世道家所谓的男女双修派，属于房中"长生久视，内视炼精"的一种。他们对于内分泌的研究，应该算是世界医药史上发现最早的生理学，但是这一派百害丛生，例如普通所谓采补术（即采阴补阳或采阳补阴术），以及过去旁门左道中采取紫河车（胞衣）、服食丹铅（输食童男童女的血液），闹出不少伤天害理的事，不但违反伦常道德，甚至触犯刑律，大逆不道。在中国民间社会上许多无知的人迷信这一类旁门左道的道术，殊不知这种不正当的法术不但不能延长生命，反而有害于生命。

战国时期道家正统的"方士"，应该属于从事服饵的凡道者，他们专以煅炼五金八石与烧铅、炼汞，他们有物理科学的理论，也有实验的成绩。后世道家把修炼身心的精、气、神叫炼丹，那便是取用人元丹内养方法作为主体，这是中国专有养生学上的特别成绩，不过专主修炼精、气、神的内丹，不懂道家医学的原理和道家药物的知识，言丹道是有缺憾的。

从丹道方法来说，服饵丹药约有三个程序：第一，服用地元丹是为修炼养生做准备的工作，所谓强壮其筋骨、健全其身心，即使一个普通的人，也可以服食而求保健，由此发展便成为后世中国人讲究食物治疗的风俗，例如冬令进补与膳食养生的习惯，都是渊源于地元丹的思想而来的。第二就是修炼人元丹，变化气质，以达到道家凝神聚气的标准，犹如庄子所谓"登高不栗，入水不濡，入火不热""其寝不梦，其觉无忧，其食不甘，其息深深"的境界，到了这个阶段，可以辟谷而不食，昼夜不眠而如一，正如庄子说："不知悦生，不知恶死，其出不䜣，其入不距，倏然而往，倏然而来而已矣。不忘其所始，不忘其所终，受而喜之，忘而复之，是之谓不以心捐道，不以人助天。"然后才可以服食天元丹，这便是方士凡道派修炼服饵的程序。可惜古往今来，若干不知丹道真义的人，因为不明究竟，欲求"长生不老"反而促成短寿早夭，不能乐终天年，岂非大谬不然吗？

道家还有一种修炼方法被归为祀祷派，至于祀祷派的修炼神仙的学术思想和方术，人们向来都把它与"方士"混为一谈，这是莫大的误解。真正"方士"修炼神仙的学术思想，是由科学和哲学的理论做根据，祀祷派的学术思想完全是基于宗教的信仰，属于精神与心理学的范畴，也就是自汉代以后，形成道教的中心思想。说到祀祷派的根源，必须上推到三代文化传统的祭祀思想上来，再向上推，应该归到黄帝前后的时代，与上古民族流传下来的巫祝，是在古代医学上用于精神治疗的"祝由科"的渊源。根据《尚书》学系的文化传统，直到《礼记》的祭礼思想，可以了解我们的祖先在

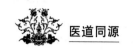

三代以上的宗教思想与宗教情绪，也正如世界各个民族文化的起源一样，都是由泛神思想与庶物崇拜等观念而来，然后渐渐蜕变，形成一神论的宗教权威。我们的祖先，虽然也与世界各个民族文化的来源相同，先由类似宗教信仰开始，但是始终不走一神权威论的路线，而且最大的特点是始终把天、神、人三者放在道德善恶的立足点上，永远是平等如一的，并且以崇敬祖先的祭祀精神，与祀祷天地神祇、山川鬼神的仪式是互相为用的，尤其是周代文化，裁成融会三代文化思想的精粹，建立各种大小祭祀的规范，以祭祀祖先为中心。所以我们后世对于已故的祖宗父母的牌位一律都叫神主，由此而建立以"孝道治天下"的传统文化精神，这与世界其他民族的文化都由上古宗教思想学术的发展而来，大有不同之处，万万不可以拿其他文化的规格随随便便往中国文化头上套。

由于上古的祭祀天地神祇与山川鬼神的演变，到了唐尧、虞舜、夏禹的时期，便继承先民的思想，以"封禅"山川神祇为国家民族太平的象征。可是大家必须要知道"封禅"的真正精神，仍然是人文文化本位意义，因为山川神祇虽然伟大崇高，如果不经过人间帝王率全民意志去崇敬它，它依然就是一堆山水土石而已，"圣从何来，灵从何起"？在中国上古文化思想中，"封禅"思想等于宗教的观念和仪式，可是大家都忘了它的内在精神是提高人文思想的真义，唐、宋以后儒家思想所褒扬大人君子的圣贤与元、明时期民间小说《封神演义》，都由这个精神而来。到秦始皇、汉武帝玩弄"封禅"开始，这种由传统而来的"封禅"精神就变质了，完全不合古制。他们除了表现帝王权力的踌躇满志，借此巡狩四方，用以耀武扬威外，事实上，还被当时一班祀祷派的"道士"们利用帝王心理上妄求长生的弱点，妄图实现道家传说中黄帝乘龙而上天的梦想，于是便在历史上记载着秦始皇、汉武帝戏剧性"封禅"的一页。这一派"道士"的方术，完全讲究精神与灵魂的作用，利用药物配合咒语和符箓，借此以锻炼心理意志的统一，引发心灵电感的功能，演出鬼神的幻术，博取秦始皇、汉武帝的信任，使其做出求药寻仙、"封禅"以邀神佑的壮举，他们在这中间，便可上下其手，中饱私囊，如李小翁的招魂、栾大等人装神弄鬼的幻术，不一而足。后来历史学家把这批"道士"或"术士"的过错一概记在"方士"名下，这对于秦汉以来真正的"方士"们似乎大有不公之处。在中国文化学术思想中，对于精神学、灵魂学与心灵作用等的雏形，早在春秋战国以前已经普遍流行，只要读《论语》孔子讲的"曾谓泰山不如林放乎"便可知道孔子对于"封禅"的观念，王孙贾问曰："'与其媚于奥，宁媚于灶'何谓也？"子曰："不然，获罪于天，无所祷也。"从中便可知古代对于家神、灶神崇拜的习惯由来久矣。

秦始皇重"封禅"，汉武帝除"封禅"以外，更喜欢祀拜灶神，同时又相信降神的法术，这便是后世流传到现在的扶箕、扶乩、扶鸾等旁门左道（虽然都是在请神，但三种方法并不一样）。有些人平常开口就批判别人迷信，实际上，许多知识储备愈多的人，愈是迷信，而且许多批判别人迷信的人，在他心理上正陷于迷信的窠臼之中，这是一个非常有趣而有深度的心理问题。然而，为什么上至帝王将相，下至贩夫走卒，都很愿意听信迷信的神话，这是什么道理呢？因为人类知识始终无法解开宇宙人生的谜底，所以祀祷派的"道士"们就能在种种心理的空隙上兴风作浪，产生利用的价值，极尽玩弄人的手法，现在我们举出司马迁在《封禅书》上所载汉武帝相信神话迷信的现象，足以见古今中外的戏剧性现象，如说："神君所言，上使人受之，书其言，命之曰书法。其所语，世俗之所知也，无绝殊着，而天子心独喜。"于是便有神仙派的五利将军"装治行，东入海，求其师云"。公孙卿的奏言"神仙好楼居"，帝王便大兴土木。至于秦始皇诸如此类的故事更多，你能说秦始皇、汉武帝不是第一流的聪明人物吗？可他们的这种做法与思想不是第一流的傻事吗？因其聪明绝顶才会有这样的傻劲，往往愈

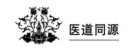

是绝顶聪明的人才做这种傻事，不傻者未必聪明，"聪明反被聪明误"这是一个哲学上重要的课题。

难道祀祷派的思想都是一派谎言吗？不，真正祀祷派也自有它的学术源流，而且包藏很多学术价值，例如人尽皆知的祭祀与祷告（祝），是全世界纵贯古今，所有宗教共同的仪式，如果要探究全人类原始上古文化思想的渊源，那么，对于道士祀祷派渊源的追溯就不可轻易放过，同时，也不能只把它当作人类原始的迷信而已。因为虔诚的祭祀与祷祝，有时候的确可以产生心灵的感应，对于事物的反应，达到俨然如有神助的功效，当然这里所说的有时候是指精神意志绝对统一到达极其虔诚的情况，这种作用与功效，也便是人类对于精神的功能、心灵的玄妙、灵魂的奥秘，三种基本的学问，始终未能解开谜底。上古的巫祝，以及黄帝时代流传下来的"祝由科"，他们在这种奥妙的学问上，建立了它的基础，后来尽管演变成为宗教的仪式，可是它基本上还是由精神生命的心灵作用与灵魂的关系而来，我们如果把它迷信的外衣褪去，不是用来欺人，而是以科学的精神来研究，你能说它不是对人类文化的一大贡献吗？假使我们真能研究发明精神的功能与奥妙，那么，对于宗教、哲学、科学的文明，也必随之而来就会有新的变化了。其次，"道士"们用以统一精神，用作祀祷的咒语，看来都是不堪读的。如果推开精神作用不讲，要研究古代方言与古代的民俗俚语，那就不能不留心，足供发掘了。至于画符用的符箓，由东汉时期张道陵创立五斗米道以后，派别更多，符箓的样式也不统一，如元、明以后，辰州派的符咒等，看来真有鬼画桃符、如同儿戏的感觉，然而你要研究上古文字不同的来源，例如蝌蚪文、鸟文等，以及印度梵文与中国符箓的关系，与唐宋以后道教自创文字的思想，就不能不慎重地注意了。总之，祀祷派"道士"们祭祀祷告的礼仪，以及画符书箓、念咒诵文等方法的主要精神，仍然要与"方士"修炼派的养神论者、养气论者的作用合一才有灵验。当在画符书箓、念诵咒文的时候不能达到忘身忘我、精神统一的境界，不能达到神凝气聚、闭气炼形的情况，那便如民间俗语所说："不会画符，为鬼所笑了！"所以晋代道家葛洪在他著的《抱朴子》中，讲到修炼符箓的要点时，特别指出炼气的重要性，因此祀祷派的方法仍然属于"方士"学术的范畴，其由来久矣。

（四）道教的神仙丹派

道家、方士与神仙，在这三个名称之下的类型人物及其学术思想的内容与渊源，由战国而到秦汉之间，都是互相为用的。到了汉魏开始，延续了一千多年，直到现在，方士的名称已成为过去，只有道家与神仙却成为不可分家的混合观念。其实汉魏以后，道家神仙的学术已经远非秦汉以前的面目了，这一千多年来道家的神仙实际上是丹道派的理论，所谓丹道就是以修炼精、气、神为主的内丹方法，以求达到解脱而成神仙为最高目的。关于神仙的种类在宋、元以后，归纳起来约分为大罗金仙（神仙）、天仙、地仙、人仙、鬼仙等五种。初步修到死后精灵不灭，在鬼道的世界中能长通灵而存的便是鬼仙的成果。修到祛病延年、无灾无患、寿登遐龄的便是人中之仙的成果。如果修到辟谷服气、行及奔马，具有少分神异的奇迹，可以部分不受物理世界各种现象所影响，如寒暑不侵、水火不惧的便是地仙成果。再由此上进，修到飞空绝迹，驻寿无疆，而具有种种神通，有如庄子、列子寓言里所说的境界的才算是天仙的成果。最高能修到形神俱妙，不受世间生死的拘束，解脱无累，随时随地可以散而无气，聚而成形，天上人间任意寄居的，便是大罗金仙，也即是所谓神仙的极果。凡此种种，是否确有其事？或者说是否有此可能？今天的读者心中自明，在此姑且不加讨论，但是有一点必须值得特别注意的是在中国文化中，儒家对于人伦道德、教育修养的最高标准，是把一个普通平凡人的人格提升到迥异常人的圣贤境界，这已经足够伟大。而在另一面，还有道家的学术，从宇

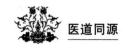

宙物理研究，与生理的生命功能而立论，提高人生的标准，认为一个人可以由普通愚夫愚妇的地位而修炼升华到超人，提高人的价值，可以超越现实世界的理想，把握宇宙物理的功能，超过时间、空间对立的束缚，而且早在公元一千多年时，毫无十九、二十世纪的科学观念，便能产生他们自己独立的一套科学观点，无论它是幻想、事实，还是欺世的谎言或有实验的经验之谈，都是值得我们瞠目相对，需要留心研究的。

结 束 语

　　道教是中国土生土长的宗教，虽创教于张道陵，思想却源于黄帝和老子，道教至今已有1800多年的历史。道教承袭的是道家的文化思想，追求人与自然和谐、国家太平，相信修道积德定能安乐幸福。

　　道教对中国文化产生过全面而深刻的影响，其崇尚自然无为的思想，对中国文学艺术中富有浪漫主义色彩的文化和富有自然主义审美观的文化形成影响尤深。神鬼崇拜活动与中国普通民众的日常生活和文化娱乐水乳交融。服药炼丹术对中国古代化学和中医药物学有突出贡献，其养生方术与中国传统医学和人体科学有密切联系……总之，道家许多优秀文化遗产，至今仍吸引着许许多多的中国民众。

　　为让更多的人了解道家和道教文化思想，认识中国文化的根源，了解道家思想对中国传统中医药发展的贡献，笔者编写了《医道同源》一书。因为道家思想和道教文化非常深厚而渊博，尽管笔者在编写过程广泛地搜集资料，使其内容尽量丰富，但由于能力和水平有限，某些资料也很难搜集到，难免有诸多疏漏。希望大家理解，并提出宝贵意见，在此表示感谢！

编者谨识

图书在版编目（CIP）数据

医道同源／王易中编著. —太原：山西科学技术
出版社，2020.7
　ISBN 978 - 7 - 5377 - 6024 - 9

　Ⅰ.①医… Ⅱ.①王… Ⅲ.①道家 - 养生（中医）②道
教 - 养生（中医）Ⅳ.①R212

中国版本图书馆 CIP 数据核字（2020）第 084203 号

医道同源
YI DAO TONG YUAN

出　版　人：赵建伟	
编　　　著：王易中	
策 划 编 辑：宋　伟	
责 任 编 辑：翟　昕	
封 面 设 计：杨宇光	

出 版 发 行：山西出版传媒集团·山西科学技术出版社
　　　　　　　地址：太原市建设南路 21 号　邮编：030012
编辑部电话：0351 - 4922078
发 行 电 话：0351 - 4922121
经　　　销：各地新华书店
印　　　刷：山西基因包装印刷科技股份有限公司
邮　　　箱：shanxikeji@ qq. com
网　　　址：www. sxkxjscbs. com
微　　　信：sxkjcbs

开　　　本：880mm×1230mm　　1/16　　印张：17. 75
字　　　数：219 千字
版　　　次：2020 年 7 月第 1 版　　2020 年 7 月太原第 1 次印刷

书　　　号：ISBN 978 - 7 - 5377 - 6024 - 9
定　　　价：69.00 元

本社常年法律顾问：王葆柯
如发现印、装质量问题，影响阅读，请与发行部联系调换。